薬物脳波学の進歩

編
Frans Krijzer　Werner M. Herrmann

監訳
山寺 博史　木下 利彦　千葉 茂

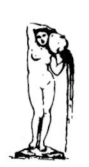

星 和 書 店

Seiwa Shoten Publishers

2-5 Kamitakaido 1-Chome
Suginamiku Tokyo 168-0074, Japan

Advances in Pharmaco-EEG

Practical and Theoretical Considerations in Preclinical and Clinical Studies

Edited by

Frans Krijzer   Werner M. Herrmann

Translated from English

by

Hiroshi Yamadera   Toshihiko Kinoshita   Shigeru Chiba

English edition copyright © 1996 by International Pharmaco-EEG Group

Japanese edition copyright © 2001 by Seiwa Shoten Publishers, Tokyo

日本語版への序

　本書は，1996年の国際薬物脳波学会（International Pharmaco-EEG Society, IPEG）において薬物脳波学を学ぶための training course に用いられた教科書の翻訳である．薬物脳波学とは，薬物の動物，健常者，患者の脳波に及ぼす影響から，脳機能に対する特性を予測・推定する学問であり，この点に関しては，山寺博史氏の薬物脳波学入門（医学書院，1988）を参照されたい．

　向精神薬の脳波に及ぼす影響は，1931年の Hans Berger の報告に遡ることができる．薬物脳波学としての歴史は1960年の終りの頃からで，向精神薬投与後の脳波のコンピュータを用いた定量的分析が行われるようになった．精神分裂病の脳波プロフィールは，レセルピンやクロルプロマジンなどドーパミン遮断作用の抗精神病薬のそれと逆の方向性をも示すことから，精神分裂病のドーパミン仮説の説明に用いられた．薬物脳波学は一方で，開発中の向精神薬の臨床効果を予測することに発展し，1972年には Itil らがミアンセリンの抗うつ効果を脳波プロフィールから予測することに成功し，この分野がさらに発展した．ドイツ連邦健康局によって組織されたこの専門家グループが中心になって国際薬物脳波学シンポジウムが1982年から2年毎に開催され，1988年には会長関西医科大学（故）斉藤正己教授，副会長（現）日本医科大学山寺博史助教授のもとで日本の神戸で開かれた．1998年の学会からは，正式に名称が国際薬物脳波学会となった．日本では1988年，日本薬物脳波研究会が発足し，1999年には日本薬物脳波学会に発展しており，国際薬物脳波学会と緊密な関係を保ちながらアクティブに活動している．本年度は，旭川医科大学精神医学教室の千葉茂教授のもとで学会が開催される．この期に本書が上梓されるのはまことに喜ばしいことである．

　本書は15章から構成されており，薬物脳波学の基礎から応用まで広範囲に述べられている．実際に実験計画を立てる際に必要な実験デザインからデータの処理，統計学的意味づけに至るまで解説されているので，論文を書くにあたっての大きな助けとなることであろう．とくに実験設定の基本原則や統計的デザインに関しての記述は他に例を見ないものである．すなわち動物実験計画法とそれによって得られるデータの解析法および統計的学処理方法など，きちんとした実験デザインがなされていれば，結果がネガティブであっても価値ある研究となろう．今まで学術雑誌のレフリーに指摘されていた点を計画の段階からチェックできるのは，論文投稿を前提としている研究者にとっては有難いことである．また誘発電位，双極子，LORETA，ニューラルネットワークなどの最新の手法に関しても理論から実際まで詳細に述べられているだけでなく，薬物脳波が応用されるであろう分野に関しても，向精神薬，睡眠，疼痛，薬力学と多岐にわたってカバーされている．よって本書は，向精神薬の開発の際の参考となるのみならず，読者が日々取り組んでいる研究と近接したデザインやデー

タに接することによって，イメージを膨らませたりアイデアを触発させたりするような内容を持つものとして同学の士に推薦したい。

　なお本書はテキスト・ブックとして2年ごとに改定されているが，この版がもっとも充実しているので，あえて閲覧に供したいとわが国の薬物脳波学の第一線の研究者によって翻訳されたものである。

　2001年4月吉日

日本薬物脳波学会理事長
井上令一

序

　この教科書は，動物や人間の薬物脳波学での最近の技術や適用の非常に重要なひととおりの事項を含んでいる。

　薬物脳波学は，薬物の開発において電気生理学的手法を用い，薬物の適用において自然覚醒時脳波や睡眠脳波，そして誘発，事象関連電位を用いる。

　歴史学的にみて，薬物脳波学は主に臨床薬理学において自然な覚醒時脳波を用いて始まったが，ここ数年では動物脳波の適用性の重要性がより増してきた。さらに，動物や人間の両方の薬物脳波学では，睡眠脳波が薬効の分類や中枢神経系の薬効の記載の適用に成功している。ごく最近の数年間で，薬物関連電位や薬物事象関連電位が薬物の影響を調べるシステムとして大規模に適用されるようになってきた。殊に特殊な中枢神経系作用薬の開発にとっては，中枢神経系作用が好ましいものか好ましくないものかをよりよく予見するために検査システムは非常に重要となるであろう。例がこの教科書に記載されている。殊に抗痴呆薬の開発においての記憶検査として，薬物誘発事象関連電位は重要になろう。

　薬物脳波学は，新薬の向精神薬的作用特性の予測の可能性についての討論を行ってきている。薬物脳波学は，動物や人間のモデルに適用される。モデルは必ずしも現実的な治療対象ではないが，モデルの限界内での治療的到達点の部分的な面を現すことができる。我々は，脳波を用いて標的器官における薬力学的効果を精神薬理学的解釈のために役立たせるという課題を有している。人間の研究においてこのことは特別に重要である。なぜなら他の方法論では欠けていることで，脳における活動を直接的に観察できるからである。

　すべての実験モデルは限界をもっている。薬物脳波学として用いられる生理学的モデルは動物の薬理学と生化学的薬物プロフィールによって得られた知識を実質上完成させることができる。殊に，薬物感受性の変数を用いた標的器官における容量依存的と時間依存的測定はしばしば役に立ち，過程形成の決定において付加的な情報となる。

　この本は，継続されて2年毎に改訂されるであろう。そして2年毎のIPEG（国際薬物脳波学グループ）のトレーニングコースの基礎になるであろう。

　1996年8月5日，ベルリン

Werner M. Herrmann
Frans Krijzer

目　次

日本語版への序　　井上令一　　iii

序　　Werner M. Herrmann, Frans Krijzer　　v

Chapter 1　動物実験計画法（比較実験設定の基本原則）　Paul Koopman …………………1

Chapter 2　脳波と誘発電位データの獲得　Marc Jobert ………………………………27

Chapter 3　薬力学的施行における脳波と誘発電位データの統計的デザインと解析
　　　　　Georg Ferber ………………………………………………………………43

Chapter 4　電源推定：双極子からLORETAまで　Roberto D. Pasqual-Marqui ………61

Chapter 5　各周波数帯域における電位発生源局在探求の原理：FFT双極子近似法と
　　　　　その適用　Dietrich Lehmann ……………………………………………71

Chapter 6　カオス理論と脳波活動　Mario Ziller ……………………………………83

Chapter 7　分類のための統計手法とニュートラルネットワーク的手法との比較
　　　　　Rudolf Baumgart-Schmitt ……………………………………………………97

Chapter 8　臨床薬理試験における向精神薬の分類　Werner M. Herrmann ……………111

Chapter 9　ラットにおける脳波および誘発電位変化による薬剤の分類
　　　　　Frans Krijzer ……………………………………………………………137

Chapter 10　ヒトの睡眠（脳波）に対する薬物の作用　Hartmut Schulz ……………155

Chapter 11　薬物の動物睡眠脳波に及ぼす影響　Gé S. F. Ruigt ……………………175

Chapter 12　人間の薬理学における薬物脳波学　Helmut Ott …………………………207

Chapter 13　視覚誘発電位および視覚刺激による自象関連電位：ヒトの神経薬理学に
　　　　　おける応用への理論的根拠と展望　Walter Sannita ……………………219

Chapter 14　事象関連電位による疼痛と疼痛緩和の評価　Burkhardt Bromm …………235

Chapter 15　薬力学と脳波　Bernd Saletu ……………………………………………241

著者一覧　　264
翻訳者一覧　　265
監訳者略歴　　266

Chapter 1

動物実験デザイン法（比較実験設定の基本原則）

Experimental design in animals: Principle setting up comparitive experiments
Paul Koopman

1. 序　論

1.1. 共通問題

　はじめに，薬理学者が生物統計学者にまず尋ねてくる2つのよくある質問について考えておく方がよさそうである。それらは以下のような質問である。
(a) 処置前と処置後で多数の動物について測定をすれば，統計的に有意な差が出るといえるか？
(b) ある動物に対して2つの形式の処置の影響を比較する実験をデザインしたい。これらの処置の間で統計的有意な差を得るためにはどのくらいの数の動物が必要なのだろうか？
　残念ながら，一般的に統計学者は1番目の質問に対しては"いいえ"，2番目に対しては"わからない"と回答せざるをえない。2番目の質問に限っていえば，その問題の綿密な研究は最終的に有用な回答へ導くかもしれない。このようながっかりするような回答をしなければならない理由は，両方の質問において実験デザイン法の問題に関連があるからである。最初の質問は，処理の効果を決定するための実験デザイン法が不十分であることが基本的にあり，また，2番目の場合は必要な情報はもちろん，実験デザインも十分でないことが挙げられる。
　これらの問題と実験デザインの問題との関係を示す前に，比較実験に伴ういくつかの基本原則を簡潔に考察する。

1.2. 良い実験の必要条件

　処置と実験ユニットと観察の種類が決まっていると仮定する。良い実験の必要条件は，(1)処置の比較は系統誤差がなく，(2)処置が十分正確に行われ，(3)結論が幅広い範囲で適用でき，(4)実験の割当てができるだけ簡単であり，最後に，(5)結論の中で不確実性が評価される，ことである。

これらの必要条件については順に議論していく。

（1）実験より引き出される結論は妥当でなければならない

実験の妥当性は，多数の実験ユニットを使用して実験を行えば，各処置の比較に正確な評価がほとんど問題なくなされることを意味する。2つの違う食餌をラットに試験する場合を例にとって考える。食餌Aは常に雄のラットに与え，食餌Bは雌のラットに与える。そのような実験では，食餌間の差異をラットの性の間に存在するいかなる違いからも識別することは不可能である。一般的に系統的な処置の割当は制御不能な変数のパターンであるかもしれず，そのため評価される処置効果に系統誤差が生じ，それゆえに実験から導かれる結論が無効となる。したがって，できる限りこのような問題を除くこと，すなわち1つの処置ともう1つの処置の間に違いがないような実験ユニットを保証することが，実験をデザインするための実質的な基本原則である。

このような議論と同様の問題は，実験ユニットごとの違いや観察者の違い，実験方法などの違いを含むような比較ではいつも生じるものである。それらはまた，1つの処置を受けた全てのユニットが1つの群として集められ，独立して反応を示さないようにされるときに生じやすい。

系統誤差をなくすための有効な助けは，利用可能な実験ユニットの処置を無作為に割り当てることである。"系統誤差をなくすこと"によって多数の独立反復実験から評価できる処置効果が見つかり，平均して真の処置効果となる。つまり，無作為化は処置効果のバイアスのない評価を獲得することを支援する。たとえ実際に非無作為割当が十分満足のいくものと感じられていても，それが正しいかどうか，また実験のカテゴリーからかなりそれていないか，特に驚くべき結果が見つかったときは常に疑うべきである。全ての実験段階において，観察の無作為化と独立性は，実験者へのある種の保償を提供している。

（2）実験より引き出される結論は精密度を持たなければならない

もし，系統誤差をなくすことが無作為化と独立性によって達成されるとしたら，処置効果の評価は確率変数によってのみ真の値から違うものになるであろう。

確率変数の大きさは，実験ユニット間の固有の性質，実験手順の実行の正確度，評価表の作成の精密度，各処置の反復数に依存する。

時折，実験ユニットの中の均一ないくつかのサブグループにおいて処置を割り当てることによって確率変数を減少させることが可能となる（5．乱塊法参照）。一般的に均一な実験素材，測定法の高度化や各処置の反復数の増加によって精密度の増加は獲得される。

（3）実験の結論は幅広く適用できなければならない

2つの処置間での差異を評価する場合，実験ユニットの特別な集合をみたり実験で調べた

諸条件をみて結論を得る。もしその結論を新しい条件やユニットに適用したいと望むなら，いくつかの新たな不確定性が，標準誤差で示された不確定性を越えて入ってきてしまう。

　実験で調べた条件の範囲が大きくなるほど，結論の信頼度が高くなる。例えば，人間での単独の用量研究で新しい化合物を調査する前に，比較的長い期間にわたって多くの異なる種の動物がその化合物の処置を受けなければならない。実験の正確度を減らすことなく広範囲の条件を試験するようにすることは，望ましいことである。実験結果を広く適用するためには，質的に異なるユニットを実験で使用しなければならない。しかし，(2)の点からみてもわかる通り，精密度が減少しやすくなる。例えば，適用範囲をそれほど犠牲にせずに精密度を増加させるような，妥協するための有効な手法がある。それは実験デザインの問題になる。つまり，できる限り正確でかつ広範囲に結論を適用できるように，処理の効果を評価するための実験デザインを選択するようにする（5．乱塊法参照）。

(4) 実験デザインはできるだけ簡潔でなければならない

　実験デザインの単純性は非常に重要な問題であり，たえず留意しておかなければならないが，一般的な批判をすることは困難である。それにはいくつかの考慮すべき事項が含まれている。科学的な成果，特に研究の予備段階においては，柔軟性を維持することは重要である。つまり，実験の初期部分がより多くの研究の有望な方向性を示していたにもかかわらず，大規模実験がいくつかの価値ある結果を獲得する前に実行されたら，最悪であろう。それにもかかわらず，かなり複雑な実験準備が有利であるような場合が確かに存在する。それは，いかなる特別の適用においてもどの程度まで複雑にするかを決定するための判断と経験による。単純な方法で分析することは望ましいことでもある。幸いにもデザインの有用性と分析の単純化を要求することは密接に関連している。

(5) 結論の不確実性は評価できるものでなければならない

　データ自身から処理の違いの評価において不確実性の計算ができることが望ましい。

　これは通常，観測された差の平均である標準誤差を評価することを意味している。そこから真の差異の信頼限界が，要求されている確率レベルで計算でき，かつ処理間の差異の統計的有意性が測定できる。

　厳密な計算をするためには，1つの処置に対して独立に反応し，かつ他の処置のユニットからコントロールされていない無作為な方法（完全無作為化法）によってのみ違いがでるような実験ユニット一組を持つ必要がある。同じ処置を受けたユニットの比較観測では，コントロールできない変数の有効な測定を与える。別な方法で処置されたユニット間の系統的な差異を排除するための無作為化の利用は，自動的な観測の独立性と共に差の無作為性を生じ，統計的解析を正当化する。

1.3. 実際の考察

　結果の変動は，多くの薬理学の実験では基本的な特性である。この変動の根源には２つある。第１に，測定されているユニット間の固有の変動である。第２に，実験の条件や実行における一様性の欠如と関連した変動である。我々は不均一な実験ユニットのブロックを獲得したり，実験技術を精錬したり，信頼できる方法により実験を処置することによって，２つの根源から変動を減少することを試みる。実験誤差の評価は，標準偏差や標準誤差の形でしばしば得られる。実験誤差を評価するために，複数の実験ユニットを類似した条件の下で観測しなければならない。もし，複数の実験ユニットが類似した条件の下で観測された場合，実験は反復していると言える。実験の平均値の評価の安定性と同様に，実験誤差の評価の精密度は実験の反復数の増加に伴って高くなる。平均値の標準誤差は s/n であり，ここで s は標準偏差，n は対象の数である。よって n が増大すれば標準誤差は小さくなる。

　十分な数の実験対象の提供に加えて，実験のデザインと実行にとって必須となる基本的考察がある。良く考えられている実験は，５つの部分を持っている。

(a)実験目的の記述
(b)検定すべき仮定の明確化
(c)実験ユニットと処置の定義
(d)実験デザイン
(e)各ユニットで行われる測定の明確化

　以上のことが十分に考慮されていると，研究者は実験データから正当な統計的推測を行うことができる。

(a)実験目的の記述
　この記述は明瞭で具体的であるべきである。実験計画の多くの共通した間違いは，結果のあいまい性と過大な期待である。

(b)検定すべき仮定の明確化
　帰無仮説は一般的に２つ以上の処理（例えば平均値）の差がないことを単純に記述する。データから処置の効果の評価が行われる。帰無仮説の下で，適用した検定統計に関連した有意確率がデータより計算される。この確率が小さいとき，実験者は帰無仮説を棄却し，研究した処置の間の差が十分にあるという仮説を採択するという結論に達する。

(c)実験ユニットと処置の定義
　実験ユニットは，処置や手順が適用される対象である。実験ユニットは異なる処置に割り

当てられる実験対象の最小数として，より一般的かつ精密に定義される。

処置の明確化は，生物的研究において観測がなされる条件についてむずかしい問題を生じさせる。実験目的の簡潔な記述は，このような問題の基本的な解決となる。しばしば比較群または対照群が必要かどうかということが問題となる。一般的に対照群は，他の処置が効果的であるかどうかを明らかにするための特別な実験的興味のない処置を受けたものである。対照群の利用についての考察は，4.2節で詳述する。

(d) 実験デザイン

実験の計画において，無作為化の方法には特別な注意が払われる。無作為化の機能は各実験ユニットが特別な処置や手順を割り当てる場合，"均等な機会"を持つことを保証している。そのためユニットが処置の選択的な割当を受けないので，処置の比較の際にバイアスが入ることを防止できる。処置群に対する実験ユニットの系統的な割当はしばしば実験的誤差の過小評価と過大評価の両方の結果となる。

無計画と無作為化は等価ではないということに留意すべきである。マウスのケージの無作為化や，比較群を決定するための最初の無作為化は，望ましい無作為性を提供する。しかし，このことで病気ないしはいくつかの未知の理由により，不活発なマウスのみを選別するかもしれない。

その1つの理由として，選択できる多くの実験デザインがある。それらは，実験的な処置や分類，実験の大きさ，実験の方法，比較群または対照群の定義，無作為化の方法，処置自身を除いて類似した全てのグループを取り扱っていることを保証するために踏んだ段階である。

デザインの選択は，研究される系固有の変動の根源に関する認識を基礎としている。2つのより共通した実験デザインは本章で議論している。それらは完全無作為化法と乱塊法である。

(e) 各ユニットで行われる測定の明確化

行わなければならない最も重要な記録は，処置の評価に直接用いられている。それらの一般的な性質は実験の自然さによって決定されるが，統計的な考察は，血液の標本の大きさ，処置間の経過時間，標本の採取，標本上で数えられる独立した細胞の数というような問題の上の決定に及ぶ。それに加えて，必ずしも処置によって影響されないが，処置に対する反応に影響するような実験ユニットの他の特性記録（動物の初期体重）は付随する情報として価値がある。

2. 対照群の問題

2.1. 一般的基本原理

　腹部の遊離塩酸の分泌の効果に関して口頭で得られた新しい診断上の化学物質を評価したいと仮定する。適した動物の数，空腹上の問題を管理し，30分後に胃液の標本を採取し，そして遊離塩酸の濃度を特定するとする。それから実験誤差の測定で動物間の濃度の変動を含んでいる標準偏差と同様に動物群の塩酸の濃度の平均をとる。

　今，次の問いに対して回答するために有意検定を適用することを望む："この研究と同等かそれ以上の塩酸の平均濃度の存在する確率は？"この問いの問題点は，無意味な点である。統計的有意検定は比較実験に対してのみ適用が可能であり，つまり処置間の差異を観察するためで絶対的な値を観察するためではない。処置間に差異が観察できたとき，偶然にその大きさ（またはそれ以上の大きさ）の差異を得る確率を見つけたことは意味のあることかもしれない。差異が獲得できる方法に依存するかどうかが重要なことである。もし，新しい化学物質を服用した後に観測された平均値と比較した動物のこのタイプの平均的な塩酸濃度の出された数値を用いたとき，小さな生起確率が反応のわずかばかりの差異を証明するかもしれない。この理由としては，2つの平均濃度の差は，多くの他の要因によるものかもしれないということが挙げられる。公表されている数値は，動物群に単純には適用できないかもしれないし，どのみち，我々はそれが真実か否かを知る方法はない。

　この問題に対する明白な回答は，対照群の利用である。つまり，新しい化学物質を与えられた動物と比較のための対照の化学物質（標準またはダミー）を与えられた動物群である。対照の化学物質と新しい化学物質から構成されている処置の集合を持っているとする。動物へ割り当てる処置に関するルールに従い，割当を無作為に行う。

　2つの化学物質の間に実質的な差異がない場合，2つの動物群の平均的な観測値の差は，各群内の観察される反応の変動によって説明することができる。つまり，群の間の観察される差を測定することに対して適切な基準を持つことになる。もし有意検定が観察された差異から小さな生起確率を与えるとしたら，群変動の中で説明が行われ，2つの試験物質に対する反応の十分な差異であると信じる。

　コントロールが必要な場合，対照群は，結果が直接他の処置と比較可能であるような実験の構成部分としなければならない。

2.2. 観察処理の前後

　はじめの議論（1.1節参照）において，各動物は，ある意味では処置前と処置後の両方を観察のための"それ自身の対照として"用意されていた。反応の基準は，処置前と処置後の

観察の差であった。

対照の価値が"処置前"の価値のみしかないような実験全てにおいて，実験環境（加えて実験処置の効果自身）が不変な状態においては，処置後の値に影響するような可能性を除外することはできない。処置前の"対照"の値は，もはや実験完了後の対照条件の代表値ではない。ゆえに，処置の効果を評価するための適切な基礎とはならない。時間が経過すると，条件は変化する。しかし，処置前後での個体における値の変化は，その効果を評価するための基準としては適切ではないということは無意味である。それは，処置の効果の評価はバイアスに従属しており，観測された変化がゼロとは違うかどうかを決定するための有意検定は決定的な解釈を持たないということを意味している。

基本的にこの例は，観察された塩酸濃度がおおかたいくつかの不適当な対照の値と差異がないかどうか決定する前の問題と違いはない。

問題に対する解決は以下と同じである：対照群の利用は，処置自身を除いて実験の全ての環境に影響を受けるような群の利用である。つまり，対照群はダミーの処置（または標準な処置）を受けている動物の群である。

動物は対照群と処置群に無作為に割り当てられるべきであり，無作為な順序で収容されなければならない。技術的に小さい系統的な変化は，最終比較のバイアスとはならないであろう。

処置に効果がない場合，2つの群における"処置"の前後での変化のいくつかの差異は，単なる偶然が原因となる。これらの条件のもと，2つの群で観察された変化に対して有意検定を適応することは適当である。

要約すると，1.1節の最初の問題"処置が統計的有意な差があるかを教えて欲しい"には基本的に"いいえ"と応えるべきである。なぜならば，処置が与えられていない群と比較することはできないからである。そのような状態のふさわしい解決は，処置とダミー処理を厳密に無作為に動物群に割り当てることであり，各動物の"処置"の値の前後の変化を観察することである。つまり，処置が適用される実験ユニットは個々の動物であり，処置は無作為に実験ユニットに割り当てられており，各実験ユニットでの測定は"処置"の前後の差となる。

3．完全無作為化法

3.1．一般性

2.2節で最後に提案した計画は，完全無作為化法と呼ばれているものの例である。

この計画においては，実験ユニットは作られた推測上の母集団から理論上無作為に選択されている。比較される全ての処置に対して各実験ユニットに一処置の割合で無作為割当が行われる。1つの処置は対照群（標準またはダミーまたはプラセボ）である。一様に扱われて

いるユニット間の変動の評価を得るために処置ごとにいくつかの実験ユニットとしなければならない。比較される全ての処置からなり，かつ一様に扱われている実験ユニットの変動の評価を提供するような実験は，自己抑制実験と呼ばれている。

完全無作為化法は，生物学的研究においてはもっとも一般的で有用であり，また，実験の遂行や結果の解析において，その簡潔さゆえに魅力的である。

3.2. 完全無作為化法の例

例1

血清コレステロールのレベルにおいて異なる4つの食餌の効果を比較するための実験では，適当な動物が無作為に4つの処置（食餌）群に各群同数で割り当てられる。3カ月後，各動物から血清コレステロール量が測定された。

Treatments

Diet 1	Diet 2	Diet 3	Diet 4
2.00	2.40	1.80	2.60
2.60	2.45	2.20	2.60
2.20	02.6	2.45	2.80
2.35	2.35	2.45	2.30

例2

臨床化学研究所での3つの器械は，同一な結果を生成する能力に関して評価された。1つの血液サンプルが12の等価な部分に分割され，各部分は無作為に器械に割り当てられた。以下の4つ一組の血糖値測定は無作為な順序で行われた。

Treatments

Instrument 1	Instrument 2	Instrument 3
118	108	115
118	112	112
120	115	110
110	125	120

4．実験の正確度の向上のための方法

4.1. はじめに

実験の結果は，処置の行為のみならず処置の効果を覆うことにつながる無関係な変動からをも影響を受ける。1.3節で議論したように，実験的誤差という用語は通常それらの変動に対して適用し，誤差という言葉は"まちがい"と同義語ではなく，全てに無関係で残存している変動の型を含んでいる。実験的誤差は2つに大別される。第1は，処置が単独試行により適用された実験ユニットの固有の変動である。ユニットは血液標本，ケージのウサギや一

回分の錠剤などである。ユニットがたとえ同様な処置に対して従属している場合でも，それらの差異がどのくらいの大きさで実験的誤差へ貢献しているか，違う結果を招くということは，そのユニットの特性である。変動の第2の原因は，実験の遂行における統一性の欠如，言い換えると，実験的技術の標準化の欠如である。

もし結果が十分に到達した結論を許容するために正確であれば，実験的誤差の存在もそれらの原因も研究者にとっては重要ではない。しかしながら，多くの研究分野で実験のために時間と労力を使っても，結果は実験的誤差に多くの影響を与え，大きな処置の差のみを発見している。しかし，それらは考慮すべき不確実性に従属しているかもしれない。

方法は3つのタイプに大まかに分類される。第1は，多くの実験ユニットの規約を通して，実験の大きさを大きくすることである。第2は，実験の技術を精錬することである。第3は，変動の効果が小さくなるように実験ユニットを扱うことである。これは次のようなユニットの注意深い選択によりなされる。ユニットについての情報を追加した測定を行い，1つの処置が割り当てられているユニットが他の処置のユニットと厳密に比較できるような実験ユニットの熟練したグループ化である。これらの最近の方法は，5．乱塊法で詳述する。

この点から，"正確度"と"精密度"という概念を簡単に議論することは賢明である。これらの概念の違いは，子供が1lbのバイアスを持つ機械の上で測定されているような実験により説明できる。もし，子供の真の体重が46lbだとしたら，子供の反復測定した体重は47lb付近で変化する。子供の体重測定の正確度は，測定値が真の体重46lbに近づくことを密接に意味している。一方，精密度という用語は単に測定の反復性に関係している。測定の精密度は，測定が同一条件下で行われる長期間の測定での平均値47lbに近づくような関連度を示している。ゆえに，正確度は測定手順の精密度と同様にバイアスに依存する。もし，バイアスが大きい場合，測定は低い正確度ではなく高い精密度になることが明らかとなる。

ほとんどの手法は上記で触れた。すなわち，反復を含むこと，追加測定，熟練した実験素材のグループ化，実験の精密度に関する操作についてである。測定方法にバイアスが入る限り，それらの手順はそのバイアスに影響を与えない。技術の精錬がバイアスを減少させる。言い換えると，大きなバイアスが出現しても，精密度の増加は正確度の増加に付随するものであり，精密度の十分な増加が正確度の自明な増加につながる，ということと等価である。

4.2. 技術の精錬

技術は実験者が責任を負うべきものであるので，その重要性を詳しく述べる必要はない。良い技術の基本的な目標は以下の通りである。

(a)処置の適用での統一性を保証する。例えば動物飼育実験において，個体の餌箱を設置しなければ個々の動物に与える食餌量を規定することができない。殺虫剤のテストで，望

ましい1回分の用量を調べるための繊細なメカニズムが要求される。
(b) 外部の影響を超えた十分な制御を実行することで，各々の処置が比較可能で望ましい条件下でその効果を生み出す。必要な制御の度合について一般化することは困難である。招いたコストと獲得された精密度の価値との間で釣合が取れなくなる。感染症に対する抵抗の実験のための病気を生成することは，実験が外部条件を超えた制御無しに迅速に前進できない事例を示している。
(c) 処置効果でバイアスのない適切な測定を考案する。しばしば適切な測定は容易に識別できるが，時々，測定の満足な手法の開発には長い研究の年月を要する。
(d) 全ての誤差を防止し，それからどんな実験でもまったくの自由にする。割当作業の適切な管理と検査や全ての実験ユニットからのデータの実験者による精査は，誤差の発見と修正からほど遠くなる。

不完全な技術は，2つの方法で実際に実験的誤差を増加させる。多少の無作為状態の付加的な変動を引き起こすかもしれない。そのような変動は，もしそれらが本質的である場合，誤差の変動の評価の中に示すべきである。評価した標準誤差が同様の仕事をした人と比べて確実に高い値であるとき，実験者は技術の中に差異があるような理由を探すように勧められる。加えて，誤った技術がバイアスのかかった測定を結果として招く。誤差の評価はそのようなバイアスを考慮していない。なぜなら他との測定との比較から抽出する，言いかえれば，正確度よりも精密度を評価しているからである。そのようなバイアスに対する基本的な保護策は，計測装置の構築と取り扱い，加えて無作為化の知的な利用への気配りと技術である。

4.3. 実験ユニットの選択

実験ユニットの選択は，重要であるかもしれない。頻繁に同一の実験材料が，動物実験においては特定の研究室によって同系交配の開発という実験目的のために特別に用意される。他には，実験が実験材料から一様性のために選別された標本に限定されているかもしれない。実験の結果として，選別されていない素材を一般化することになり，特定の型が不利な可能性を持つことになる。非常に選別された素材での処置から得た反応は，選別されていない素材における反応とは異なるであろう。

4.4. 実験ユニット単位の追加測定

実験中に，少なくとも実験ユニットの大きさの性能を予測するような追加的な測定をとることが可能になるかもしれない。ラットの体重に関する食餌の違いの効果を測定する実験において，ラットの体重は実験初期からある種の追加的な測定となっている。実験中のラットの体重増加は初期体重とおおかた関連している。

共分散分析として知られる技法により，データからそれらの追加的な測定の中で変動によって影響されている観察の範囲を評価するかもしれない。各処置に対する平均的な反応はこの原因から起こる実験的な誤差の部分を取り除くことによって調整される。食餌実験においては，各処置に対して調整された反応は，もし，全てのラットが同じ初期体重を有する場合，獲得されるであろう反応を概ね示している。初期体重における変動の効果は，実験のデザインをする時に初期体重の均一化の必要性無しに大きく実験的誤差より除かれる。

　この解析は，複雑な統計的手法であるので，精密度において重要な増加を得るために手法を利用した多くの研究者にはなじみのないものとなっている。その目的は，他の技法により制御するためには実用的でなく，コストもかかるような変動の本質的な原因から起こる実験的な誤差を取り除くことにある。多くの事例では，共分散分析の利用が実験の倍以上の効果をもつという点で本質的に共通している。補足的な仕事は，補助的な測定を取ることや処置の平均の調整を適用することである。しかしながら，この分析法は本稿の範囲を超えているので取り扱わない。

4.5. 実験ユニットの計画的なグループ分け

　最終的に，我々は実験配置の選択を通して実験的誤差を最小化することを試みるかもしれない。これにより増加する正確度の調査は，過去30年の間に広く調査されている。基本的な考えは簡潔である。実験ユニットを非常に不均質に形式化している実験を考えてみる。我々はそれらを同一なグループや反復実験の同一なユニットへのグループ化を試みる。我々は1つのグループや反復実験のユニットが同じであることを疑わない。各々に分割された反復実験は，比較される処置の数と同様の数のユニットを含んでいる。いくつかの反復実験からの結果の実験的な誤差は，ユニットに影響を与える変動の原因からのみ起こる，その結果として反復した回数から得られる2つの処置の平均の差の誤差は，個別の反復の中の変動からもまた単に起こるに違いない。1つの反復から他への変動は誤差には影響しない。実験を実行する場合，我々は同一な反復実験において異なるユニットに影響するような変動の要因を制御することによって，この単純な事実を利用する。この仕組みにより，当初の見方が有望でない材料の場合でも，厳密な実験がしばしば作られる。同様に，統一されていない実験技法が実験を通して維持できないとしても，重要な点は反復においても統一されていない技法を維持することである。変化は1つの反復から他の反復へ移行する際に生じるものである。このデザインのタイプは，乱塊法として知られており，5．乱塊法で詳述する。

4.6. 要　約

　1つの実験の精密度の増加に有用ないくつかの方法を述べた。しばしばいくつかの異なる方法でも同様の結末に到達する。要するに，ラットの体重に関する食餌の回数の効果を検定

する実験において，ラットの体重に関する変動の分布されている効果は以下によって縮小することができる。(1)実験のために，ほぼ同一な初期体重のラットの多数選択，(2)共分散分析の利用，(3)同じような反復実験においてラットの同じ初期体重となるようなグループ化の計画，(4)単純に膨大な反復実験を行うこと。

この採用された方法は，精密度の望ましい基準が時間と効果の最小の費用で獲得されるべきである。等価な精密度の結果が他の方法で少ない労力で保証されるとき，複雑な実験計画や高度に精錬された技法には特別な価値は無い。よい研究の原則とは，利用の機会が多い簡単な実験デザインを利用することである。このことはより複雑なデザインがまれにのみ利用されることを述べているのではない。事実，それらは，同様な結果を導くためには他に等価で実用的な方法が存在しない研究分野でその利便性を既に実証している。

5. 乱塊法

5.1. 一般原則

いくつかの実験では，実験ユニットをブロックと呼ばれる均質な群にグループ化することがある。ブロックは，一対比較実験における一対の概念の拡張として考えることができる (5.3節参照)。実験ユニットは均質なブロックにさらに分割され，処置は無作為にブロックの番号に割り当てられる。各ブロックは全ての処置を受け取り，各処置は等価に全てのブロックに現れる。これは完全乱塊法と呼ばれる。

乱塊法は，調査者が実験ユニットの反応が系統的な要因や検討中の処置以外の要因によって影響されていると感じたりするときに利用される。例えば，薬理学的研究における動物は異なる遺伝的な背景の中にいるかもしれない。試験薬の効果が遺伝的要素によって影響されることが考えられる。実験ユニット（動物）を同一な母体（一腹の子）から均質な群にブロック化することによって，外部からの要因（遺伝的背景）に起因すると考えられる変動を取り除くことができる。

"ブロック"という用語は，農業から持ち込まれたものであり，類似した固有の肥沃な土地での区画のブロックを表現している。乱塊法は農業や工業で一般的であるが，薬理学研究においても応用例がある。全てのブロックの中でさまざまな処置が異なるユニット，つまり，無作為に選ばれた処置に対するユニットに割り当てられる。全ての処置が同じブロック内に適用できるとき，処置間の差異はブロック間の差異によって影響を受けることは無く，それゆえに高い精密度で評価される。

生物学的研究では，無作為な順序で交互に処置を与えられた同一の動物に対して2つ以上の処置を適用することが時には可能であると容易に考えられている。そのような計画が実現可能であれば，平均的な処置の差異がさまざまな動物の反応のレベルの差異によって生じる

変数無しに評価することができるので好都合である。これらの差異は各動物に全ての処置が与えられた場合相殺できる。

2つの処置に対する別な一般的な実験法がある。その方法は，対象物を無作為に2つに分け，2つの処置を与える順序を入れ替えて与えるものである。これはリバーサルペアまたはクロスオーバーデザインと呼ばれている。時間的な順序の変動の制約のために，この実験法は真の乱塊法とはならない。

5.2. 乱塊法の例

例3

薬理学においてブロックとして動物を用いた1つの例として，特別な反応が起きるしきい値を測定するために動物の背部の小さい領域にさまざまな薬品の用量を適用する場合を挙げる。背部のさまざまな場所は，薬品に対する感度の可能性のある勾配によるバイアスの導入を取り除くために，全ての動物ごとに改めて無作為に厳密に割り当てられているにちがいない。ここでもまた反応を記録している観察者は，個別なバイアスの効果を除去するために，使用された固有の無作為配置に意識してはならないということを言及しておく。

例4

2つの補助食餌に関連した体重増加の研究において，動物の初期体重が食餌に対する最終的な反応に反映するように感じられる。動物は実験当初から体重に関して一対に分かれている。各動物の3カ月後の体重増加を以下に記録した。

Block	Treatments	
Initial Weight	Diet 1	Diet 2
200-220	10	12
220-240	8	10
240-260	5	12
260-280	10	5

各ブロック（一対）においては，動物は無作為に処置（食餌）が割り当てられている。

例5

実験室で3つの器械を評価するとき，3つの異なる標準的な瓶を使用した。それは標準的な瓶における差異が機器の読み取りに影響を及ぼすと仮定している。

Block	Treatments		
Standard no.	Instrument 1	Instrument 2	Instrument 3
1	124	111	117
2	116	101	115
3	120	115	122

各ブロックの標準の試料は，器械に対して無作為に割り当てられている。

5.3. 一対比較

2つの処理に関連性がある場合のみ，乱塊法の特別な事例が生じる。多くの実践的な状況において，対象は当然に対になり，また"一致した対"と呼ばれて構成することができる。例えば，

(a) 同じ母体からの動物は別な母体から生まれたものと比較して特別な型の薬品に一様に敏感であるかもしれない。つまり，2つの抗癲癇薬は同腹子の一対を割り当てることによりこれらの効能を比較しなければならない。

(b) 細菌培養基のプレート上で適切な細菌培養の成長抑制の程度に関して抗生物質の効能を測定する。プレートごとに成長の抑制能力が異なるが，同一のプレート上の各点に適用したり，いくつかのプレートで繰り返したり，成長抑制の連続量を測定することによって，2つの薬品の分量を比較することができる。

(c) 植物微生物の菌株A，Bは，別な菌株を有する左右の葉に接種することによって比較される。

(d) 組織の2つのタイプの感応性は多くの動物を用い，片方の目でA型を適用し，他方でB型を適用することによって比較する。追加的な予防措置としては，いかなるバイアスをも排除するために多くの等価な左右の目を用いることである。

このような手順は，一対の間で変数を削除するものである。2つの"処置"の関連的な長所の評価としては，1つの同腹子から他の同腹子への変動や，異なる葉の特徴となるような接種に対する異なる感応性などによる影響はないことである。

いくつかの環境において，結果の解釈に注意が必要となる。例えば，一卵性双生児は，動物の多くの種にとって非日常的な事象である。例外的な動物においての処置Bに関連した処置Aの有効性が多くの種においても起こりえることの典型となることを確信することができるだろうか？　そのような問いには統計学的理論に対する反論によって答えることはできない。細菌培養上での抗生物質の一回の分量の効果は，プレート上の他の場所での違う分量や他の抗生物質によって影響を受けていない，ということを仮定することは正しいことであるのだろうか？　どのような手順で，条件の比較を保証し，その試験下の評価において前の処置でのいかなる残存している効果を除去するのであろうか？

6. 無作為化手順

6.1. はじめに

前章で完全無作為化法と乱塊法と呼ばれる実験デザイン法について紹介した。後者の事例

においては，各処置に各ブロックで，しばしば等しく生じるように要求することにより，制約を処置の割当に導入している。この制約を条件として，処置の配置が無作為的であると断定でき，かつ無作為化の詳細な手順を考察しなければならない。

議論は全く無作為化の実施の実務的詳細と手順の正当化の2つの部分に分かれる。

6.2. 無作為化の実施上の機構

基本的な操作は番号付けられた物体の系列を"無作為な系列"に配置することである。完全無作為法において，ユニットのいかなる群も作られず，処置は無作為に割り当てられており，各々が多くの要求された時間を生じるような条件が得られている。この方法は，非常に簡潔で柔軟であり，ブロックに合理的にグループ化できないような実験に用いられている。

多くの複雑な実験デザイン法では，無作為化の手順は数回にわたって行われなければならないが，単純な事例から始める。無作為化の本質的な特徴の1つは，実証的で一般的な手順であるべきだということである。無作為に並べるためには，順序が偶然のようにみえるいくつかの順序に操作することを意味しているのではない。

無作為化の一つの方法は番号付のカードをシャッフルしたり，よく振られたバッグから番号付のボールを引き出すことである。この主な方法を我々は取り扱うべきであるが，これは数字の無作為な表の利用である。実験デザイン法のためのそのような表は2つの形態をとる。ランダム順列表と乱数表である。双方の短い例として乱数表を表1に，ランダム順列を表2に示す。表の利用は例題によって示す。

例6

完全無作為化法を利用して，各々数回発生する3つの処置を用いた21の実験ユニットの実験の無作為化を考える。いくつかの手順の方法が存在する。以下の手法に従って表1の乱数表を用いる。

(a) 何らかの適切な方法で01,02から21までユニットを数える。

(b) 乱数表の表1上で，無計画に開始点を選択し，表1と書き出した一対の数字，30から59までの数字はその数字から30を引き，60から89までの数字ならその数字から60を引く。90から99までの数字は採用しない。よって53なら53−30＝23より23と記録する。もし，選択した開始点が表1の2ページ目の4行12列の対であるとしたら，数字は12, 91（省略），22（省略），12（省略），95（省略），7, 20, 28（省略）となる。

(c) 初めの7つの数字がT_1を受け取るためのユニット，次の7つの数字がT_2，残りがT_3となる。

表1

10 09 73 25 33	76 52 01 35 86	34 67 35 48 75	80 95 90 91 17	39 29 27 49 45
37 54 20 43 05	64 29 47 43 96	24 80 82 40 37	20 63 61 04 02	00 82 29 16 65
08 42 26 29 53	19 64 50 93 03	23 20 90 25 60	15 95 33 47 64	35 08 03 36 06
09 01 90 25 29	09 37 67 07 15	33 31 13 11 65	88 67 67 43 97	04 43 62 76 50
12 80 79 99 70	80 15 73 61 47	64 03 23 66 53	98 95 11 68 77	12 17 17 58 33
00 06 57 47 17	34 07 27 68 50	36 69 73 61 70	65 81 33 98 85	11 19 92 91 70
31 06 01 08 05	45 57 18 24 06	35 30 34 26 14	26 79 90 74 39	23 40 30 97 32
85 26 97 76 02	02 05 16 56 92	68 66 57 48 18	73 05 38 52 47	18 62 38 85 79
03 57 33 21 35	05 32 54 70 48	90 55 35 75 48	28 46 82 87 09	83 49 12 56 24
73 79 64 57 53	03 52 96 47 78	35 80 83 42 82	60 93 52 03 44	35 27 38 84 35
98 52 01 77 67	14 90 56 85 07	22 10 94 05 58	60 97 09 34 33	50 50 07 39 98
11 80 50 54 31	39 80 82 77 32	50 72 56 82 48	29 40 52 42 01	52 77 56 78 51
83 45 29 96 34	06 28 89 80 83	13 74 67 00 78	18 47 54 06 10	68 71 17 78 17
88 68 54 02 00	86 50 75 84 01	36 76 66 79 51	90 36 47 64 93	29 60 91 10 62
00 50 46 73 48	87 51 76 49 69	91 82 60 89 28	93 78 56 13 68	29 47 83 41 13
65 48 11 76 74	17 46 83 09 50	58 04 77 69 74	73 03 95 71 86	40 21 81 65 44
80 12 43 56 35	17 72 70 80 15	45 31 82 23 74	21 11 57 82 53	14 38 55 37 63
74 35 09 98 17	77 40 27 72 14	43 23 60 02 10	45 52 16 42 37	96 28 60 26 55
69 91 62 68 03	66 25 22 91 48	36 93 68 72 03	76 62 11 39 90	94 40 05 64 18
09 89 32 05 05	14 22 56 85 14	46 42 75 67 88	96 29 77 88 22	54 38 21 45 98
01 49 91 45 23	68 47 92 76 86	45 16 28 35 54	94 75 08 99 23	37 08 92 00 48
80 33 69 45 98	26 94 03 68 58	70 29 73 41 35	53 14 03 33 40	42 05 08 23 41
44 10 48 19 49	85 15 74 79 54	32 97 92 65 75	57 60 04 08 81	22 22 20 64 13
12 55 07 37 42	11 10 00 20 40	12 86 07 46 97	96 64 48 94 39	28 70 72 58 13
03 60 64 93 29	16 50 53 44 84	40 21 95 25 63	43 65 17 70 82	07 20 73 17 90
61 19 69 04 46	26 45 74 77 74	51 92 43 37 29	65 39 45 95 93	42 58 26 05 27
15 47 44 52 66	95 27 07 99 53	59 36 78 38 48	82 39 61 01 18	33 21 15 94 60
94 55 72 85 73	67 89 75 43 87	54 62 24 44 31	91 19 04 25 92	92 92 74 59 73
42 48 11 62 13	97 34 40 87 21	16 86 84 87 67	03 07 11 20 59	25 70 18 66 70
23 52 37 83 17	73 20 88 98 37	68 93 59 14 16	26 25 22 96 63	05 52 28 25 02
04 49 35 24 94	75 24 63 38 24	45 86 25 10 25	61 96 27 93 35	65 33 71 24 72
00 54 99 76 54	64 03 18 81 59	96 11 96 38 95	54 69 28 23 91	23 28 72 95 29
35 06 31 53 07	26 89 80 93 54	33 35 13 54 62	77 97 45 00 24	90 10 83 93 33
59 80 80 83 91	45 42 72 68 42	83 60 94 97 00	13 02 12 48 92	78 56 52 01 06
46 05 88 52 36	01 39 00 22 80	77 28 14 40 77	92 91 08 36 47	70 61 74 29 41
32 17 90 05 97	87 37 92 52 41	05 56 70 70 07	86 74 31 71 57	85 39 41 18 38
69 23 46 14 06	20 11 74 52 04	15 95 66 00 00	18 74 39 24 23	97 11 89 63 38
19 58 54 14 30	01 75 87 53 79	40 41 92 15 85	66 67 43 68 06	84 96 28 52 07
45 15 51 40 38	19 47 60 72 46	43 66 79 45 43	59 04 79 00 22	20 82 66 95 41
04 86 43 19 94	36 16 81 08 51	34 88 88 15 53	01 54 03 54 86	03 01 45 11 76
98 08 62 48 26	45 24 02 84 04	44 99 90 88 96	39 09 47 34 07	35 44 13 18 80
33 18 51 62 32	41 94 15 09 49	89 43 54 85 81	88 69 54 19 94	37 54 87 30 43
80 93 10 04 06	96 38 27 07 74	20 15 12 33 87	25 01 62 52 98	94 62 46 11 71
79 75 24 91 40	71 90 12 82 96	69 86 10 25 91	74 85 22 05 29	00 38 75 93 79
18 63 33 25 37	98 14 50 65 71	31 01 02 46 74	05 45 56 14 27	77 93 89 19 36
74 02 94 39 02	77 55 73 22 70	97 79 01 71 19	52 52 75 90 21	80 81 45 17 48
54 17 84 56 11	80 99 33 71 43	05 33 51 29 69	56 12 71 92 55	36 04 09 03 24
11 66 44 98 83	52 07 98 48 27	59 38 17 15 39	09 97 33 34 40	88 46 12 33 56
48 32 47 79 28	31 24 96 47 10	02 29 53 68 70	32 30 75 75 46	15 02 00 99 94
69 07 49 41 38	87 63 79 19 76	35 58 40 44 01	10 51 82 16 15	01 84 87 69 38

1. 動物実験デザイン法（比較実験設定の基本原則）

```
09 18 82 00 97    32 82 53 95 27    04 22 08 63 04    83 38 98 73 74    64 27 85 80 44
90 04 58 54 97    51 98 15 06 54    94 93 88 19 97    91 87 07 61 50    68 47 66 46 59
73 18 95 02 07    47 67 72 62 69    62 29 06 44 64    27 12 46 70 18    41 36 18 27 60
75 76 87 64 90    20 97 18 17 49    90 42 91 22 72    95 37 50 58 71    93 82 34 31 78
54 01 64 40 56    08 28 13 10 03    00 58 22 73 93    20 71 45 32 95    07 70 61 78 13

08 35 86 99 10    78 54 24 27 85    13 66 15 88 73    04 61 89 75 53    31 22 30 84 20
28 30 60 32 64    81 33 31 05 91    40 51 00 78 93    32 60 46 04 75    94 11 90 18 40
53 84 08 62 33    81 59 41 36 28    51 21 39 02 90    28 46 66 87 95    77 76 22 07 91
91 75 75 37 41    61 61 36 22 69    30 26 39 02 12    55 78 17 65 14    83 48 34 70 55
89 41 59 26 94    00 39 75 83 91    12 60 71 76 46    48 94 97 23 06    94 54 13 74 08

77 51 30 38 20    85 83 42 99 01    58 41 48 27 74    51 90 81 39 80    72 89 35 55 07
19 50 23 71 74    69 97 92 02 88    55 21 02 97 73    74 28 77 52 51    65 34 46 74 15
21 81 85 93 13    93 27 88 17 57    03 68 67 31 56    07 08 28 50 46    31 85 33 84 52
51 47 46 64 99    68 10 72 36 21    94 04 99 13 45    42 83 60 91 91    08 00 74 54 49
99 55 96 83 31    62 53 52 41 70    69 77 71 28 30    74 81 97 81 42    43 86 07 28 34

33 71 34 80 07    93 58 47 28 69    51 92 65 47 21    58 30 32 98 22    93 17 49 39 72
85 27 48 68 93    11 30 32 92 70    28 83 43 41 37    73 51 59 04 00    71 14 84 36 43
84 13 35 96 40    44 03 55 21 66    73 85 27 00 91    61 22 26 05 61    62 32 71 84 23
56 73 21 62 34    17 39 59 61 31    10 12 39 16 22    85 49 65 75 60    81 60 41 88 80
65 13 85 68 06    87 64 88 52 61    34 31 36 58 61    45 87 52 10 69    85 64 44 72 77

38 00 10 21 76    81 71 91 17 11    71 60 20 29 37    74 21 96 40 49    65 58 44 96 98
37 40 29 63 97    01 30 47 75 86    56 27 11 00 86    47 32 40 26 05    40 34 03 74 38
97 12 54 03 48    87 08 33 14 17    23 81 53 92 50    75 23 78 20 47    15 50 12 95 78
21 82 64 11 34    47 14 33 40 72    64 63 88 59 02    49 13 90 64 41    03 85 05 45 52
73 13 54 27 42    95 71 90 90 35    83 79 47 42 96    08 78 98 81 56    64 60 11 92 02

07 63 87 70 29    03 06 11 80 72    96 20 74 41 56    23 82 19 95 38    04 71 36 69 94
60 52 88 34 41    07 95 41 98 14    59 17 52 06 95    05 53 35 21 39    61 21 20 64 55
83 59 63 56 55    06 93 89 29 83    05 12 80 97 19    77 43 33 37 83    92 30 15 04 98
10 85 06 27 46    99 59 91 05 07    13 49 90 63 19    53 07 57 18 39    06 41 01 93 62
30 82 09 89 52    43 62 26 31 47    64 42 18 08 14    43 80 00 93 51    31 02 47 31 67

59 58 00 64 78    75 56 97 88 00    88 83 55 44 85    23 76 80 61 56    04 11 10 84 08
28 50 80 73 41    23 79 34 87 63    90 82 29 70 22    17 71 90 42 07    95 95 44 92 53
30 69 27 06 68    94 68 81 61 27    56 19 68 00 91    82 06 76 34 00    05 46 26 92 00
65 44 39 56 59    18 28 82 74 37    49 63 22 43 41    08 33 76 56 76    96 29 99 06 36
27 26 75 02 64    13 19 27 22 94    07 47 74 46 06    17 98 54 89 11    97 34 13 03 58

91 30 70 69 91    19 07 22 42 10    36 69 95 37 28    28 82 53 57 93    28 97 66 62 52
68 43 49 46 88    84 47 31 36 22    62 12 69 84 08    12 84 38 25 90    09 81 59 31 46
48 90 81 58 77    54 74 52 45 91    35 70 00 47 54    83 82 45 26 92    54 13 05 52 60
06 91 34 51 97    42 67 27 86 01    11 88 30 95 28    63 01 19 59 01    14 97 44 03 44
10 45 51 60 19    14 21 03 37 12    91 34 23 78 21    88 32 58 08 51    43 66 77 08 83

12 88 39 73 43    05 02 76 11 84    04 28 50 13 02    17 97 41 50 77    90 71 22 67 69
21 77 83 09 76    38 80 73 69 61    31 64 94 20 96    63 28 10 20 33    08 81 64 74 49
19 52 35 95 15    65 12 25 96 39    86 28 36 82 58    69 57 21 37 98    16 43 59 15 29
67 24 55 26 70    35 58 31 65 63    79 24 68 66 86    76 46 33 42 22    26 65 59 08 02
60 58 44 73 77    07 50 03 79 92    43 13 42 65 29    26 76 08 36 37    41 32 64 43 44

53 85 34 13 77    36 06 69 48 50    58 83 87 38 50    49 36 47 33 31    96 24 04 36 42
24 63 73 87 36    74 38 48 93 42    52 62 30 79 92    12 36 91 86 01    03 74 28 38 73
83 08 01 24 51    38 99 22 28 15    07 75 95 17 77    97 37 72 75 85    51 97 23 78 67
16 44 42 43 34    36 15 19 90 73    27 49 37 09 39    85 13 03 25 52    54 84 65 47 59
60 79 01 81 57    57 17 86 57 62    11 16 17 85 76    45 81 95 29 79    65 13 00 48 60
```

Integers 1 - 9; each column is a permutation　　表2

```
5 5 6 7 1    4 3 3 7 3    8 7 4 6 3    9 7 4 9 4    9 2 2 8 8    2 7 9 3 5    8 3 1 9 4
4 1 2 8 2    7 1 1 2 9    9 5 7 8 2    8 9 3 6 6    1 7 7 2 4    4 8 5 7 3    3 7 4 5 6
9 3 3 2 9    8 8 8 4 5    2 4 6 1 6    3 6 7 7 8    7 4 4 7 1    7 3 2 8 6    6 1 2 2 2
7 9 7 4 3    5 5 2 9 2    1 6 5 3 5    7 8 5 1 9    5 1 9 1 3    6 5 1 4 9    2 9 8 7 8
1 6 9 6 5    6 9 4 3 6    4 3 9 2 9    5 1 8 2 3    8 3 3 3 2    8 9 6 1 2    4 5 7 6 9
6 4 4 3 6    2 4 6 8 1    7 9 3 4 1    6 2 6 4 2    2 9 8 5 9    9 2 4 2 8    9 6 9 8 1
8 7 8 1 7    1 2 5 6 8    3 1 2 9 8    4 4 1 8 7    6 5 1 6 7    5 4 3 5 1    1 4 3 1 7
3 2 1 9 4    3 6 7 5 7    6 8 8 7 7    2 5 9 5 1    3 8 5 4 6    3 6 7 9 4    5 2 5 4 5
2 8 5 5 8    9 7 9 1 4    5 2 1 5 4    1 3 2 3 5    4 6 6 9 5    1 1 8 6 7    7 8 6 3 3

7 4 6 1 5    9 2 2 2 9    2 8 1 7 3    2 4 2 1 9    2 4 8 3 1    2 6 5 4 8    8 4 9 4 2
9 3 8 3 2    1 1 1 9 8    9 4 9 5 4    8 8 8 8 6    7 7 5 4 6    5 3 2 7 6    9 3 8 2 1
1 6 3 7 4    6 5 8 4 5    6 1 7 1 9    5 2 5 6 3    8 5 7 5 5    6 9 9 8 1    3 6 7 9 7
6 8 2 8 4    4 8 7 8 6    5 7 5 4 5    9 6 7 5 8    5 9 9 7 7    8 5 3 3 5    6 9 4 6 9
4 1 4 7 8    2 3 9 3 4    4 2 2 3 6    4 7 4 2 5    6 3 3 6 9    1 7 8 5 4    4 5 2 1 4
2 9 1 9 3    7 9 6 6 2    1 6 4 6 1    7 9 9 7 4    1 8 4 1 8    9 2 7 9 3    1 8 3 5 5
5 5 5 5 1    3 7 4 7 7    8 5 8 9 2    1 5 1 3 2    9 6 2 8 4    3 8 1 1 9    5 7 1 3 3
8 2 9 2 9    8 6 5 5 3    7 9 6 8 8    3 1 6 9 7    4 1 6 9 3    4 4 6 6 2    7 2 6 8 8
3 7 7 6 6    5 4 3 1 1    3 3 3 2 7    6 3 3 4 1    3 2 1 2 2    7 1 4 2 7    2 1 5 7 6

9 7 7 5 5    9 9 9 3 8    9 8 6 1 7    5 8 6 1 2    1 9 8 3 3    3 1 7 7 3    7 6 6 5 5
3 8 1 7 2    6 2 7 1 6    4 1 3 4 2    3 6 2 4 3    2 6 1 2 8    8 8 6 2 7    8 9 7 4 7
4 3 4 2 7    7 3 1 7 2    1 5 4 8 6    6 2 1 6 1    7 8 5 1 7    5 9 1 3 6    3 1 2 3 1
5 9 2 8 3    3 7 5 8 9    2 9 1 7 1    2 3 8 3 4    3 5 9 9 9    7 2 3 4 1    5 7 1 7 8
1 6 5 1 1    5 6 4 4 1    7 3 7 2 3    4 7 3 8 8    9 3 2 5 6    6 6 9 5 9    9 8 9 1 2
6 2 8 3 6    8 4 6 2 5    5 2 2 6 8    9 1 7 5 6    4 7 4 6 4    1 7 4 6 4    1 2 8 8 6
2 4 9 6 4    1 8 3 5 4    3 6 5 9 4    8 5 9 7 9    8 1 6 8 1    4 5 5 9 5    2 4 5 9 4
8 5 6 9 9    2 5 2 6 7    8 7 8 3 9    1 9 4 2 5    6 4 7 4 5    2 3 2 8 2    6 2 3 2 3
7 1 3 4 8    4 1 8 9 3    6 4 9 5 5    7 4 5 9 7    5 2 3 7 2    9 4 8 1 8    4 5 4 6 9

7 4 9 8 7    9 7 1 7 1    9 2 3 8 7    7 8 5 3 5    5 1 6 4 9    7 8 6 1 8    2 9 7 3 4
5 6 1 1 2    6 4 6 1 4    5 9 1 2 8    2 4 6 8 7    7 3 7 6 1    5 1 7 4 1    9 3 4 7 7
4 9 3 5 6    1 1 8 4 8    3 5 4 9 3    3 6 1 2 3    2 6 8 7 7    4 5 3 8 5    8 5 9 5 1
3 3 2 2 8    5 2 3 2 2    7 3 8 6 9    4 1 8 6 1    1 9 2 6 3    3 9 5 7 7    1 2 8 1 2
2 1 4 9 4    4 6 2 8 3    2 7 6 5 1    5 7 3 1 2    9 8 4 1 3    6 3 1 2 9    6 1 5 8 8
9 7 5 4 5    3 9 7 9 9    1 4 2 3 4    6 9 7 4 4    3 2 5 2 2    8 4 2 6 3    5 6 3 6 3
6 2 6 3 9    8 8 5 5 5    8 6 7 7 2    9 3 4 5 8    8 7 9 9 4    9 2 4 9 4    4 8 1 2 9
8 5 8 7 1    2 3 9 3 7    4 1 5 1 5    8 5 9 7 6    4 5 3 5 8    1 6 8 5 2    3 4 6 4 5
1 8 7 6 3    7 5 4 6 6    6 8 9 4 6    1 2 2 9 9    6 4 1 8 5    2 7 9 3 6    7 7 2 9 6

8 4 6 8 6    2 1 9 9 7    2 2 1 8 9    5 1 9 2 4    5 2 6 2 8    1 6 8 8 3    8 1 9 4 1
9 9 4 5 8    4 4 8 7 8    8 7 5 9 7    3 6 4 7 7    3 8 5 6 3    4 4 6 7 7    6 6 8 7 8
6 6 3 1 1    6 8 3 1 9    7 5 7 5 5    6 5 1 8 5    2 4 3 8 2    5 1 4 3 6    4 9 7 8 6
7 3 7 7 2    7 3 6 2 2    3 8 9 4 6    4 7 2 6 9    7 9 7 4 1    3 8 2 6 5    3 5 3 1 4
2 8 9 3 4    1 5 5 5 1    5 4 3 6 4    7 8 7 5 3    9 5 8 6 5    8 2 7 9 2    5 3 4 3 5
3 7 2 6 9    8 6 4 6 3    4 1 8 2 1    1 9 6 4 8    4 7 2 1 3    6 3 5 5 1    2 2 6 9 9
5 1 8 4 5    9 9 1 8 4    1 9 4 3 2    8 2 8 9 6    6 3 4 9 9    2 7 1 2 4    9 8 2 6 2
4 5 5 2 7    3 2 7 3 6    9 3 2 1 8    9 3 5 1 2    1 6 9 7 7    9 5 9 1 8    7 7 1 5 7
1 2 1 9 3    5 7 2 4 5    6 6 6 7 3    2 4 3 3 1    8 1 1 5 4    7 9 3 4 9    1 4 5 2 3
```

Integers 1 - 16; each column is a permutation

```
 7  12  15  15   1    2   7  16  10   2   14  15   7  13  13   10   6   1   8  10
13   3   8  16   7   10  11  10  13   5   11   7  13  16   7    7   5  13   2  14
 3   1   4   5  14   13   3  14   9  13   13   2  9 15   6   2    2   8   4   5   8
11   8  16  14  15    6   2   6   2  16    8   5  12   3   9   13   4   3  10   4
14   9   1   6   3    9  14  13   8   6    5   8  14   7   3   15  13  11   4   7
 2  16  10  13   5    5  13   2  11   7    3  12   5  14  12   16   2   2   9  15
 4   6  13   7   2   15   1   9   1   4    7  10   6   9  11    9   7   6  16  11
 6   1   6  10   4   14   4  15   3   3    4  16   2   5   5    1  12  10   6   9
10  15   2   1  13   12  16   3   4   8   10   1  15   5  14   12  14  12   3   2
12  10   7  12   9   11   9   8  12  14   15   4  11   8  16    8   9  14  14   1
15   7   5   2  10    7   8  12   6  15    6  13  16  12  15    4  11   8  12   6
16   2  11   8   8    8  15   5  16   1    1   9   8   1   8   14  16   5  13   5
 9  13  14   3   6    4  10  11   5  12    9   3  10   4   4    3  10   9   1   3
 8  11   9   4  11    3  12   7   7  10   12  14   3  10   1    6  15  16  15  12
 1   5  12  11  16   16   5   4  14   9   16  11   1   2  10    5   1  15   7  13
 5   4   3   9  12    1   6   1  15  11    2   6   4  11   2   11   3   7  11  16

11   8  16   5   5   13   1  13   2  16   14  12   9   8   7    5  13   3  13   3
 2   2   8   8  14   16   4   3   8  11   10  14  15   1   2   11   4   5  15   9
 6  13   2  13   6    5   9  15  11  10   12   6  16  15  16    9  10  12  16  15
14  12   4  16  16   11  14  10   5  12    3   3  12  14  15   13   6   4   1  16
 8   6   3   9   4   10   6   4  16   2    2   9   8  16   4    6   5  15   7   8
 9  15  12  10   3    2  12   6   1  15    4  13   7   7   9   12  14   8   8  11
 3  10  11  12  13   12   5  11   7   8    9   5  14  11  10    1   3  13   3   5
16   1  13  14   8   14  15   5   3   7   11  15   6  12   5    7  11   1  14   4
 1  14  14   2   9   15  16  14   6  14    7   8   3  13  11    8   7   7  12   7
 4   4   6   4  12    3  11   8  15   9    8   1  13   6   3    3  15   9   9  12
15   5   1  11  10    6   3   7  10   5    5  11  10  10  12   15  16  14   5   2
 5   3   5   6   7    7  13   2  14   3   16   4   5   5  13    4   9  16   2   6
12   7  15  13  15    9   8  12  12  13   15  10   1   4   6   16   2   6  11   1
10  11  10   3   2    4   2   1   4   6    6   7  11   9  14   10   8  11   4  13
 7   9   7   7  11    1   7  16  13   1   13   2   4   2   1    2  12   2  10  14
13  16   9   1   1    8  10   9   9   4    1  16   2   3   8   14   1  10   6  10

 1   6   7   4   8    6   5   2   8  15    4   6   6   1   4    5   7  13   2  10
 9  15  11   3  11   15   9  10   1   3    8   2  15   7   9    8  16   1  14   3
10  16   4   5  12    9  16  11   7   1    7  16  11   8   3    3  12   2   3   4
 4  14   1   9   5    5   4  13   6   8   15   5  12   5   7   16   5  11   8   1
 7   3  13  14  15    2   1  14  16   5   14   9   2  16   1   12   6  14   4  13
16  11   2   1  14   16   6   9   3   4   16  14   3  15  11   11   3   9  12   5
 3  10  16  16  13    7  13   1  11  14    9  10  16   2  10    2  10   7  10  16
11  13   9  13   4   13   8   3   5  13   10  12   5  12   5   14  13  16   5   6
15   2   3  12   9   12   2   4  13  10    3  13  14   4   2    1  14   8   6  12
14   1  14   6  10    1   3  12   4   2    2   4  13   3  16    9   9   3   7  14
13  12   5  11   3   11  15   8   2   7   11   7   8  14   6    4   4   4  15  11
12   5  10   7   2   14   7  15  14  16   13   1   9  10  12   10  11  10   9   8
 8   9   8  10   6    4  11   7  10  11    6   8   4   9   8   15   8   6  11   9
 2   7   6   2   1    8  10   6  15  12    1  11   7  11  13    6   1  15  13  15
 6   4  15   8  16   10  14  16   9   6   12   3  10   6  14    7   2  12  16   7
 5   8  12  15   7    3  12   5  12   9    5  15   1  13  15   13  15   5   1   2

13   4  10   4  16   13  16  13   5   3    6  14   1  16   8    7   2   3   3  12
 5  14   4   6   8    2  15   1  13  14   16   4  15   4   3   12  12   1   4   7
 2   2   2  15  14   16   9  12  16   6   10  15  14   9  10    1  14   8   8  16
 7  12  15   8  12    3   5  14   7  12    5  13  16   1   7    5  11   2   9   3
 6   9   7  14   9   14  10  11  15  11   12   1  12  12  14   16   3  11  11   8
14   5  16   7  10    8  11   8  14  13    7  11   6   3  11    4   4   6   9   9
15  11   8   9   7   12   8   7   1  15    9   3   7  13   7   11  10   4   5   1
11   6   1   6   1    1   3  16  12   5    4   9  13  13   6    8  15   9   1  14
 4  10   3  16   2   11   7   9   6   9    1   8   4  11   5    2  16  10  12   4
 9   7  14   2   6    4  14  10   9   8   15  10   7  10   9   10   6  14  10  11
12   1   9  10  15    5   2  15  10   2   14   2   8   2   4   13   8   5  15   5
 3  12  11   5   5    9   6   3   3  10   13  12   9   6  12   15   7  15   7   3
10  15  11   5  13    7  12   5   2   7   11   5  10  15  12    3   1  13  13  10
 8  13  13   3   3   10  13   2   4   1    8   6  11  14  15    6   9  16   2   2
16  16   5  12  11    6   1   3   8  16    3   7   2   5  16   14  13   7  14  15
```

Integers 1 - 30; each block is a permutation

```
28  2 15 11 30    20 28  9 14 12    23 22 24 18 10    24 11  5    22 25
22 27 19 18 24     7 22 26 27 11    27 30 20 13  5     8 15  2     3  1
14  3 10  6 29    29  4 19 21 16    11  4  9  6 26    18 17  9    19  6
13  9 25  4  7     5  1 30 24 23    28 16  2 19 25    29  4 23     7 10
 8  5 17 20  1     8 10  3  2 25    17  1 15 12  8    27 14 12    26 16
16 26 23 21 12    18 15 13  6 17     7 21  3 29 14    20 13 30    28 21

27  3 23  8 21    12 28  5  9 19     7  2  5 21  4    22 15 20     1 30
19 14  5 18  6    15  8 25 23 18    23 26 28 14 15     8 17 14     6 13
11 17 13 28 16     6  1 10 27 17    25 12 11 16 29    21  4 19     3 11
 4 10 29  9 12    30  4  3 29 14    18 24 13 10 20     7 18 29    10  9
24  1 25 20 22    11 20 24 21  2     8 17  1 27 22    24 25  5     2 16
26  2 15  7 30    26  7 13 16 22    19 30  9  6  3    26 28 23    27 12


 2 22 19  8 27    22 15 10  6  5     8  7 27  3 16     9  6 15     4  8
29 15 25 21 11     2 28 26 13  3    25 17 10 13 11    18 10 11     1 26
23  4 18 26  9   118 20  1 16 24    15 26 21 18  5    16 22 23    29 28
30 17  6 10 13    11  8  4 21 25     1 29  9  2 14     7 30  2    20 14
24 20  5  7 28    23 27 12 30  9    24 19 28  4 30    17  3 19    24 21
12  3 14 16  1     7 14 19 17 29    12 3 20 23 22  6  25 13 12     5 27

 2 30  6 12 28    17 16 11 27 15    25 17 20 12  5    12 26  4    24 30
23 19 17  8 24     4 18 30  8 25    23 19 18 21  2     5 20 19    14 29
18  3 15 26 11    20  7 22  9 28    30 26 13  4 10    10  3  1     6 25
29 25  7 22 16    10  6 21  1 12    15 24  3 14  7    21  8  9    13 18
13  1 27 20  5    24  2 26  5 13     8 29  1 28  9    22 16 15    23  2
14 10 21  4  9    29 14 23 19  3     6 11 16 27 22     7 27 11    17 28

11 22 20 10 19    21 13 25  6  7    30  5 10 21 11    17 28 19     9 14
26 17 15 13 18    24 16 17  1 22    19 13  6 28  9    11  1  5    27 15
16 29 28 25  9    28 11 10  8 15     8 20 26  7  1    24 23 25     2 20
 6  4 30  2 21     3 30  9 20  4    15 29 22  2 27     4 29  3    13 21
24  8 14 23 12    27  5 12 26 19     3 23  4 17 14     7  6 18     8 22
 3  1 27  7  5    14 18 23 29  2    12 16 18 24 25    26 16 30    12 10

12  2 16  5 27     9  1 15  6 20    26 24 13 19  7    20 10 13    17  3
18 11 25 30 26    28 17 16  8 21    18  5 22 17  4     7 23 24    21 28
 6 20  3 24  9    22 24 18 26 14     1  6 30 16 21    29 25 11    15 16
13 28  4 29 17    30 29 12  7  2    25 20 15 27 23    18  6 26    12  4
 8 22  7 10  1     5 10  4 27 13    12 11 29  2 10     5  8 19    14  2
14 19 23 15 21    11 23 25  3 19     8 14 28  9  3    22 30 27     1  9

10 24 29  3 20    21 20  1 29 23     2  8  9 25 16    20 28 11    22 27
 6 28  4  8  1     2 19 11  6 28    23 28 13 21 27     4  8 29     5 23
21 25 18 11  2    10 25 12 26  7    15 19  3 11 29     1  9  7    12 15
 7  9  5 13 17    18 13  9 17 16     7 17  6 24 26    25 18 16     3 10
15 16 26 23 12     3  5  8 27 24    22 20 12 18  5    24 14 30     6 19
22 30 27 19 14    15 30  4 14  2     1 14  4 30 10    13 26 17    21  2
```

integers 1 - 50; each block is a permutation

```
 9   3  16  32  39  31  28  23   7  48      46  22  47   6  29  25  15  12  28  16
10  30  40  49  44  35  21  27   1  42      36  32  44  26  21   4   2   3  27  41
36  37   5  29  15  17  22  19  14   6      10  49  18  39  45   5  11  38  35   8
 2  38  41  50  24   4  43  18  45  46      17  14  23  19  31  30  24  37  40  34
11  34  47  13   8  20  12  33  25  26       7  13  43  33   1   9  48  42  50  20

32  44   4  40  47  42   2  12  38  30      21  14  42  29  38  30  37  39  45   9
 1  17  25  31  18  48   5  41  29  34      34  43  36   8  49  35  40   6  12  20
33  26  39   9  11  37  15  24  35   7      48   3  19  44  33  17  41  16  15  11
16  49  13   6  10  22  50  45  19  28       5  50   1  13  47   2  18  25   4   7
 8  46  23  14  36   3  43  27  20  21      46  22  26  28  23  27  10  31  24  32

17  20  37   7  40  44  12   2  11  15      35  22  18  12  23   6  17  27   9  26
21  29  23  16  32  24  33   4  28  34      14  31  15  13  24   2   3  11  38  40
49  25  27  35  43  13  22  46  14   9      16  21  30  36  49  32  42  34  50  19
45   3  50  19  48  18  10  30   1   6      44  47  20   1  10   5  41  39  48   4
 5  31  42  47  41  39   8  36  38  26      43  46   7  45  33  28   8  25  29  37

47   3  15  18   4  44  32  35  30  17      17  33  27   7  32  35  34  12   1  30
34  23   5  43  24  26  12  36  19  45      13  45  15  10  23  24  50   4  25  28
49  48  42   7  27  25  22  10  39   1      29   3  38  49  26  43   8  19   5  39
 6   8  11  13  14  21  41  16   9  33       9   2  11  42  18  37  44  16  46   6
31  20  28  40  38  50   2  29  46  37      31  20  36  21  14  47  48  41  40  22

 5  31   1  44  38  36  50  10  22  40      12   7  10  41  16   4  42  37  50  33
23  48  14  42  11  25  47  29  17  37      44  18   9  34   8  11  49  48  13  25
18  26   9  28  30  32  24  19  13  45      46  35  43  21  19  45  29   3  27  23
43   6   7  27  16  20  12  39   3  15       5  47  22  15  31  26  17  40  32   2
49  46   4  35  33  41   8  34   2  21      28  38   1   6  20  39  14  36  24  30

50  27  49  21  14  42  38  35   2   6      25  18  20  44  27  22  39  16  32   2
26  15  33  46  13  19  25  44  31  32      15  11   8   5  45   1   3  49  42  19
23   9  17  34  39   1  28   4   8   7      34  23  33  10  13  48  28  38  43  37
40   3  16  10  43  36  18  20  24  12       9  21  26  41  31  50  36  30  47  17
 5  22  11  29  45  48  41  37  30  47      14  12  40   4   6  35  46  24  29   7

22  36  12  21  25  49  43   2  35  27      44  43   3  37   6  33   9  23  22  30
 9  46   6  26  32  29  30  50   8  10      46  36  16  24  13  25  48  32  14  12
 7  48  13  47  17  37  24   4   1  38      41 447  17   7  40  35   2  45  34  49
16  40  31  44   5  19  14  20  23  39      29  10  38  50   8  11  42  31  19  21
11  33  41  45  28  15   3  34  18  42      20   4  27  15  28  18  39   5   1  26

31  46  43   9  25  37  13  18   6  27      31  19  40  32  38  35  16  49  12  18
42  39   1  28   8  45  17  12  40  15      27   2   3   7  39  41   9  30  34  46
35  44  34  23  38  41   4   7  29  30      25  33   1  11   4  24  20  23   6  17
36  20  11  14  21  33   3  26  32   5      10   8  15  43  45  14  29  28  21  13
10  50  22  19   2  48  47  24  49  16       5  26  42  44  47  22  48  37  50  36
```

我々は表2のようなランダム順列の表をもまた使用することができる。21ユニット（1から21）より、例えば、ブロックの4行目の第2ブロックというような、偶然の選択による表2の1から30までの整数のランダム順列を用いることができる。1から30までの整数のランダム順列を21を超える数字を省略しながら書き下ろす。そして、最初の7つをT_1、次の7つをT_2、残りをT_3に割り当てる。

例7

5ユニットの3ブロックと5処理T_1, T_2, T_3, T_4, T_5の乱塊法の無作為化を考える。

(a) ユニットはブロック1, 2, …, 5と適切な方法で番号付けを行う。

(b) 表2を用いて、1から9の整数のランダム順列は有用ではない。なぜならば1から5までのランダム順列を必要としているからである。表を参照しないで無計画な方法により開始点を選択する。例えば、1から5までの数字を書き、行のブロックと1から7までの数字を列ブロックとする。そして、（3, 6）を与えて、3, 8, 5, 7, 6, 1, 4, 2, 9と続ける。

(c) 5つの処置しかないので、初めの順列から6から9までの数字を省略する。これより3, 5, 1, 4, 2となり、最初のブロックの処置の配置が決定される。よってユニット1ではT_3から始まり、ユニット2ではT_5から始まる。

(d) 次のブロックのために、表より次の順列を用いる。1, 8, 9, …となり、$T_1 T_2 T_3 T_4 T_5$の順序へと導く。第3ブロックでも同様に、各ブロックの異なる表になった順列を利用する。

開始点の選択のための有用で可能な案は、最初の適用のように表の初めに最後の順列に印をつけ、鉛筆のマークをつけて、最後の順列を利用する。次の適用の時には最後に適用した開始点を利用する。これは以前使用した表からの読み込みによる再収集が重要ではないと仮定しているからである。

例8

1ブロック10ユニットと7処置の乱塊実験を仮定する。各ブロックにT_1が4回生じており、T_2からT_7まではそれぞれ一回である。この事例では数字の1, 8, 9, 10がT_1となり、数字の2から7がT_2からT_7と順になっている。無作為化の全ての手順が例7と類似している。ただし、その中でも1から16までの整数のランダム順列である表2を利用したことを除外する。

（4, 4）の最初の順列は7, 12, 1, 5, 16, 4, 11, 8, 2, 9, 10, 13, 15, 3, 6, 14となり、10以上の数字は除去され、残りの数字が与えられるべき適切な以下の処置として置き換わる。

$T_7, T_1, T_5, T_4, T_1, T_2, T_1, T_1, T_3, T_6$

表1と2は説明する目的のために与えている。それらは小さい実験の無作為化に利用できるかもしれないが，どんなことがあっても大規模な実験で同じ順列や数字を2度使用してはいけない。そのような事例には，より大きな表が必要となる。

6.3. 無作為化の正当性

どのように無作為を行うかを考える場合，なぜ無作為化を行うかを細部にわたって考えなければならない。例えば乱塊法のような実験デザイン法の1つを考える。我々がこれから利用しようとする，特定数のブロックと処置を用いた乱塊法と呼ばれる，一般的な実験デザイン法の形式を固定したとき，以下の方法により，精密な処置の割当を決定することができる。

(1) 制御不能な変動の中で，1つのパターン中に固定できると思われる特別な系統的割当の除去を行う。
(2) 無計画と思われるような方法による主観的な処置の割当を行う。
(3) 無作為化により行う。

(1)と(2)の危険性は例によって示す。

(1) 系統的な割当

例9

Greenbergは寄生虫学において系統的な割当の欠点を示している実験を議論している。その実験ユニットは同性の一対のマウスであり，各対の一匹は時系列的に刺激注入Tを受けている。そして他の一匹は対照（処置無し，U）として扱う。観察は各マウスに溶液 0.05 cc をテストし，標準的な幼虫の数を含んでいることを仮定し，いかなる反応をも記録している。

議論のポイントはこのことに依存する。一対のマウスの系列 T, U；T, U；…とする。どのような順序が接種のために取られるのであろうか？ Greenbergは系統的な順序 TU；TU；…を用いるのが一般的であると報告している。彼はデータと経験的な合理性を作っているが，実験が進行するに従って，注入毎の幼虫の数は規則的に増加しており，それゆえに処置無しのマウスに対する多くの系統的な注入に対する順序を与えている。この結論は以下の通りである。

(i) 評価された処置効果において系統誤差が生じた。これはもし上記の順序が常に利用されたならば，長期の実験でかつ，いくつかの異なる実験を続けたことによるものである。
(ii) 制御されていない変動の無作為化の誤った仮説に基づいた誤差の評価は間違っている。

このような系統的な制御できない変動が実験手法に発見されたとき，変動の評価をするための段階を経ることが重要である。しかし，今我々にとって重要な見解は，実験がデザインされたときに知ることができなかった変動の効果である。

処置の系統的な割当が選択されたら，制御できない変動において，あるパターンと同時に起き得ないとする仮定は実験者の意見の記述であり，それは正当性があるかもしれないが，定量的には評価できないものであり，他人が検証することが困難である。驚くべき結果が得られたら，実験者は系統的な割当の変動を疑い始める。もし結果がこの分野の後世の研究者にとって驚くべきものであるとしたら，彼はたぶん使用したパターンに対して合理的な検証方法を取ることができない。

他方では，無作為化が客観的な手順であり，いかなる制御されていない変動のパターンへの取り扱いも均等に利便性を有する。系統的な割当の不都合な点は適用されない。

(a) 評価された処置効果の中に系統的誤差を作り出すための制御不能な変動のあるパターンとして長期の実験や実験の系列を維持しながら，処置の割当は組み込まれる。我々は無視してもよさそうな可能性を十分に考えることから始める。しかし，これは客観的なバイアスがつくことがない個人的な判断の問題である。

(b) もっとも有望な事例においてさえそのような実験デザイン法からの誤差の評価に関連する難しさはある。

無作為化はこれらの不利な点を取り除く。よって無作為化は体系化できるため，他の事例と等価となる。つまり，我々は制御できない変動の大きさとしての効果を可能な限り評価し，制御されたユニット（乱塊法として）のグループ化によって，残りを無作為化することを目的としている。

(2) 主観的な割当

次に2番目の命題である，厳密な無作為化ではなく，無計画と思われるような主観的な方法による処置の割当について考察する。以下はこの並べ替えの手順により台無しになった実験例である。

例10

1930年に非常に広範囲な実験がスコットランド・ラナークの学校で実施された。5,000人の学童は毎日，生の牛乳を3/4パインを飲み，5,000人の学童は低温殺菌した牛乳を飲み，対照群として牛乳を飲まない10,000人の学童が選ばれた。学童たちは実験の開始時と4ヵ月後の終了時に体重と身長を計測した。以下の議論は"Studentの実験分析"に基づいてい

る（Student, 1931）。

　この手法は，各学校で用いられた。学童は牛乳を飲むべきであり，使用された牛乳のタイプは1つの学校につき1つの牛乳のタイプのみが使用された。2グループへの分割はくじ引きかまたはアルファベット順で行われた。もし，これが栄養不足と栄養十分の学童の割合が不適切なグループの供与が明らかであれば，他方は多くのレベル選択を得るための代用となる。言い換えれば，無作為にまたは，無作為に近く処置の割当が作成され，主観的な評価によって"改善"された。

　最終的な観察による結果は，対照群と処置群と比較して，3カ月の体重増加と4カ月の身長増加が等価であった。これはおそらく教師は知らず知らずに貧しい子供に対して多大なる必要性を感じ，また非常に多くの栄養不足の代用品へと導いたことによるものである。

　これは体重の比較に関して特に深刻な結果となった。なぜならば学童たちは実験開始時の2月と終了時の6月に服を着用して体重を計測しているからである。よって冬服と夏服との間の体重の差異は体重の実質的な増加から除去される。対照群と処置群が無作為になっているため，服装による体重の差異は結果の精密性を減少させることにはなるが，バイアスがかかったことにはならない。しかしながらより多くの貧しい子供を含んだ処置群はこの要因からおそらく体重の減少が少ないことが挙げられる。これが実験のバイアスとなる。

　確かな結論を引き出すことは可能であるが，片方の学童の数が多くても，結論は非常に近似的で不確かなものとなる。明確な結論として，実験の失敗は，実験ユニットに対する処置割当において，個人に関係のない手順を採用したための失敗によるものである。

　"Student"は，牛乳の2つのタイプのように2つの処置を比較するための，より多くの経済的で精密な方法は，比較実験によって無作為に一対化した一卵性の双子で行うことであると指摘している。

　おそらく，比較的小さい数の対は高い精密度を与えるし，各子供に関して注意深く詳細に制御された測定をつくるために実践的であろう。

　このことからの結論は，実験は人々の個人的な判断がユニットに対する処置の割当の決定を片方では行っているとしたら，非常に深刻な影響を受ける危険性の中にいるということである。観測者のバイアスが，見たところ起こりそうもない状況下で，さらにその上に選択された割当が実際に満足の行くものであるような中でさえ起きるという，十分な論拠がある。それは，常に疑い，驚くべき結果が見つかったら，実験の妥当性から著しく減じてもである。客観的な無作為化の過程を遂行するための時間は全ての通常の環境下では取るに足らないものであり，ゆえに単一性という立場で主観的な割当のための反論にはならない。

7. 盲検性

　動物の皮膚への薬品効果の研究を記述した実験である例3では，反応を記録している観察者は動物の背部の小さな領域に対してさまざまな分量の特別な無作為割当に無意識であるべきであると述べている。この"盲検性"に対する理由は個人的なバイアスの影響を除去することである。

　他の例として，対照群と比較して4日間静脈点滴した犬に対する新しい薬の適量を調査する研究を考えてみる。重要な見解の1つとして子宮組織での組織変化である。薬理学者は0から3までの4点尺度でスライドを計測する。

　特別なスライドから生じる処置に関する薬理学者の知識が彼の評価に無意識に影響するということを予見することは困難ではない。

　有意差検定に関する限り，仮定が盲検かそうでないかということには違いがない。しかしながら，この選択は引き出される結論に関して重要な影響を持つ。

　もし，研究が開かれたものであり，仮説が盲目的に獲得されていないならば，検定されるべき仮説は以下のようにはならない。

　Ha：対照群と比較して，薬品は系統的に子宮組織のスコアに変化をおよぼしているが，研究における処置処理と薬品の本質的な属性に関する薬理学者の知識に関係する要因の複雑性はラットの2群間の子宮組織のスコアに系統的な差異をもたらす。

　盲検かオープンかの選択は統計学的な問題ではないが，調査者が実験の解として欲している問いを表現したい方法と完全に関係している。

　最後に，無作為化と盲検の両方に関係する重要な考察は，真実性と関係がある。しばしば実験から起こった結論が権威者によって受け入れられなかったり，適切な機関または出版社の出版物として公表されなかったり，その実験が一般に認定された規準によって実行されていないという理由で読者に受け入れられないならば，その結論は価値を失ってしまう。

（三田村　保，千葉　茂　訳）

Chapter 2

脳波と誘発電位データの獲得

ACQUISITION of EEG AND EPS DATA

Marc Jobert

1. 序　論

　中枢神経に対する薬理学的効果の評価は，電気生理学的活動を評価することによって広く行われている。本論文では，脳波（EEG）と誘発電位（EPs）の記録化・定量化分析方法について述べる。これらの技法は，中枢神経の活性物質の適用後に脳の活動の薬理学的効果の定量化を可能にする。本論文は，定量化された誘発電位の広範囲な領域の紹介である。ここでごく短く取り上げている話題についてより詳細に調べることができるように，多くの文献リストを包括的ではないが提示する。

2. 信号記録

　脳波（EEG）は，次の3つの異なるカテゴリーに分類される。1）自発的非発作性興奮や背景活動，2）自発性発作的興奮，3）外部の感覚刺激より誘発された活動（Dumermuth and Molinari, 1987）。脳波信号はコロジオンで固定された表面が銀・塩化銀または金の不分極電極で記録され，一般的に国際的な10-20法に従って配置される（Jasper, 1958）。マッピングに用いられるような電極の多重記録のために，頭にかぶるキャップが用いられる。皮表と電極の間に引かれた電解質は，電気生理学的信号を伝導させている。電極のインピーダンスは，信号の質を保証するために$5k\Omega$以下を維持すべきである。睡眠脳波の記録のためには，コロジオンを前もってしみこませたガーゼ片がところどころに電極を覆ったり，固定するために用いられる。双極の記録の場合，2箇所の電極の位置の電位的な差異を示す双極記録では，基準電極位置は記録される信号に重要な影響を与えるため，特に重要である。

3．較正，周波数サンプリング，アナログフィルタリング

　脳波や誘発電位やより一般的な生体信号増幅器の較正は，記録された信号の振幅に対する既知の電圧の基準電位を獲得するために必要である。較正信号は外部の正弦波器より作成された安定した正弦波様の信号（例，100Vppと8Hz）である。データ記録に先だって増幅器の較正は必須である（Dumermuth et al., 1987）。例えば熱時間に帰因するような増幅器の波動による可能な時間を集めるために，各測定毎の較正を強く推薦する。

　デジタル化は連続的なアナログ信号から離散的なデジタル表現（例えば数列）への変換を行う。アナログ/デジタル（A/D）変換は通常12（または16）bit解像度を用いる。各々の離散的な点の振幅は，12bitA/D変換器では0から4096（2^{12}）の幅の値をとるからである。サンプル比（T_s）は2つの部分列の点間の時間間隔に相当し，前もって解像度を決定する。サンプル周波数（F_s）は1秒間にデジタル化されたサンプルの数を表し，サンプル比と逆数となる（$F_s = 1/T_s$）。

　理論的観点から，サンプル周波数はデジタル化すべき信号において少なくとも2度高い周波数点がなければならない。反対に2度の高周波数点より高い周波数の構成要素（これも周波数 $F_n = F_s/2$ と呼ぶ）は，偽信号効果を除去するためのデジタル化の前に，取り除かれなければならない（Nilsson et al., 1989）。偽信号によるデジタル信号より導出された誤差は検出することは不可能であり，その後に結びつく（図1参照）。偽信号は，サンプル周波数が最低アナログフィルタのカットオフ周波数より4倍であるとき，取るに足らないものとして判断できる。

4．時間と周波数の記号表現

　時間的領域において，電位（または増幅後の電圧）の変動は時間変数の関数と表現される。時間信号は通常関数 $s(t)$ またはデジタル的形式では $s(k T_s)$ （$k = 1 \ldots N$）と記述される。時間表現は脳波の視覚的調査や，刺激が現れた点と電位の位置が関係するような外部の感覚刺激によって誘発された脳波の活動の評価のために利用される。よって時間は観察された現象の変数として考慮される。

　高速フーリエ変換の利用による信号 $s(t)$ の周波数領域への変換は無条件に，$s(t)$ が重み付けをされた正弦波様の波形（$s(f)$ として記述）の有限和として分解できるということを仮定している。正弦波様の波形の数は，高速フーリエ変換の窓の大きさに依存する（例えば入力信号の点の数）。グラフィック表示結果は，$s(t)$ のスペクトル的な特徴を示しており，それは周波数領域の頂点によって描かれている（図2参照）。この種の表示は一般的に直接的な

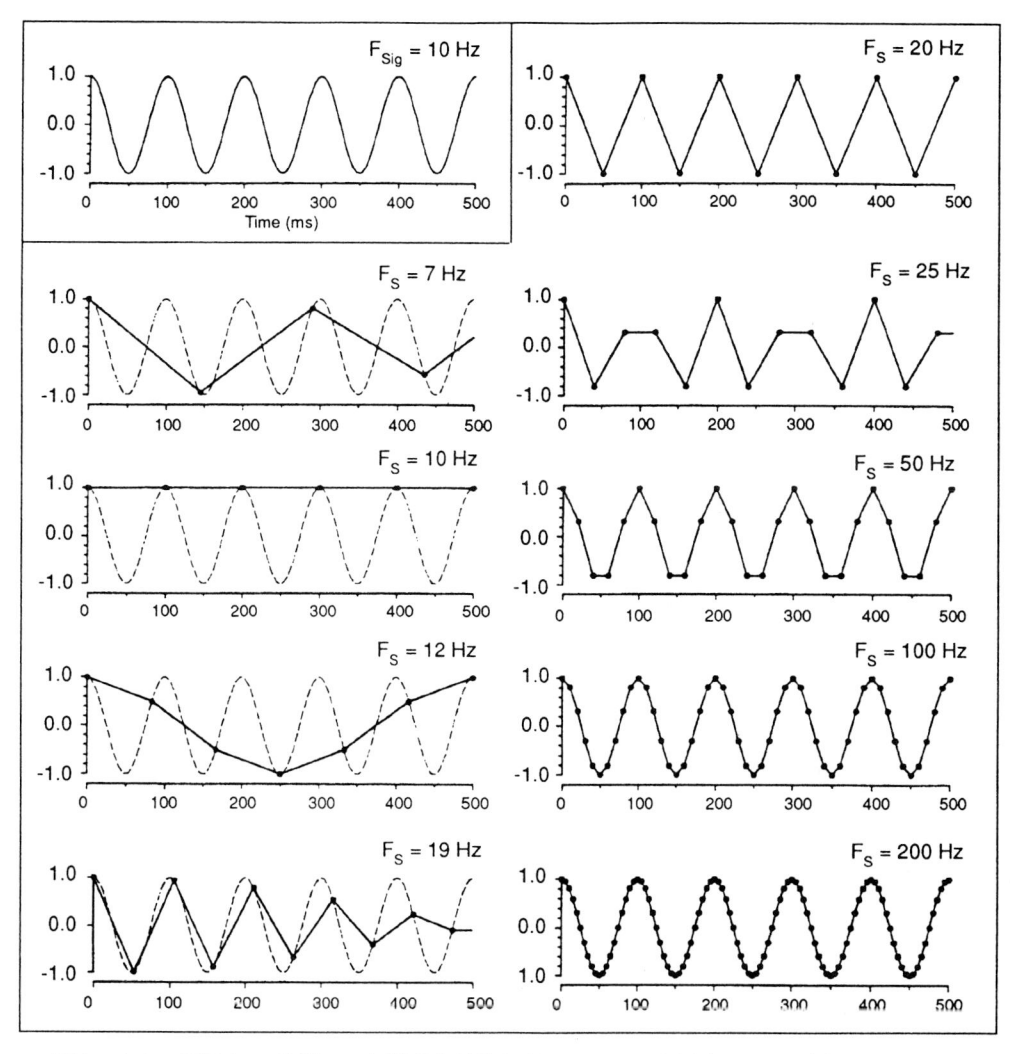

図1　左上の記録は，1秒間に10周期的な振動を示しているので周波数10Hzの連続的なアナログの正弦波様の信号を示している。他の記録（左下と右下）は，異なるサンプリング周波数（左の列はFs＝7，10，12，19Hz，右の列はFs＝20，25，50，100，200Hz）のデジタル信号の波形を示している。デジタル値で表示された波形の質は，アナログ信号の周波数（F_{sig}）とサンプル周波数（Fs）との比（＝F_{sig}/Fs）に依存する。入力信号が2回のサンプリング周波数Fsより小さい場合（つまり比が0.5より小さい），偽信号効果に気をつける。

関係の無い事象の自発性脳波の活動の評価に利用される。

5．時系列と周波数変換

　時間における解像度はサンプリング比（Ts）によって与えられる。しかし，パーソナルコンピュータに接続されているA/D変換器の多くは正確に同じ時間点で全てのチャンネル

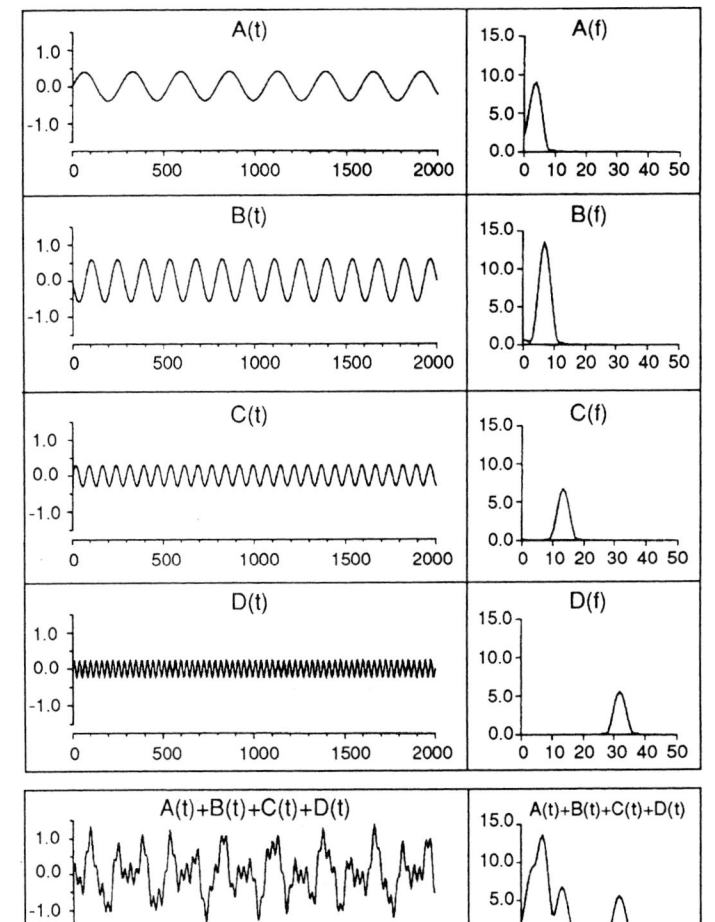

図2 上のパネルは4つの正弦波様の信号（上から下にA：4.0, B：8.0, C：12.0, D：32.0Hz）と，それら各々のパワースペクトル（右の列）を示している。下方のパネルで示し，かつ4つの信号 [A(t)＋B(t)＋C(t)＋D(t)] の総和による合成信号のパワースペクトルは，各個別のスペクトルの総和か合成信号自身の高速フーリエ変換（FFT）の計算かによって得られる。

をサンプリングしていない（Miller, 1990; Lutzenberger and Elbert, 1991; Buhrer and Sparrer, 1991）。2つの部分チャンネルの電圧における時間点の間の間隔は，動的なチャンネルの数によって分割されているサンプリング間隔（Fs＝100Hzのとき Ts＝10ms）に従って測定される。よって100Hzのサンプリング周波数で各々記録された10チャンネルがある場合，2つの隣接するチャンネル間の遅延は1msであり，最初と最後のチャンネルの間の時間のずれは9msである。これはチャンネル間の潜在的で系統的な誤差につながる。また，チャンネルがon/offの基準線を減らすか統合したり，多重チャンネルの誘発電位を評価することによって，特に高周波数における構成要素に対して有意差を招くかもしれない。

　周波数領域における解像度はサンプリング周波数（Fs）と高速フーリエ変換に従属するサンプル点（信号窓や区間の大きさ）の数（N）に依存している。この解像度（ここでは

ΔF として記述する）は以下の比によって与えられる。

$$\varDelta F = Fs/N$$

それゆえに，区間が長ければ長いほど，周波数内容の解像度が良くなる。Fs = 256Hz で N = 1024 の点の信号窓に適用したフーリエ変換の結果を考察するとき，周波数分析は 0.25 Hz に分解でき，つまり直接的に 10.50Hz に対して 10.25 に分解するので，F = 0.25Hz となる。解像度はゼロパッド技法の利用により人工的に拡張すべきである（Press et al., 1986）。その技法の本質は，信号（F = Fs/2N）に N としてゼロの値を付加することによる時間窓の大きさを拡張にある。

6．誘発電位のパラメータ化

　誘発電位（EP）の研究において，対象は感覚刺激（例えば視覚，聴覚，温度，痛み）を用いて繰り返され刺激される。電気生理学的活動の記録は時間点で同期させている。信号反応（または平衡）の平均化によって，活動と関連のある（例えば誘発される）刺激が背景となるランダムな過程と仮定されるノイズ信号より抽出される。誘発電位（EP）信号のパラメータ化は，主に潜在的に時間における位置と，感覚刺激によって引き起こされた構成要素の振幅を測定することにある。図3は，ランダムに適用した視覚刺激に対する平均値が256の信号反応後の視覚的誘発電位の例を示す（Kranda and Jobert, 1987）。減極と再分極の活動による構成要素の時間における振幅と位置は，視覚的刺激により誘発された大脳皮質性の過程と特徴づけられる。

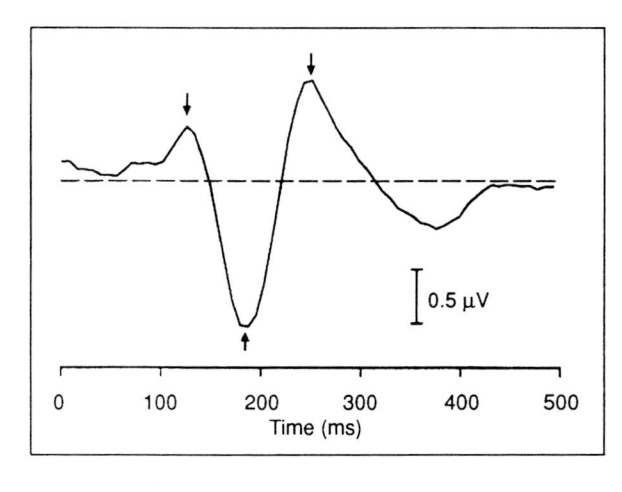

図3　ランダムに適用された視覚刺激の256の信号反応から平均化された誘発電位の例。t = 0 での刺激呈示に関連する構成要素の時間における位置と振幅は誘発電位（平均波形）のパラメータ化となる。

7．自発性 EEG 活動のパラメータ化

　自発性脳波活動のパラメータ化は，広くはスペクトル解析を基礎としている。記録信号は，2 から 10 秒の継続時間（脳波の専門用語では区間）毎のセグメントに分割される。その区間は，高速フーリエ変換を用いたスペクトル解析による（図 4 参照）。この周波数領域における変換とパワースペクトルの計算は，最初のデータの縮約となる。

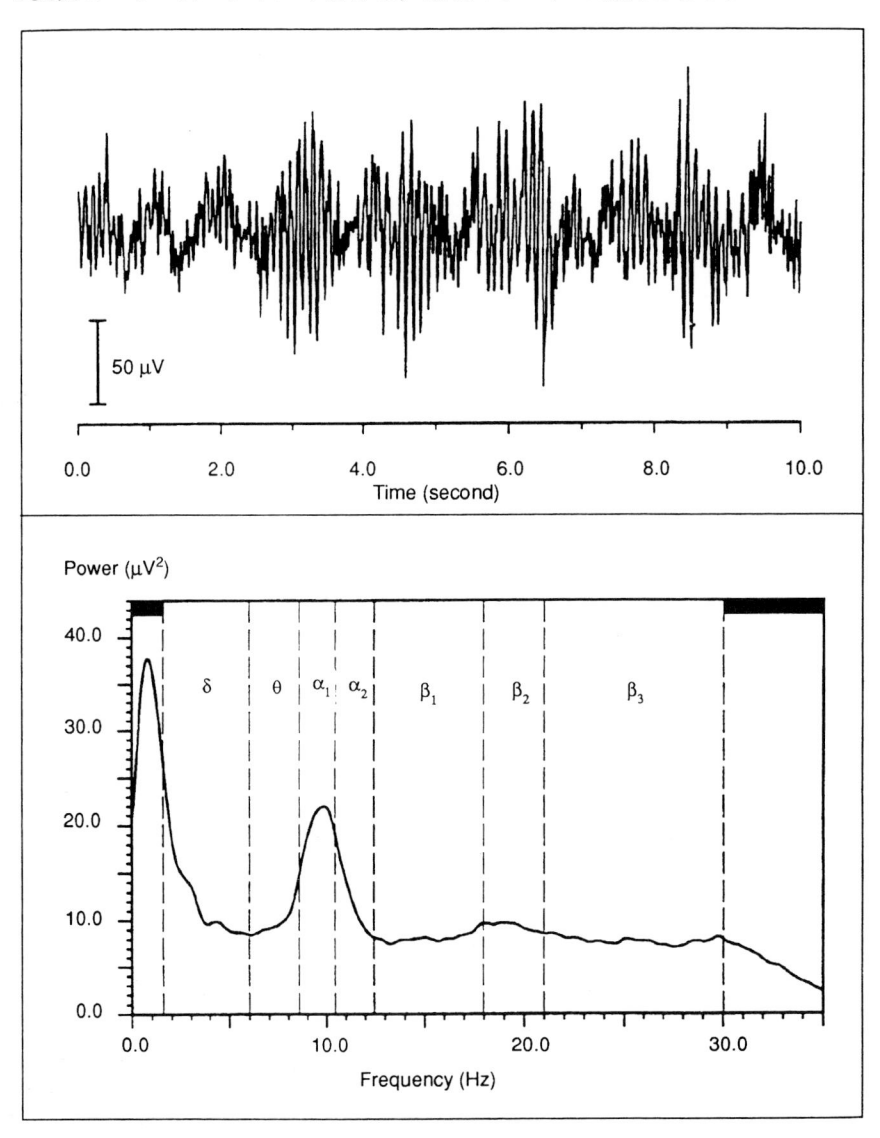

図 4　図はスペクトル解析による脳波信号（上のパネル）の例を示す。下のパネルは高速フーリエ変換後のパワースペクトルを示す。1.5 と 30.0Hz の間の周波数幅は Table 1 -b によって 7 つの周波数帯域に分割されている。振幅値はターゲット変数として計算され利用される。

Table 1-a	Range
delta	0.5 - 3.5 Hz
theta	3.5 - 7.5 Hz
alpha	7.5 - 12.5 Hz
beta$_1$	12.5 - 18.0 Hz
beta$_2$	18.0 - 30.0 Hz
Total Power	0.5 - 30.0 Hz

Table 1-b	Range
delta^F	1.5 - 6.0 Hz
theta^F	6.0 - 8.5 Hz
alpha$_1^F$	8.5 - 10.5 Hz
alpha$_2^F$	10.5 - 12.5 Hz
beta$_1^F$	12.5 - 18.0 Hz
beta$_2^F$	18.0 - 21.0 Hz
beta$_3^F$	21.0 - 30.0 Hz
Total Power	0.5 - 30.0 Hz

Table 1-c	Range
subdelta	0.5 - 2.0 Hz
delta	2.0 - 4.0 Hz
theta	4.0 - 8.0 Hz
alpha	8.0 - 11.5 Hz
beta$_1$	11.5 - 15.0 Hz
beta$_2$	15.0 - 35.0 Hz
Total Power	0.5 - 35.0 Hz

表1 薬理的脳波（1-ab）と睡眠（1-c）の研究のスペクトル解析に広く利用されている周波数帯域。Table 1-bでまとめられている周波数幅は脳波記録の要因的な分析を基に定義している（Herrmann et al., 1980）。

　データの縮約の第2の手順は，スペクトルパラメータの除去である。Nyquist周波数（FN＝Fs/2）下の周波数幅は周波数帯域に部分分割され，スペクトル性能（曲線下の領域）は各々計算される。多くの不都合（Herrmann et al., 1980）にもかかわらず，平均振幅（例えばμ/Hzで表せるような周波数帯域ごとの平方根）は最もよく利用されるターゲット変数となる。一般的に6つの周波数帯域が推奨されるが，各周波数帯域の限界は調査（表1参照）の問いに依存する。

　与えられた周波数幅での特徴的な周波数としての部分列のスペクトルパラメータや頂点の歪度（非対称な程度），頂点の尖度（頂点の形状）や異なる周波数幅間の活動比をもまた計算されるべきである。そのようなパラメータは定量化すべきスペクトルの変化となり，研究者のデータ解釈の援助となる。図として，アルファ徐波指数（ASI）は不眠症のレベルを定量化するために用いられる（Herrmann et al., 1980, Matejcek, 1980, Jobert et al., 1994）。この指標はアルファ活動と，デルタとシータ周波数幅における活動の総和との間の比として定義される。

$$\text{ASI} = \frac{\text{alpha}_1^F + \text{alpha}_2^F}{\text{delta}^F + \text{theta}^F}$$

8．絶対的対相対的パワー値

　スペクトルの活動は，相対的や絶対的なパワー値を利用して定量化することができる。相対的なパワーは，全ての帯域（総パワー）の総量から分割された周波数帯域の脳波活動の総量である。それに反して絶対パワーは，他の帯域との関係無しの1周波数帯域での脳波活動の総量である。CoppolaとHerrmann（Coppola and Herrmann, 1987）は，相対的なパワー値の利用は誤った結果の解釈を招くということを指摘した。

　図5と6はこの問題の概念図を示している。図5において，2つの記録活動（対照と処置）間のスペクトルの活動記録が比較される（上方のパネルと右側と中央に挿入されたパネル）。処置条件下では，各周波数帯域におけるパワー値は2倍になっている。脳波パワー値の増加は相対的なパワー値において何の影響もないが，双方の記録と同一のままである（下方のパネルと右側と中央に挿入されたパネル）。相対的なパワー値と絶対的なパワー値の変動を比較するとき（右下に挿入されている比較できる結果），絶対的なパワー値に基づいた計算のみは2つの記録活動との間の増加の検出と解釈となる。

　1つの周波数帯域と他の周波数帯域とでスペクトルの変化が異なるような2つの記録活動を比較することにより，この最初の例は拡張すべきである（図6参照）。絶対値と相対値（挿入された比較結果を参照）の変動の比較は分析の2つのモード間の有意差を示している。絶対的なパワー活動についての何ら情報を持たない場合，相対的な測定から得られる結果は解釈するには困難である。これは絶対的なパワー値を用いた時の増加と相対的なパワー値を用いた活動での減少を示した，デルタとシータ幅では際立った真実である。

　よって相対的なパワー値を用いた場合，周波数帯域での変動の解釈に限界が生じるので，絶対的な測定が推奨される。相対的なパワー測定が用いられた場合，その測定は通常，相対的なパワー値の変化による精密度が理解されていことを保証している絶対的パワー値と連携して表される（Pivik et al., 1993）。

9．脳波マッピング

　多重チャンネルトポグラフィはいくつかの電極の局在より同時に記録される脳活動を表示するために利用される（Lehmann, 1971; Coppola et al., 1982; Nuwer, 1990; Herrmann et al., 1989; Pfurtscheller, 1991）。脳波マッピングは，瞬間の振幅（誘発電位の電位の値）や誤差確率（確率マッピング）を表示するスペクトルパラメータの地図的分布である。この技法は

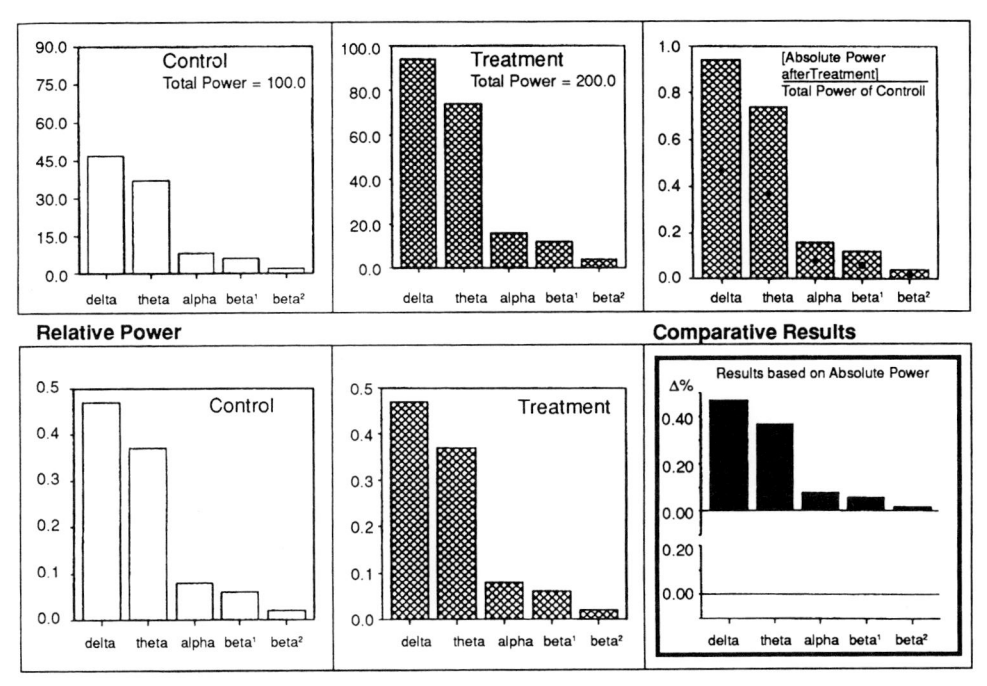

図5 絶対的と相対的なスペクトル測定を基にした脳波活動での変化の評価。各周波数帯域での量は変化していないにもかかわらず，対照条件と処置条件の間のパワー値は2倍になっている（Depoortere, unpublished simulation）。

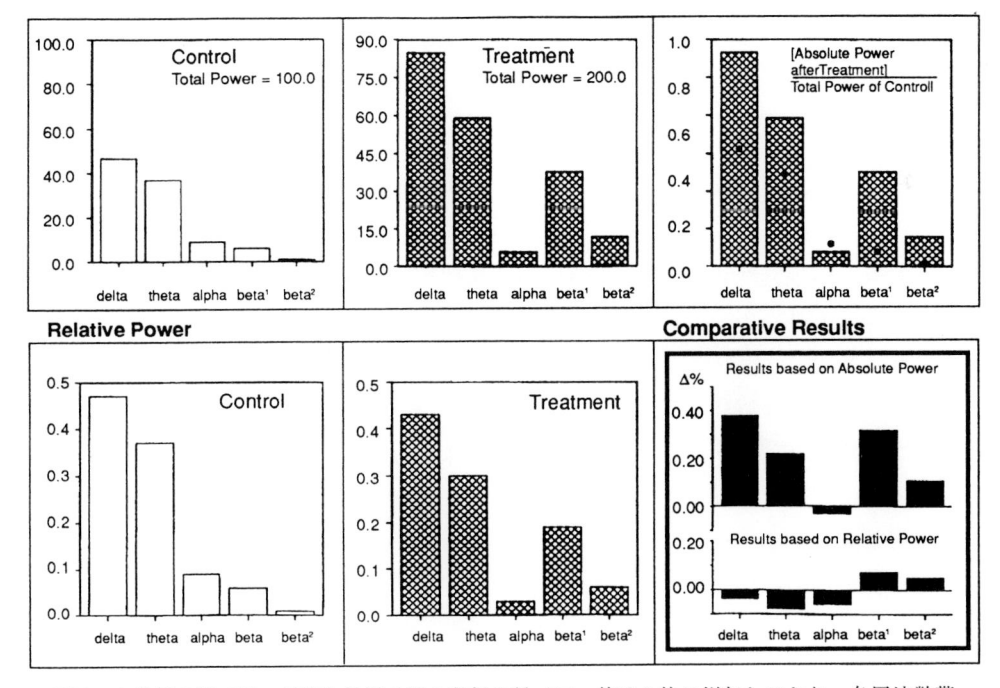

図6 2番目の例では，対照と処置の間の記録の総パワー値は2倍に増加しており，各周波数帯域での量は変化している（Depportere, unpublished simulation）。

CNSの動的合成物の影響下での地図的変化の記述するものである（Laurian et al., 1983; Pochberger et al., 1984; Buchsbaum et al., 1985; Jahnig and Jobert, 1994）。

　マッピング技法の限界と困難さはいくつかの研究よって指摘されている。困難さのいくつかは，基準問題と関係がある（Walter et al., 1984; Ethvenon et al., 1989; Rappelsberger 1989）。いくつかの著者は補間する技法の質を改善するための新しいアルゴリズムを提案している（Perrin et al., 1989; Soufflet et al., 1991; Soong et al., 1993）。しかし，アーチファクトや基準の選択がマップを変化させているにもかかわらず，補間アルゴリズムは脳波パラメータに影響しない（Walter et al., 1984）。補間法は新しい情報の追加無しにマップの視覚的表現を改善するのみである。2つの電極間のいくつかの活動の不満足な定義と決定は考慮すべきである（空間的エイリアシング）。この問題は補間法では解決することはできないが，電極の数を多くすることで解決できる。

　カラーコーディングの利用は不適当な結論に達することに留意しなければならない。鮮やかな色の差異は解読者の注意を引くが，データ中の微妙な差異のみ表現するかもしれない。解読者と研究者は色の影響が招く誤解に敏感でなければならない（Pivik et al., 1993）。この問題を取り除くため，黒と白の表示が選択されている。

　結局，臨床的および薬理学的試行の脳波マッピングの量的分析は，以下の原因に帰因して複雑である。1）多くの電極の局在からのスペクトラルパラメータの膨大な数，2）そのような研究における通常含まれる対象物の限定された数。統計的な結果の解釈における方法論的な欠点と困難さの両方は注意深く考慮しなければならない（Abt, 1990; Jahnig and Jobert, 1994）。

10. 誘発電位記録の標準化

　多数の要因と独立である自発性の脳波活動の記録を比較すると，誘発電位の標準化が単純な話題となる。それにもかかわらず，いくつかの実験と理論的な見解は注意深く考察される。実際は，直接的な測定の質は，集めたsweep（ノイズに対する信号の割合，SN比）の数と刺激特性の純度に依存している。個別のsweepの変化性は平均的に含まれていることに注意しなければならない。よって平均値の増加は平均振幅の増加を意味しているが，個別のsweep間の変化性の減少をも意味している（Herrmann et al., 1989）。潜伏の評価のためには，刺激到来と記録（デジタル化）の間の完全な同期が保証されるべきである。

11. 脳波記録条件の標準化

　脳波記録の期間の試行条件の標準化は，重要な見解である。標準化は研究プロトコルをデザインする際に注意深く考察しなければならない。定量的薬物脳波（PEEG）は，精神活性化合物の投与後の薬理学的効果の決定のために広く利用される手法であることより，よく定義（かつ記録された）された手順による結果に対して特別に重要となる。これは比較の興味の中にもある。不幸にも，今のところ薬物脳波研究に付随する記録条件に関係する国際的標準操作手順はない。それにもかかわらず，多くの研究所で Herrmann（1982）によって提案された手法（またはその変形）が利用されている。高い賦活と低い賦活の 2 つの条件（RT と RS とラベル付けられている）によって個々に脳波活動が記録されている。RT 相の間は対象の覚醒度は，聴覚刺激を用いて安定したレベルで維持されており，RS 相（目を閉じた安静状態）の間は，被験者はただ睡眠に陥るように指導されない。両方の状態では，脳波は 5 分間継続して記録される。この手法の変形は主に記録継続時間と他の賦活戦略（ブザーの解除，課題関連の賦活，知覚課題など）が取り入れられている RT 相のデザインに関係している。

12. 反復測定の問題

　脳波測定の再現において無視してはいけない影響をもつ要因は非常に多い。要因は 2 つの異なるカテゴリーに分類されるべきである。1 つは脳波活動自身に影響を持つ日内要因であり，2 つ目は実験条件による記録の質に影響する技術的な要因や変動である。熟練した脳波技師による標準化された実験手順を用いることによって，後述の要因は，2 つの記録日の間での電極の再配置された場所に関係する差異を除いて，無視してよいレベルに縮約されるべきである。

　図 7 では，16 人の被験者に対して薬理学的試行の間に収集されたデータに基づく時間外の脳波測定の再現の評価が示されている。各被験者へのクロスオーバーデザインは，基線と偽薬服用 1.5 時間後（右のパネル）との間と同様に 2 試行日の基線で実施された脳波記録の間の比較をしている。各パネルは alpha^F 周波数幅（RT 状態）のスペクトル活動のプロットを表示している。個別の値と信頼度 95 パーセントの信頼領域と同様に回帰直線（細線）が表示されている。図 7 の左挿入部は 2 つの記録日の基線において測定の安定性を示しており，右挿入部は 2 つの連続するセッション間（基線対 1.5 時間）の脳波活動の変動を示している。

　脳波活動が時間において不変であると仮定することは，全ての点が理論的に各プロットの

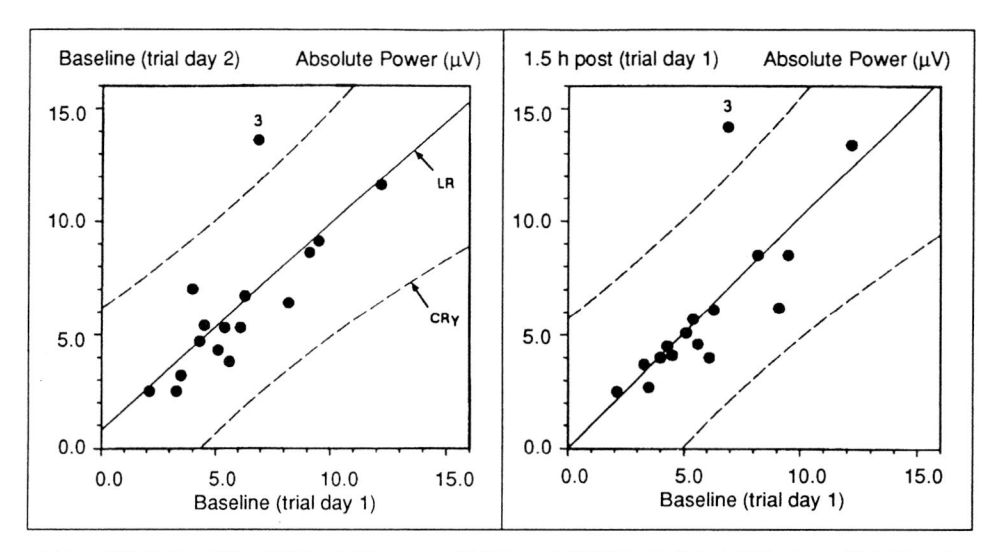

![図7のグラフ]

図7 脳波測定の再現の評価。左側は2つの試行日の基線記録で収集した脳波パワー活動が16人の被験者で比較されている。右のパネルは基線と1.5時間との変化性を示している。分散している図の両方で個別データへの95パーセントレベルでの回帰直線と信頼領域が描かれている。

対角上に位置付けられなければならない。対角が内部の信頼領域に含まれているので、図7の両方でこの仮定（同じ実験条件下での反復測定の脳波活動の不変性）が満足するものとして考察されるかもしれない。

しかしながら、被験者3は、両方の他の記録（試行日1による1.5時間と試行日2の基線）が明らかに小さいことから、試行日1の基線が"はずれ値"としている例である。反復測定（Lienert, 1969）の信頼領域や重大な差異を計算することによって、2つの基線記録の中で重大なしきい値を超える変動を示した被験者に対する棄却を定義することが可能となる。しかしながら、そのような手法は、標本サイズの縮約が常に可能でなかったり推奨されていないような薬理学的試行に対して無造作に適用すべきではない。

13. 薬理的脳波研究の継続記録

実用的な観点から、RTとRSの両条件での脳波活動の記録は、記録された信号は精密に被験者の覚醒度のレベルを特徴付けると考える。しかし、結果の質が明らかに記録信号の継続時間に依存している。実際、分析のための時間窓が非常に短い場合、内部の個別な波動が非常に大きく、正確な脳波スペクトラルパラメータの評価ができない。逆に時間窓が非常に長いとき、脳波プロセスは動的なものとなり、記録開始時と終了時の信号記録は等価とならず、よって比較不能となる。

前章で、2試行日での基線記録（RT下で5分間の継続時間）より得られた結果（図7の

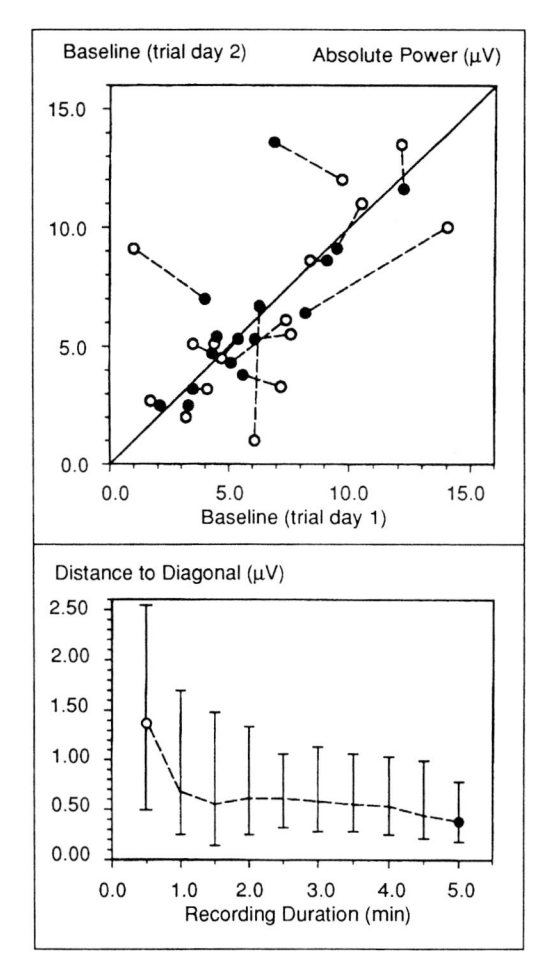

図8 継続記録関数としての脳波基線の再生の評価。上側は，基線で測定された脳波パワー活動0.5と5.0分の継続時間を比較している（開眼し，その後固定）。各対象物では，双方の期間で得られた結果が点線で結びついている。下側は，異なる記録期間における対角線との距離が示されている。

左）を比較することによる反復測定の問題について議論した。選択された継続記録期間が測定の安定性と再現性を保証するのに適切かどうかが問題なのはもちろんのことである。対照として，図7で用いられた脳波信号は再分析され，脳波活動は10の異なる継続記録期間（0.5から5.0までの0.5きざみで）に定量化した。図8の上側のパネルは，0.5と5.0分の継続時間で得られた結果を示している。各測定と対角線との間の距離は，理論的には全てが等しくなるように計算されている。図8の下側のパネルは今回の評価の結果を示している。各点は16の対象物と対角線との距離の刈込み平均（Rosenberger and Gasko, 1983）に該当し，上方と下方のエラーバーは，第1四分位と第3四分位を描画されている。対角線との距離がデータ記録の1番目と2番目の時間の間で有意に減少しているにもかかわらず，距離と変動の両方は通常推奨され使用されている5分間の継続期間の記録が最小となっている。

測定の安定性と再現性は脳波活動の記録に限ったことではない。この実験的見解はいまだ背景ノイズ（または無関係な刺激）活動と重ね合わさるような全ての生物的現象の評価にお

いて存在している。両特性，すなわち測定の安定性と再現性の評価は特に重要であり，試行のデザインと結果を考察する場合，注意深く分析しなければならない。

14. 結　論

　本章では，脳波と誘発電位データ獲得における記録技法の基本概念を簡潔に列挙し，薬物脳波と誘発電位の研究に広く利用されている基本的な信号プロセス手法について記述した。しかし，これらの考察は，脳波信号の解析に用いられている最先端の生物信号プロセス手法の広い分野の中でも最初の導入部のみである。関連のある脳波パラメータの部分列を獲得するような多くの数値解析は公表されている。よって，これらの脳波，誘発電位や睡眠データの分析の分野をカバーするような手法の詳述は本論文では行わず，基本的な考察のみとした。

（三田村　保，千葉　茂　訳）

文　　献

Abt K: Statistical aspects of neurophysiologic topography. J Clin Neurophysiol, 1990;7(4):519-534.
Buchsbaum MS, Hazlett E, Sicotte N, Stein M, Wu J, Zetin M: Topographic EEG changes with benzodiazepine administration in generalized anxiety disorder. Biol Psychiat, 1985; 20:832-842.
Bührer M, Sparrer B: Biosignal data acquisition. In: Digital Biosignal Processing, R. Weitkunat (ed.). Elsevier Science Publishers, 1991, pp. 27-57.
Coppola R, Buchsbaum MS, Rigal F: Computer generation of surface distribution maps of measures of brain activity. Comput biol Med, 1982;12:191-199.
Coppola R, Herrmann WM: Psychotropic drug profile: comparisons by topographic maps of absolute power. Neuropsychobiology, 1987;18:97-104.
Dumermuth G, Molinari L: Spectral Analysis of the EEG. Neuropsychobiology, 1987;17:85-99.
Dumermuth G, Ferber G, Herrmann WM, Hinrichs H, Künkel H: Recommendations for standardization of data acquisition and signal analysis in Pharmaco- Electroencephalography. International Pharmaco-EEG Group (IPEG). Neuropsychobiology, 1987;17:213-218.
Etévenon P, Bertaut A, Mitermite F, Eustache F, Lepaisant J, Lechevalier B, Zarifian E: Inter- and intra-individual probability maps in EEG cartography by use of nonparametric Fisher tests. Brain Topography, 1989;2:81-89.
Herrmann WM, Fichte K, Kubicki S: Definition von EEG-Frequenzbänder aufgrund strukturanalytischer Betrachtungen. In: Faktorenanalyse und Variablenbildung aus dem Elektroencephalogramm. Kubicki S, Herrmann WM, Laudahn G (ed.). Stuttgart, Gustav Fischer, 1980.
Herrmann WM: EEG in Drug Research. Gustav Fischer Verlag, Stuttgart, New York, 1982.
Herrmann WM, Abt K, Coppola R, Etévenon ET, Ferber G, Fink M, Gevins AS, Hinrichs H, Itil TM, John ER, Kubicki St, Künkel H, Kugler J, Lehmann D, Petsche H, Rappelsberger P, Röhmel J, Saito M, Saletu B, Scheuler W: International pharmaco-EEG group (IPEG). Recommendations for EEG and evoked potential mapping. Neuropsychobiology, 1989; 22:170-176.
Itil TM, Itil KZ: The significance of psychopharmacodynamic measurements in the assessment of bioavailability and equipotence of psychotropic drugs using EEG and dynamic brain mapping. J Clin Psychiat, 1986;47:20-27.
Jähnig P, Jobert M: Methodological considerations for the evaluation of EEG mapping data - a practical example based on a placebo/diazepam crossover trial. Neuropsychobiology, 1995;31:31-46.
Jasper HH: The ten-twenty electrode system of the International Federation. Electroenceph Clin Neurophysiol, 1958;10:371-375.
Jerrett SA, Corsak J: Clinical utility of topographic EEG brain mapping. Clinical Electroencephalography, 1988;19(3):134-143.
Jobert M, Schulz H, Jähnig P, Tismer C, Bes F, Escola H: A computerised method for detecting episodes

of wakefulness during sleep based on the alpha slow-wave index (ASI). Sleep, 1994;17(1):37-46.
Jobert M, Schulz H, Jähnig P: On the choice of recording duration in pharmaco-EEG studies. Neuropsychobiology, 1995;32:106-114.
Schulz H, Jobert M, Coppola R, Herrmann WM, Pantev M: The use of diurnal vigilance changes in the EEG to verify vigilance-enhancing effects of Memantine in a clinical pharmacological study. Neuropsychobiology, 1996;33:32-40.
Kahn EM, Weiner RD, Brenner RP, Coppola R: Topographic maps of brain electrical activity - Pitfalls and precautions. Biol Psychiatry, 1988;23:628-636.
Kranda K, Jobert M: Spatial sources of electrophysiological activity generated by fine-pattern stimulation. In: Seeing Contour and Color. J.J. Kulikowski, C.M. Dickson and I.J. Murray (eds.). Pergamon Press, 1987;485-496.
Laurian S, Gaillard JM, Le PK, Schopf J: Topographic aspects of EEG profile of some psychotropic drugs. Adv Biol Psychiat, 1983;13:165-171.
Lehmann D: Multichannel topography of human alpha EEG fields. Electrenceph Clin Neurophysiol, 1971;31:439-460.
Lienert GA: Testaufbau und Testanalyse (3. Auflage). Weinheim, Beltz, 1969.
Lutzenberger W, Elbert T: A/D Conversion in DMA-mode: Problems and solution. Psychophysiology, 1992;28(5):607-608.
Matejcek M: Cortical Correlates and vigilance regulation and their use in evaluating the effects of treatment. In: Ergot Compounds and Brain Function: Neuroendocrine and Neuropsychiatric Aspects (Ed. M. Golstein et al), Raven Press, 1980;339-348.
Miller GA: DMA-mode timing question for A/D converters. Psychophysiology, 1990;25:358-359.
Nilsson J, Panizza M, Hallett M: Principles of digital sampling of a physiologic signal. Electroenceph clin Neurophysiol, 1989;89:349-358.
Nuwer MR, Jordan SE: The centrifugal effect and other spatial artifacts of topographic EEG mapping. J Clin Neurophysiol, 1987;321-326.
Nuwer MR: Quantitative EEG: I. Techniques and problems of frequency analysis and topographic mapping. J Clin Neurophysiol, 1988a;5:1-43.
Nuwer MR: Quantitative EEG: II. Frequency analysis and topographic mapping in clinical settings. J Clin Neurophysiol, 1988b;5:45-85.
Nuwer MR: Uses and abuses of brain mapping. Arch Neurol, 1989;46:1134-1136.
Nuwer MR: The development of EEG brain mapping. J Clin Neurophysiol, 1990;7(4):459-471.
Perrin F, Pernier J, Bertrand O, Echallier JF: Spherical splines for scalp potential and current density mapping. Electrenceph Clin Neurophysiol, 1989;72:184-187.
Perrin F, Bertrand O, Giard MH, Pernier J: Precautions in topographic mapping and in evoked potential map reading. J Clin Neurophysiol, 1990;7:498-506.
Pfurtscheller G: Mapping procedures. In: Digital Biosignal Processing, R. Weitkunat (ed.). Elsevier Science Publishers, 1991, pp. 459-480.
Pivik RT, Broughton RJ, Coppola R, Davidson RJ, Fox N, Nuwer MR: Guidelines for the recording and quantitative analysis of electroencephalographic activity in research contexts. Psychophysiology, 1993;30:547-558.
Pockberger H, Rappelsberger P, Petsche H, Thau K, Küfferle B: Computer-assisted EEG topography as a tool in the evaluation of actions of psychoactive drugs in patients. Neuropsychobiology, 1984;12:183-187.
Press WH, Flannery BP, Teukolsky SA and Vetterling WT: Numerical Recipes (the art of scientific computing). Cambridge University Press, 1986.
Rappelsberger P: The reference problem and mapping of coherence: a simulation study. Brain Topography, 1989;2:63-72.
Rosenberger JL, Gasko M: Comparing location estimators - Trimmed Means, Medians, and Trimean. In: Understanding Robust and Exploratory Data Analysis, Hoaglin DC, Mosteller F, Tukey JW (ed.). Wiley and Sons, New York, 1983, pp. 297-338.
Soong ACK, Lind JC, Shaw GR, Koles ZJ: Systematic comparisons of interpolation techniques in topographic brain mapping. Electroenceph Clin Neurophysiol, 1993;87:185-195.
Soufflet L, Toussaint M, Luthringer R, Gresser J, Minot R, Macher JP: A statistical evaluation of the main interpolation methods applied to 3-dimensional EEG mapping. Electrenceph Clin Neurophysiol, 1991;79:393-402.
Walter DO, Etévenon P, Pidoux B, Tortrat D, Gaillou S: Computerised topo-EEG spectral maps: difficulties and perspectives. Neuropsychobiology, 1984;11:264-272.

Chapter 3

薬力学的試行における脳波と誘発電位データの統計的デザインと解析
Statistical Design and Analysis of EEG and EP Data in Pharmacodynamic Trials
Georg Ferder

1. 序　論

　定量的な臨床神経生理学研究は，統計をより多く利用している。今世紀の 60 年代と 70 年代では，主として確率過程理論を基礎としている信号解析とパラメータ抽出が主要な役割を果たしている（例えば Dolce and Kunkel, 1975 参照）。脳波とその後の誘発電位と近年の手法が薬力学的試行において広く普及した手法となったように，統計的デザインと分析は他方で重要となった。この発展は，増加した薬品開発の過程における生物統計学的方法論の利用の反映である（例えば CPMP ガイドライン，1995 参照）。ゆえに生物統計学的知識は，薬力学研究を実行するためには前もって必要で必須のものである。本章では，この分野にとってもっとも重要であろう生物統計学の見解の全体像を示す。統計学的背景をもたない読者が薬力学的試行のデザインと実施の際に，効果的に生物統計学者と交流できるようになることを期待している。

　しかし，事実上与えられた枠組みの中で基本原理から実践的応用にいたるまでの問題をカバーすることは不可能である。ゆえにこのコースは統計学の基礎の十分な紹介はしないが，臨床的試行の分析に対する完全な紹介を行う。これは主題（Armitage and berry, 1994; Peace, 1988; Sachs, 1984; Lehaman and D'Ambrera, 1973）を取り扱える十分なテキストとなる。むしろ，薬理学的脳波試行のような薬力学的試行の分析に特に必要である基本的な仮定と原理（第 1 節）を指摘するために努力をするであろうが，2 節では，これらの試行の特別な特徴と要求を説明するために枠組みを与え，3 節ではこれらの分析に適したいくつかの方法を簡潔に表現する。4 節では多様性の問題について集中し，5 節では例題を示す。

2. 統計的推測の基本的解釈

2.1. モデル化

　統計学は，有限個の測定と確率論によって提供された道具の利用から推測を行う手法である。統計的手法の適用を可能にする目的で，研究下での実物と測定がモデル化されている。モデルは，要求された影響に導くような結果を導出する計算学的手順となる。このモデル化の過程は，少なくとも2つの条件によって制約づけられる。

(1) モデル化された実体の真の特徴が未知であるかまたは，いくつかの仮定が成り立っているような複雑であり，真実であるかどうかわからなく，多くの事例で証明することが不可能である場合
(2) モデルが数学的に扱いやすい問題でなければならず，それゆえにしばしば十分に実体に関する知識が反映できない場合

　科学的に価値のある推論を獲得するために以下のことを要求する。
(3) 結果となった推論は，系統的誤差やバイアスがないこと
(4) 結果となった推論は，モデル化された実世界の内容で解釈できること
(5) 結果となった推論は，合理的に正確であること
(6) 推論の結果は，測定と計算においてモデルと誤差からの偏差に対してロバストであること

　しばしば(3)から(6)は十分に(1)または(2)と両立できないし，妥協を模索しなければならない。一方で，多くの予防措置や統計的手法の誤用に対する注意が上記の項目のいずれかより帰因している。
　本章では，本著の残りの部分にとって必要であろう基本的な概念と手法について議論する。

2.2. 仮説検定と推定

　仮説検定と点推定とその信頼区間は，統計学的推論において最も重要な手法である。仮説検定の開始点は，実験の統計的モデルである。モデルの枠組みの中で興味対象である効果が無いという帰無仮説を立てる。例えば，対象の番号を2つの異なる処置群に対して無作為に割り当て，処置後にある測定を行う。測定に関して2群間で差異があることを実証することを我々は願う。帰無仮説としては，測定された変数において差異はないと記述する。データより1つの測定，検定統計量が得られたとする。検定統計量の選択は，前節で指摘した広範

囲な問題に依存する。真となるべき帰無仮説を仮定しながら，少なくとも観測したものと同様に極端な検定統計量の結論である確率pを計算する。我々の事例において，"少なくとも極端に"とは"少なくともゼロからかけ離れている"を意味している。この確率が前もって定義した，しばしば0.05とされるしきい値より下だった場合，帰無仮説を棄却するに十分な証拠であると推定する。そして検定は"有意"であると言う。不定形な方法においては，p値はしばしば帰無仮説がいかにありそうにないかという尺度となり，いつでも使える証拠として与えられる。多くの事例で，測定の系列からyesかnoを推論することは，簡略化のし過ぎに陥るかもしれない。我々の例において統計的モデルが"真"であるが，処置群間の未知の差異がδであり，かつ実験において観察される差異が無作為的に真の差異を丸めてしまうと仮定している場合，以下の帰無仮説を再定式化することができる。

$$H_0 : \delta = 0$$

仮説検定の拡張として，差異のための他のδ'を仮定している一連の仮説 H' : $\delta = \delta$'を調べる。あるδ'の集合のために仮説$\delta^0 = \delta$'はaの確率で棄却することはできない。"確実な差異"の集合は，処置間の真の差異δの信頼区間である。仮説検定の裏側には，信頼区間がゼロを含まない場合，帰無仮説（δ= 0）は棄却されるということである。

真の値を調べるための指摘される信頼区間は別として，興味のある定量化のための良い推測をする評価方法を持つことは有用である。そのような評価を得るための1つの非常に有効な手法は"最尤推定値"を利用することである。信頼区間は未知のパラメータdの仮説の下で観測された結果の確率を計算することによって作られ，この確率が十分に起きるかどうかを選択するものと考えることができる。この最尤推定値はこの確率が最大値に達するかどうかの値である。

ベイズ法はますます重要になってきている。このアプローチによるモデルは，実験に先だって，実験者は事前に実体がそうであるだろうという確信度を持ち，かつ確信度は実験の結果の様相により変更されるということを考慮に入れる。事前と事後の確信度が確率分布の形式で表現される。基本アプローチは，本章で記述したおなじみのアプローチとは根本的には異なるが，結果はしばしば同一なものとなる。しかし，この手法は本文の範囲外である。

2.3. 独 立 性

多くの統計学的手法の中で鍵となる仮定の1つに，同分布の独立ランダム変数がある。我々は目的のためにはランダム変数は観測として考慮することができる。例えば大文字のXをランダム変数（観測）とし，小文字のxを数字などの観測の結果として記述する。同分布のものは，同じ環境下で繰り返し同じ現象を観察し，同じ量を測定できると仮定する。同様に分布している統計的モデルの枠組みにおいて，ランダム変数は区別できずかつ，現実の

測定での変動はランダム変数や制御外のものとして考慮することができる。

独立性は2番目であるが，同程度に重要な仮定である。2人の異なる被験者で同じ量を観測した場合，それらの観測は独立であると考えるということを一般に仮定する。観測のユニットは被験者である。厳密に被験者の独立性の仮定を唱えることは正しいことではない。なぜならば，以下に同じ試行に加わった被験者が直接的，たとえば同室で待機していたとか，または試行を指導している人から間接的に，のいずれかで他の被験者に影響を与えているかもしれないということを考えているからである。しかし，2.1節の(1)と(2)の考察は独立性の仮定を我々に確信させる。

形式的に，2つの観測 X と Y があって，いかなる出力 (X, Y) のために，この出力の和事象は独立な出力の確率の積である場合，X と Y は独立であるとする。

(7)　$P(X = x, Y = y) = P(X = x)P(Y = y)$

これは個別の観測の確率分布を既に十分に知っていても，例えば x というような1つの観測値の結果を知ることが，他の観測 Y の出力の予測を向上させることはできないということを意味している。

2.4. 検出力

検定を実施し，結果がある有意水準 α で"有意"であったと仮定する。例えば各群の独立性や個別の観測値の同分布というような，検定によって要求される仮定を当然のことと思う。理論的には，この結果は帰無仮説が真であるなら，せいぜい α の確率で起こると言うことである。もし，帰無仮説を起こりそうもないものとして棄却した場合，実際に帰無仮説が真であるなら，第1種の過誤を犯す。ゆえに検定は第1種の過誤の確率で制御されている。第1種の過誤を除いた確率 $1-\alpha$ は検定の大きさという。

検定が有意な結果とならなかった場合，"帰無仮説を棄却するのに十分に有意な論拠がなかった"とわかる。有意性の欠如は，帰無仮説を事実上真であるという証拠ではないということを警告している。これを例示するために，2つの処置の間のいくつかの差として帰無仮説 $\delta=0$ 検定を調べる。2.2節で信頼区間を導いた合理性は，信頼区間の中にあるだろう δ を仮定している帰無仮説に対する全ての代替案がデータと比較可能であることを示している。

もし，我々が明確化を望むなら，帰無仮説に対する代替案を特定しなければならない。2つの処置の例を続けるとすると，出力変数の中で処置群間の差 δ を考える。$\delta=0$ を帰無仮説とする。2つの処置間の差の絶対値が少なくとも δ_1 であるという対立仮説 H_1 と特定する。

$$H_1 : |\delta| \geq \delta_1 > 0$$

$δ_1$ は我々の誤りたくない最小の差であるかもしれない。これにより第2種の過誤が定義できる。第2種の過誤は，実際 H_1 が真の場合，帰無仮説 H_0 を棄却するものではない。第2種の過誤を犯す確率は β と記述される。その補足として第2種の過誤を除く確率が検定の検出力という。試行の計画の目的のために，達成したい有意水準 a と第2種の過誤を犯す確率 β と要求される標本の大きさの間の関係に興味を持つ。この関係は，例えば誤りたくない効果の大きさという $δ_1$ や測定したパラメータの変数に依存する。もっとも簡単なパラメトリック検定のために，この関係を明確にすることができる。より複雑なデザインのために，シミュレーションに頼らなければならない。標本の大きさの計算のために多くの問題が存在する。例えば，N (IDV, 1988) と POWER (Dupont and Plammer, 1990) である。

標本の大きさと第1種の過誤と第2種の過誤の犯す確率の間の関係が逆となるような検定手順を与える。調査する質問に依存しながら，1つや他方を制御することがより重要であるということを留意すべきである。一般的な規則として，もし有効性を証明したいのあれば，保守的でなければならなく，生起するかもしれない効果を逃がすリスクを犯しながら第1種の過誤を制御しなければならない。一方で安全性が主な関心事であれば，関連のある効果を逃すリスクを小さくするために第1種の過誤を作る準備をしなければならない。

2.5. 多重検定

今までは1つの統計的検定を実行し，1つの帰無仮説を持ったと仮定してきた。同じ試行で聞かれるいくつかの質問をするが，状況がより複雑ではあるが，現実的でもある。
・多重反応評価，例，多変量で，時間点と場所
・多重処置比較，とその拡張
・多重サブグループ

まず始めに，処置後に2つの時間点で変数を測定すると仮定する。2つの個別の帰無仮説 H_0^1 と H_0^2 を持っているとする。大局的な帰無仮説は，例えば H_0^1 と H_0^2 が共に真であり，薬物効果がないというものである。例えば2群間で差異がないというような，この大局的な帰無仮説が真であると仮定する。有意水準5％とし，最初の測定を行ったとしたら，大局的な帰無仮説を誤って棄却するのに5％のリスクがある。幸運でかつ p 値が5％より大きいとしたら，(1−0.05)＝0.95 の確率という結果となる。もし，2番目の時間点で調べたら，第1種の過誤によって別のリスクを持つことになる。第1種の過誤を除き，大局的な帰無仮説を棄却するリスクは5％よりも大きくなる。好ましくない事例として，2つの検定が独立であるとき，リスクは個別のリスクの2倍程度の

$$1 - (1 - 0.05) \times (1 - 0.05) = 0.0975$$

となる。大局的な第1種の過誤のリスクはほぼ5%であることを確かめるために、個別の検定の水準を2.5%に調整する。一般的にk個の検定を同時に検証するためのボンフェローニの手法は、1/kの水準と達せられるべき大局的な水準で個々の検定に要求する。これは非常に保守的なアプローチであり、いくつかの改善点がある。もっともポピュラーなものとしてHolmの手法がある。それはk個のp値が値を増やしながらk個の個別の検定から得られるとしたら、$1/k\alpha$より小さい初めのものを棄却し、次に$1/(k1)\alpha$より小さくなると棄却するというものである。より洗練された手法も存在する。例えば、Hochbergの手法（Hochberg 1988; Hochberg and Benjamini, 1990）である。しかし、個別の検定間の関係に関するより良い情報がないと、利得は得られない。

統計学的理論は、この不愉快な状況に対していくつかの代替案を提案している。1つの流れは、大局的な帰無仮説を棄却するための有意であることを要求している個別の検定の大きさに沿うものである（Ruger, 1978; Abt, 1991）。極端ではあるが、大局的な帰無仮説を棄却するために有意である全ての個別な検定を要求したとすると、αの補正は全く必要ない。

他の関係するアプローチは、先行する全ての帰無仮説が棄却することができたとしたら、帰無仮説を棄却し、実行するための検定の順序を強制することである。もっとも簡潔な形式では、完備な順序が興味のある帰無仮説の集合上で優先的に定義されなければならないし、H_0^1, H_0^2, …H_0^kとして記述する。全ての結果であるp値p_1, p_2, …, p_kは補正されていないα（例として0.05）と比較することができるが、i番目の帰無仮説は全ての先行する帰無仮説が棄却されるときのみ棄却することができる。つまり、

$$P_j < \alpha, \ j = 1, \cdots, i$$

この手法は、閉じた検定手順に対して一般化することができる。この手順の枠組みでは、付加された検定の多様な組み合わせや部分的な順序や（大きな）修正項が獲得される（Bauer, 1991; Bauer, 1993; Sonnemann, 1982参照）。

2.6. 片側検定対両側検定

標準的な例では、H_0を$\delta=0$、例えば2つの処置群間で差がないと定式化する。その結果として対立仮説H_1は2つの処置間の絶対的な差が少なくともδ_1である。これは両側検定と呼ばれるもので、帰無仮説からの偏差が正負とも両側にある。いくつかの事例で、ある処置が基準より良いかのみ知りたいが、基準と同様に良くも悪くもある処置の間の区別がないとする。これは新しい処置がより高価でかつ基準より安全が少ない場合である。このような事例において、帰無仮説は"処置2の測定の結果は、処置1以下である、別な言い方では$\delta \leq 0$"となる。対立仮説は$\delta \geq \delta_1 > 0$である。これは片側検定と呼ばれるものである。両側検定は2つの片側検定の組み合わせと見ることができる。

$$H_0^1: \delta \leq 0, \quad かつ, \quad H_0^2: \delta \geq 0$$

両側検定は，個別の仮説が共に真であるとする大局的な帰無仮説を検定する。ゆえに有意水準 α での両側検定は有意水準 $\alpha/2$ の片側検定の2倍と一致するということになる。

もし片側検定を使用したいと思ったら，2群の間の差が大きくて，予期せず"間違った"方向であったときに，何を準備したらよいか注意深く考えるべきである。もし採択する準備があれば，適切ではないこの事象は片側検定をデザインすべきである。そのような事象が不運にも生起することを十分に議論できる。

2.7. 検証的かつ探索的統計

概要として述べた仮説検定と信頼区間の考え方は，既によく確立された仮定の証拠としては，おおむね適当であるが，大多数が未知の関係の探索には能力がない。事実，薬力学的試行から描かれる大多数の推論は，おおかた前もって定義した仮説の検定から得られたものではない。例えばモデルへの適合やサブグループ間の比較は，データによって提案されるような手法の使用である探索的データ解析には非常に有用な手法である。しかしながら，追加的な構造無しにランダム生成器によって作られたデータの標本ですら"効果"を示すようなものに組み込まれる。質問は科学的議論のように聞こえるものよって提案されるべきであり，重要な発見は独立した検証的試験の中で推定されなければならない。

3. 薬理学的 EEG 試験で広く用いられているデザイン

3.1. 一般的計画法の考察

薬物脳波の試行の大多数は，薬物効果の時間依存の強調により標準的なプラセボ処置に対する中枢神経上で1つ以上の薬物の分量の効果を調査することである。通常24時間以内であるが，一連の測定はこれらの試行の特性の1つである。試行の主な目標は，時間の流れの中で異なる処置間の差を見つけることかもしれないし，または投与依存がわかるかもしれない。異なる変数の時間経過に相関関係があるかもしれない。電気生理学での測定は通常時間を消費するが安価である。研究に含まれている対象の数は，制約数のロジスティクスと同様にかなり低くなる。十分な力を保持するためには，全てのものに対して，得られた測定の変化性を少なくしなければならない。

臨床神経生理学的測定の観点から，測定での状況は可能な限り標準化すべきである。標準化の有力な候補はそれに限定されるものではないが，次のことを含む。1日の時間，食事，部屋，独自性，記録手順，曜日である。重要な要素は，被験者と状況に対する独自性の両方の習慣化でもある。ゆえに習慣化されたセッションと後の測定に対しても細部にわたり同一

性は高く推奨される。もし，これらの標準化の状況下で個人間の変動が個人内の変動に勝るとしたら，クロスオーバーデザインを考慮するかもしれない。クロスオーバーデザインでは各被験者は独自の対照として役に立ち，1つ以上の一連の薬物治療を受ける。ゆえに要約すると，我々が出会うもっとも共通したデザインは，パラレルグループデザインとクロスオーバーデザインである。これらは，しばしば2つの期間だけで行うが，通常は反復測定で行う。よりいっそうの特性はしばしば試行に参加した個体の数に限定される。多くの事例の中で各時間点で得られた測定の数は膨大で，特に脳波記録と誘発電位データの両方からは，パラメータの膨大な数が通常抽出される。最終的に，多重チャンネルが使われたとしたら，これはデータの構造に対して別な多重度の次元を加える。ゆえにこれらの研究は高度に構造化されたエンドポイントの数を持つことで特徴付けることができる。多くの事例で，電気生理学的測定は量的で連続的な結果を生む。しばしばこれらの分布は歪んでおり，正規性とは程遠い。これらの量的な測定はしばしば順序比例尺度によって行われる。実は2値またはカテゴリー結果と事象データは重要な役割を演じていない。この事実は統計的方法論の部分系列的な議論に反映されるであろう。

3.2. パラレル群デザイン

パラレル群デザインでは，単独の電気生理学的測定を一般的に6つの指標によって特性づけることができる。

- i 被験者
- m 処置
- v 測定が単独の視察のみで得られた場合，削除することができる視察
- t 時間，例えば一度の視察で薬物摂取後の時間
- l 多重記録の事例の測定の場所（1つのチャンネルで記録しているときは省略可）
- k 取り扱った測定されたパラメータを示すパラメータ

処置mは十分に被験者iに依存している，なぜなら各患者が独自に1つの処置に割り当てられているからである。しばしば多くの構造が場所（例えば，対称性の考慮）とパラメータ（例，周波数帯域）で与えられている。しかしながら，ここではそのような付加的な構造を考慮しない。

3.3. クロスオーバデザイン

クロスオーバーデザインの事例では，通常の事例である各処置には一度の視察のみであると仮定する。この仮定の下で単一の測定が再び6つの指標によって特性づけられる。

- i 被験者

m　処置
p　期間
t　時間，例えば一度の視察で薬物摂取後の時間
l　多重記録の事例の測定場所
k　取り扱った測定されたパラメータを示すパラメータ

クロスオーバーデザインにおいて処置 m は，期間と被験者の対（p, i）に依存する。例えば各被験者は各期間で処置が割り当てられているからである。この依存関係は通常 1 つ以上のラテン方絡の形式を持つ。単純化のために，ちょっとした適応セッションやウォッシュアウト期間は考慮しないが，楽に調整することができる。

クロスオーバーデザインは，各被験者が自身の対照として役立つので利点がある。電気生理学的パラメータの中で多くの個人間の差異が与えられたとき，デザインは非常に魅力的になる。しかし，その一般的な障害は処置効果と期間効果が混合するかもしれないということである。次の処置期間に引き継がれるような長期にわたる処置効果があると仮定した場合，事態は悪くなる。これはクロスオーバーデザインの利用をより限定された領域に制限する。健康なボランティアへの薬物動態学的試行と薬力学的試行はおおよそクロスオーバー試行に適した領域である。ここでは引き継がれる効果がないくらい処置期間の間に十分に長い間隔が提供される。

ラテン方絡は処置をバランスの取れた方法で被験者や期間を割り当てる手法である。P×P ラテン方絡では，処置 P は P 人の被験者に対して P 個の処置が割り当てられる。よって各処置は各期間ちょうど一度だけ施行される。3×3 ラテン方絡の例である。

Subject \ Period	1	2	3
1	A	B	C
2	B	C	A
3	C	A	B

多くの事例では，各事例がよりバランスがとれている。各事例が処置のみバランスが取れているだけでなく，処置の系列も釣合いが取れている。例えば各処置は他の処置に同じ回数だけ先行している。3 処置ではラテン方絡の対によって行われる。例えば，上記の方絡に 2 番目を追加することによってである。

Subject \ Period	1	2	3
4	C	B	A
5	B	A	C
6	A	C	B

クロスオーバーデザインでの多くは（Jones and Kenword, 1989）で見られる。

4．単一測定の統計的処置

4.1. パラレル群デザイン試験の統計的処置

　前述の通り，一般的に被験者は観察のユニットとして考慮される。パラレル群デザインの構造を一方では被験者と薬物治療（i, m），他方では残りの指標として，指標の集合の自然分解を引き起こすものである。異なる被験者や薬物治療での2つの観察のみ独立であると考えられる。

　さしあたり，視察，時間と場所あたりで測定した変数のみに興味をもつと仮定する。初めに，2つの処置効果が等しいという帰無仮説が立つような簡単な状況を考慮する。もし，正規にまたは少なくとも対称的に分布されたデータを仮定し，加えて2群間の分散が等しいと仮定した場合，これは2標本間のt-検定の状況となる。検定統計量は標準誤差の推定値によって割られた2処置群間の平均値の差である。

$$(8) \quad t = \frac{m_1 - m_2}{\sqrt{s^2(1/n_1 + 1/n_2)}}$$

$$s^2 = \frac{(n_1-1)s_1^2 + (n_2-1)s_2^2}{n_1 + n_2 - 2}$$

ここで m_1 と m_2 は2群の平均値，s_1 と s_2 は各群の標準偏差，n_1 と n_2 はグループの標本の大きさである。この計算値は，自由度 n_1+n_2-2 のStudent-t分布と比較しなければならない。前に指摘したように m_1-m_2 の信頼区間は(8)式を基に得られる。

　2群の平均値の個々の信頼区間もまたt-分布で与えられる。群1の2つの上下限値は以下の通りである。

$$(9) \quad \begin{aligned} c_{1u} &= m_1 + t_{n-1, 1-\alpha}\sqrt{s_1^2/(n_1-1)} \\ c_{1l} &= m_1 + t_{n-1, 1-\alpha}\sqrt{s_1^2/(n_1-1)} \end{aligned}$$

ここで，$t_{k, 1-\alpha}$ は自由度 k のt-分布の $1-\alpha$ 点の値である。

　もし，信頼区間よりも検定に興味があるなら，t-検定に対してよりよい代替案がある。それはノンパラメトリックな2群のWilcoxon検定（Mann-Whitney検定またはU-検定）である。この検定は全ての検定観測の共通の順位を基にしており，両群の順位和を用いている。データは等分散で正規分布であれば，この検定はわずかではあるがt-検定より検出力が劣るが，そのような仮定からずれたものに対してはロバストである。

　信頼区間を構成するためのノンパラメトリックな手法があることを記述しておく（Lehmann and D'Ambrera, 1973）。しかし，この方法は面倒であり，広く利用されていない。

もし3つ以上の処置となれば，t-検定の類似なものとして一元配置分散分析（ANOVA）がある。これは全ての処置群の結果が等分散で正規分布であるとの仮定を基としている。例えば，平均値においてのみ異なる分布である。その場合，帰無仮説は，全ての平均が等しいということになる。モデルは以下のように記述される。

(10)　　$Y_{im} = \mu + \tau_m + \varepsilon_{im}$

ここで共通の平均値 μ，処置効果 τ_m と誤差項 ε_{im} とする。独自性を出すために以下のことを要求する。

$$\sum_m \tau_m = 0$$

帰無仮説は $\tau_1 = \cdots = \tau_M = 0$ となる。処置平均の信頼区間は一元配置分散分析の平均二乗誤差を基に算出することができる。

再び一元配置分散分析と同様なノンパラメトリックな手法がある。Kruskal-Wallis 検定である。2標本の Wilcoxon 検定と同様に，観測の共通順位を基にしている。Kruskal-Wallis 検定は，異なる処置群の変数が共通の分散で正規分布となっている場合のみ，一元配置分散分析よりもわずかばかり検出力が劣る。しかし，そのような仮定からずれた多くの事例においてはより強力である。

4.2. クロスオーバー試験の統計的処置

クロスオーバー試験において，各被験者は1つ以上の処置として取り扱われる。ゆえに，異なる処置の下での測定は独立であると仮定することはできない。その上，期間効果と先行の処置期間からの持ち越しをも測定に影響を及ぼすかもしれない。これらの2つの理由からクロスオーバー試験の処置はパラレル群デザインのそれよりも難しくなる。

1つの場所と時間点で1つのパラメータのみを取り扱うと仮定する。次の議論のために，データの明白なモデルを導入することは有用である。

(11)　　$Y_{imp} = \mu + \gamma_i + \tau_m + \pi_p + \varepsilon_{imp}$

ここでは，平均 μ，被験者効果 γ_i，処置効果 τ_m，期間効果 π_p と誤差項 ε_{imp} である。薬物脳波試験では，効果 γ_i，τ_m，π_p を固定したものと仮定するであろう。誤差項は期待値ゼロのデザイン上で生じる3対 (i, m, p) で共通の確率分布をもつランダム変数である。しばしば被験者効果をもまた固定して仮定するが，ランダム効果 γ_i の混在したモデルを使用するためにはより現実的である。一意なモデルを生成するために，パラメータに制約を付加する。例えば以下の通りである。

$$\sum_i \gamma_i = \sum_m \tau_m = \sum_p \pi_p = 0$$

　モデルに順序項を含ませるためによく助言を受けるかもしれない。これらの追加項目は実際の期間の結果上での先行期間の処置への影響を明らかにする。期間と処置の間に相互的な項目を含む傾向にあるが，これは同じ処置が異なる期間で異なる振る舞いをし，ゆえにクロスオーバーデザインの基本的な考え方に対して逆であることと等価である。そのような相互作用が事実であれば，パラレル群デザインが選択される。そのような項目がモデルの中に含まれるべきであるか，また相互作用が存在するかどうかを確認するための試験をすべきかどうかは見解が分かれる。多くのデザインで，そのような試験が少しの検出力を持たないか，またはほとんど不可能であるということも記しておくべきである。

　いくつかの状況において，特に2つの期間のクロスオーバーデザインでは，各被験者の異なる処置反応間の従属性の問題を回避することができる。最初の処置後の測定から2番目以後の測定を引いた差異を見ることができる。差はゼロである。使用された試験は，パラメトリックな場合の一標本 t 検定であり，かつノンパラメトリックな場合の一標本 Wilcoxon 符号付順位検定である。例えば，系列 AB の処理を受ける被験者数と BA を受ける被験者数が等しいように，試験が釣合いの取れたものであれば，期間効果はそれらの差の平均によって解消することができる。同様に期間の間の差を見ることによって，期間効果における差異を評価することができる。順序効果が現れたら，期間効果と処置効果の評価に混乱をきたし，2期間クロスオーバーデザインの検出力がパラレル群デザインの検出力にまで落ちる。

　被験者毎に1つの差異を持たせると，被験者の差異の中の手法が2つ以上の期間に拡張できるような帰無仮説に対して検定をすることができる。例えば同じ薬品の異なる分量を持ち，分量の従属性を探している場合である。

　被験者の従属性は問題でなく，持ち越し効果や期間効果がない場合や，期間効果がラテン方絡法によって十分にバランスが取れていると十分に信頼できない場合，Friedman 分散分析を用いるという，別の特別な事例もある。この手法は，各被験者で多くの異なる条件下で作られた測定を比較することができる。各被験者の測定は順位付けられ，被験者における順位は各処置毎に順位和が計算される。処置間で差が無いという帰無仮説の下で，これらの順位和はおよそ等しくなるべきであり，この期待値からの標準偏差は検定統計量を得るために用いられる。対象間の独立性のみが要求される。

　上記の手法が不十分であるような事例では，(11)式で与えられたモデルに固定することを試みる必要がある。扱いやすい結果を獲得するためには，ε_{imp} が対象の内外間で独立であると仮定しなければならない。この仮定は Y_{imp} が独立であるとの仮定に比べて厳密性に欠けるが，未だ問題の多い仮定である。加えて，平均値ゼロで等分散である正規分布に従うとする誤差を仮定したとき，誤差の分散，効果，全体の分散に対する寄与率の最尤推定量を求める

ために一元配置分散分析を用いる。各効果の常在度のための検定にF-統計量を抽出する。2つ以上の期間の場合，対象と処置と期間と順序効果を評価する。しかしながら，順序効果は順序ラテン方絡において少しも検出力がないと評価されているということを記述しておく。検出力は別の期間を付加することによって利得される（Jones and Kenward, 1989）。処置と期間効果の両方を含んだモデルの最尤法とノンパラメトリック的に同等な手法は，容易に有用なものとはならない。1つのアプローチとして，最尤法で期間効果を評価し，期間効果を観察し，処置効果を検定するためにFriedman分散分析を使用するものである。期間効果が主要な興味であれば，処置と期間の役割は交換することができる。このアプローチの代替案はロバストな統計理論の利用である（Hample, 1980）。しかし，これらの手法は問題として広く有用なものではなく，対話的手法に依存するので計算時間を費やす。

クロスオーバーデザインのさらなる問題は続く。対象が試験期間で脱落したら，検出力の損失が考慮される。特に釣合いが損失する。この方法でバイアスの導入がなければ，代替的な手法が考慮される。

5．対象毎の多重測定の処置

現実に直面すると1つの変数，観測，場所，時間点を持つという仮定を捨てなければならない。事実，各対象や対象―期間の組み合わせからなる測定は10から100くらいあるだろう。先に指摘した通り，各個体からの測定は独立と考えなければならない。クロスオーバーの事例では，確かに同じ回数と同日における時間点で得られた異なる測定に対して独立性を仮定しなければならない。観測，時間と場所の効果を評価するために多因子の一元配置分散分析を簡単に組み立てることはできない。本章では，複雑なデータ集合を解析しなければならない可能なアプローチのいくつかの概要を述べる。

それらの手法は以下のように分類される。
・多重検定方式
・多変量解析
・独立性のモデル化
・要約指標
・記述的データ分析

多重検定方式では，例えば観測，時間，場所，パラメータというような各対象毎の個別の測定は個別の検定として考慮し，多重性の修正が適用される。Bonferroni-HolmやHochbergタイプの補正により，小さな修正要因につながり，検出力が受け入れられないものになる。この多重検定方式は他の手法との組み合わせにより有用となる。多重検定方式の

他のタイプ（Ruger法と閉検定手順）は奨励されるが，解釈にいくつかの問題があることを否定できない。

多変量解析は，対象から得られた測定の全て（または部分集合）を1つの観測値ベクトルとして考慮する。t検定の多変量的な類似手法としてホテリングのT^2，一元配置分散分析の多変量的類似手法として多変量分散分析がある。両手法は多変量正規分布を仮定しており，しばしば捕らえどころがなく，確認することが困難な仮定である。薬物脳波試験の限定された標本の大きさと多数の変数が，パラメトリックな多変量的手法の付加的な問題に加えて結果として測定される。2つのパラメータ，平均と分散によって特性付けられている一変量正規分布と比較して，q次元の多変量と同等のものを記述するためには$q+q(q+1)/2$個のパラメータ（q個の平均，q個の分散，$q(q-1)/2$個の共分散）を必要とする。明らかにすべき多くの測定と，研究で通常有益な対象の上限数のパラメータの評価が実現不可能であれば，無意味なものとなる。

ノンパラメトリックな多変量解析としてO'Brienの手法がある（O'Brien, 1984）。この手法では，対象は各個別の一変量の変数に対して順位付けられており，その順位は観察の数で割られる。よって0から1までの幅となる。各対象にとって，それらの個別の順位の総和が計算され，一変量の手法に組み込まれることによって利用される。例えばパラレル群の場合のWilcoxon検定やKruskal-Wallis検定であり，クロスオーバーの場合のFriedmanの一元配置分散分析やより複雑なパラメトリック一元配置分散分析の適用である。これは検出力が高く，ロバストな手法である。しかし，処置間に差があるか否かという大局的な問いに対する答えのみを与える。差の本質についての質問に対する手がかりを与えるものではない。

独立性のモデル化：反復測定分析のような手法は，個々の測定間の共分散の上に簡単な構造を強制することにより，多変量正規分布として評価された多くのパラメータの問題を解決することを試みる。一変量，場所と観測との解析に興味があり，時間経過の合成した分析を行わないと仮定する。時間点の間で独立であることを知る。しかし，問題を生じさせないために，隣の時間点との間にも独立性があると仮定する。

これは劇的にパラメータの数を減少させ，扱いやすい問題を生成する。全ての共分散は等しいと仮定することは，強力な簡略化となる。最初の簡単な自己回帰モデルはこのカテゴリーに属する。これらの簡略化の仮定を用いた手法が利用された場合，結果はモデルによって生じたバイアスを発見するために他の手法の結果と照合しなければならない。

要約指標：多くの事例において，正確な方法で前もって興味のある質問を定式化する。これは多くの独自の測定が1つの重要な数に組み込まれるという新しいパラメータの定式化につながる。そのような要約指標の典型的な例は，曲線や時間経過の平均勾配下の領域であ

る。次元の集約化のために，ある領域の活動の総和や左右の差を考える。もし，正しく選択されたら，そのような関数は著しく個別の変数の数を減少させ，同時により意味のあるものになる。事前の予測で試験前の関数の決定が十分に正確でないときに，この手法の限界に達する。

幾人かの研究者によって提案されている概念の興味深い変量がある。近年では Boca Raton で開かれた IPEG1992 シンポジウムでの薬物脳波試験の統計的処理に関するワークショップで GEVINS が提案したものである。もし，分類された脳波のデータベースがあるとしたら，脳波のある型や薬物活動のある型の判別関数を評価することができるかもしれない。これらの判別関数は研究データより評価されるべきであるが，即座に有用であるべきである。そのような関数は研究のデータに対して適用され，統計的解析の基礎として独自な測定に置き換わる。

記述的データ分析（DDA）の手法は，古典的な検証的アプローチの厳密さと薬力学試験で典型的に聞かれる生物医学的質問の間の折衷案として Abt によって開発されてきた (Abt, 1991, 1990, 1987)。その開発は薬物脳波研究により刺激され，これらの試験での高度に構造化されたデータ内容を十分に利用している。古典的な検証的統計学では記述的データ分析は，抽出されたデータではないが，研究の実施に対して先にデザインされているという要求を受ける。しかしながら，もし，多くの個別の帰無仮説を調査しなければならなかったら，個別の帰無仮説の検証的検定の有意水準を調整する概念は不合理となるということを考慮する。記述的データ分析において，単一の p 値の概念は p 値のパターンに置き換わる。これらのパターンは試験の構造に従い，この方法によって研究のデザイン段階の一部となる。2つの処置効果の等質性のような簡潔な帰無仮説よりも，むしろ記述的検定は全ての観測時間と場所の組み合わせや全ての測定（変数）において実行される。各検定の名義上の水準は5％を選択し，0.05 より大きな全ての p 値が結果の視覚的な実例で省略されるべきである。この方法により $p \cup 0.05$ の値のパターンが生物医学的な期待と知識の中に出現する。

加えて記述的データ分析の本質的な検証的部分と，特に興味深い個別の帰無仮説（主に興味のある）のパターンは，大局的な帰無仮説が検証的な観念で検定されているために，前もって特定されているかもしれない。大局的な検定において，個別の p 値は HAILPERIN-RUGER の手順によって調整された有意水準で比較される。大局的な帰無仮説の検証的棄却による個別の p 値は，大局的な検定結果にとって本質的である変数/時間点/場所の組み合わせとして考察される。先の p 値は検証的な観念において個別の帰無仮説への対応の棄却にはつながらないが，個別の検証的な有意性を検証する水準に調整された Bonferroni-Holm と部分系列的に比較される。

6. 例　題

　この例題は仮想的な研究を基にしている。この例題より生成された多くの仮定が実際に他の事例で真でないので、分析をするための一般の対処法として理解することはできないということを強調しておく。試験薬の2つの分量として3または4つのラテン方絡でクロスオーバーデザインされたプラセボと活動対照の一分量を仮定する。もちろん前もって検出力の計算は行われており、要求する検出力を達成するのに必要な方絡の数を決定している。薬物投与前と薬物投与後の5時間以内で1時間間隔における脳波のおおよその一連の測定を行うと仮定する。休眠している脳波の16チャンネルを測定するものとする。さらに覚醒度に興味があるので、周波数帯域を徐波帯域、徐アルファ帯域、速アルファ帯域、1つか2つのベータ帯域という4，5つの周波数帯域に部分分割すると仮定する。

　検証的分析の計画と記述的データ分析からp値のパターンの概念の適合を行う。興味深い第2の目標のいくつかは続いている。

　検証的データ分析はプラセボと新薬の間の差を示すことを目的としている。比較数を最小化するために、以下によって次元数の減少を試みる。
- 徐アルファ帯域に対する検証的分析において興味の制限
- 他の場所を要約するための要約指標の利用
- 時間点を取り扱うための多変量手法の利用
- 処置比較の多重性で調べるための多重検定手法の利用

　場所を要約することはマップの瞬間の徐アルファパワーの単一の時間系列を抽出することと記録期間での平均を算出することによって可能である。最後まで、信号にフィルターをかけ、徐アルファ帯域だけ通し、各標本の時間点（毎5ミリ秒程度）で平均基準に関する全てのチャンネルを通して、平均二乗偏差を計算する。記録期間の信号の平均値は興味のあるパラメータである。

　時間の次元を減少させるために、薬品投与後の1，2，3，4時間後の測定にO'Brienの手法を用いる。薬物投与後の遅い時期での大きな薬力学的効果が期待できないので、5時間後の測定を除外する。この段階で薬物測定の前との差をとることはおおよそ良い考えであるが、基準と測定後の間の相関関係に非常に依存する。

　O'Brienの正規化した順位和を用いて、処置効果、期間効果と順序効果の一元配置分散分析を行う。もし最初のモデルで順序効果が0.1以上のp値を持つとしたら、モデルは順序効果を省略しながら、再計算されるであろう。この処置効果が0.05の水準で有意であれば、

プラセボに対して低用量の検定を続ける。最終的にこの検定も有意であれば，高用量と低用量との差を検定する。これらの全ての検定は一元配置分散分析で対比として実行され，一元配置分散分析での平均二乗誤差は変数を評価することによって得られる。

結果の安定性を評価するために支援的な分析を行うとする。パラメトリック検定をこれらのノンパラメトリック的に等価なものに置き換える。もし期間効果がパラメトリック検定で顕著であれば，Friedmanの一元配置分散分析を直ちに実行する。その他にまず期間効果を修正すべきである。上述した，総体的な処置効果を探索するためのFriedmanの一元配置分散分析と同様な手順に従う。次の段階では，各対象との線形的対比を計算し，この例では高用量とプラセボとの差におけるWilcoxonの検定を実行し，続いてプラセボに対する低用量の差と高用量に対する低用量の2回の検定を実行する。これらの支援的な検定の結果は主な分析で得られた発見を立証または否定する。

記述的データ分析（p値のパターンを見ただけであるが）により，別々に全16チャンネルの検出力を計算し，全ての周波数帯域を使用する。重要だと思われるいくつかの付加されたパラメータを抽出する。次に，新薬の2つの用量と活動対照へのプラセボとの一対比較と活動対照に対する2つの用量の一対比較を実行する。これらの比較は全16箇所と6時間点で実施される。ここで基準との差を用いることは推奨しない。絶対値が基準値（処置時間後として基準の比較のためのp値を計算することによる）の不釣合いの探索を可能とする。

一対比較を一元配置分散分析か個別のWilcoxon検定のいずれかを基にするかを決定することが残されている。ノンパラメトリック検定が正規分布からの偏差に対してロバストであるので，期間効果がわずかばかりであるとき，一元配置分散分析を基にした比較はより敏感になる。この手順は2400（5周波数帯域×16場所×6時間点×(3+2)処置比較）のp値の行列となる。この行列において，次のパターンを探すべきである。

・alpha-anteriorisationのような空間的パターン
・時間経過
・用量従属

これを達成するためには，同じデータ行列のいくつかの表現が必要となる。

他の評価として，例えば計量心理学，生体徴候，限界閃光周波数は類似した方法で取り扱われ，p値の行列に追加される。

いくつかのパターンを見つけることができる。基準線における正規的な有意差に興味があるとする。生成した比較回数で擬似的な有意性を期待していることに気付くが，それらは問題である。活動対照とプラセボとの比較にも興味がある。なぜならばいくつかの外部要因によって研究が失敗することを，そのことが教えてくれるからである。

最後に探索的データやデータ抽出方法を検証するための時間を費やすべきである。
た。

(三田村 保,千葉 茂 訳)

文　献

Abt, K.: Descriptive Data Analysis: A concept between Confirmatory and Exploratory Data Analysis. Meth Inf Med **26** (1987) 77 - 88
Abt, K.: Statistical aspects of neurophysiologic topography. J. Clin. Neurophysiology **7** (1990) 519 - 534
Abt, K.: Planning controlled clinical trials on the basis of Descriptive Data Analysis. Statistics in Medicine **10** (1991) 777 - 795
Armitage, P., Berry, G.: Statistical methods in medical research. 3rd edition. Oxford: Blackwell Scientific Publications 1994
Bauer, P.: Multiple testing in clinical trials. Statistics in Medicine 10 (1991) 871 - 890
Bauer, P.: Multiple primary treatment comparions based on closed tests. Drug Information J **27** (1993) 643-649.
CPMP working party on efficacy of medicinal products: Biostatistical methodology in clinical trials in applications for marketing authorizations for medicinal products. Note for guidance III/3630/92-EN. Statistics in Medicine **14** (1995) 1650-1682.
Dolce, G., Künkel, H. (Eds.): CEAN - Computerized EEG Analysis. Stuttgart: Gustav Fischer 1975
Dupont, W.D.: Plummer, W.D: Power and Sample Size Calculations. A review and a computer program. Controlled Clinical Trials **11** (1990) 116 - 128
Hampel, F.: Robuste Schätzungen: Ein anwendungsorientierter Überblick. Biom. J. **22** (1980) 3 - 21
Hochberg, Y.: A sharper Bonferroni procedure for multiple test procedures. Biometrika **75** (1988) 800 - 802.
Hochberg, Y., Benjamini, Y.: More powerful procedures for multiple significance testing. Stat Med **9** (1990) 811 - 818.
IDV-Datenanalyse und Versuchsplanung: N handbook, 3 Vol. Gauting: IDV, 1988
Jones, B., Kenward M. G.: Design and analysis of cross-over trials. Chapman and Hall: London, New York, 1989
Lehmann, E. L., D'Ambrera H. J. M.: Nonparametrics. Statistical methods based on ranks. San Francisco: Holden Day 1973
O'Brien, P. C.: Procedures for comparing samples with multiple endpoints. Biometrics **44** (1984) 1679-1687
Peace, K. E.: Biopharmaceutical satistics for drug development. New York, Basel: Marcel Dekker 1988
Rüger B.: Das maximale Signifikanzniveau des Tests: "Lehne H_0 ab, wenn k unter n gegebenen Tests zur Ablehnung führen." . Metrika **25** (1978) 171 - 178
Sachs, L.: Angewandte Statistik. 6th Edition. Berlin, Heidelberg New York: Springer 1984 (or later editions)
Sonnemann, E.: Allgemeine Lösung multipler Testprobleme. EDV in Medizin und Biologie **13** (1982) 120-128.

Chapter 4

電源推定：双極子から LORETA まで

Source Localization from dipoles to LORETA

R. D. Pasqual-Marqui

1．はじめに

　ここでの問題は，「脳波を生成している活動性神経細胞の局在をどのようにして決定するか」ということである。

　これは非常に難しい問題である。実際に，解決法もなく，解決され得ない。その主たる理由は，たとえ如何に多くの電極を頭皮上に配置しても，脳波には情報の不十分さが存在するからである。本質的に存在するこの制限のために，電気的神経活動分布を示す機能的三次元脳断層図は呈示されずにきた。

　このような望ましからざる事態にもかかわらず，多くの「仮定に基づいた」推定操作が長く行われてきた。

　「仮定に基づいた」推定操作とは――，それは多誘導脳波記録から得られる不十分な情報と，活動性神経細胞の形態や存在場所についての特殊な「仮定的」情報とを結びつける作業である。今日，十分な情報が得られるようになり，推定結果が意義あるものか否かは，完全に「仮定」の妥当性に依存している。

　「仮定に基づいた」推定操作のうち，最もよく知られているのは等価双極子（およびその類縁）である。これは，決して電気的神経活動分布を示す機能的三次元脳断層図ではない。

　図1は，ヒト頭部を左側から見た模式図である。興奮性シナプス後電位を受ける単一の錐体細胞を除くすべての神経細胞は，非活動的である。矢印は生化学的過程によって生じた一次電流密度（起電力）である。「電源」はどこにもない。頭部は本質的に伝導体であるため，イオン（電流）は電気力学の法則に従って，頭部のあらゆる部位を流れている。従って，記録が行われている頭皮を含むすべての部位で電位差は生じている。概念上の点電源である等価双極子は，このような非現実的な単一の活動性スーパーニューロンを非常によく表現し得る。

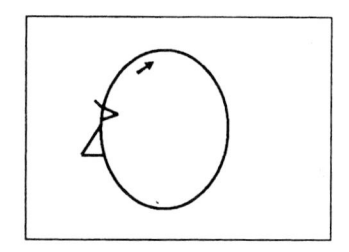

図1

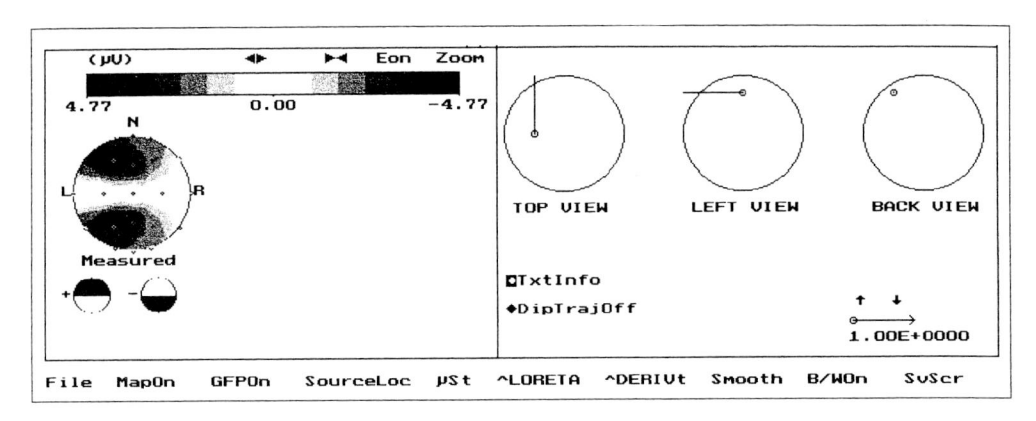

図2

　例えば，図2の右図は3つの異なる方向から見た頭部にある活動性神経細胞（すなわち等価双極子）を示している。Nは鼻側，Lは左側，Rは右側である。双極子は鼻側に向く接線方向でC3電極の直下である。左図に双極子によって形成された頭皮上電位（等電位図）を，21記録電極の配置（小正方形，Fpz, Ozを含む国際10/20法）と共に示す。後頭部に対して前頭部が陽性である。図2の描出方法は後に詳述する。

　図2の例において，「仮定」は妥当である。つまり，単一電流源（等価双極子）は単一活動スーパーニューロンの模像として優れている。

　しかしながら，事態はそれほど非現実的なまでに極端ではない。実際，活動性神経細胞のみが1 cm^2 未満の小さな領域に存在し，同一動態を持ち，同時に活動するという現実にはあり得ないような状況においては，等価双極子は相当に妥当な「仮定」である。例えば，チェッカーボード・パターン反転視覚刺激による，網膜左（又は右）半刺激の100ms後の誘発電位の場合は，これは妥当な近似であろう。活動性神経細胞の小集団は左側（又は右側）の一次視覚野の近傍であるはずである。図3に示す結果は網膜左半に一致する。

　図3の左上図は波形（カーソルは100ms）を，左下図は実測二次元等電位図（右後頭領域に鋭頂を有する頭皮上電位）を，右下図は実測値の96.6%を説明する至適合双極子を，それぞれ示している。また，左下図には「理論上の」電位図（すなわち，双極子によって形成された測定値）と双極子が説明し得なかった残余（相違）電位図を併せて示す。実際，個々の結果は了解し得るものである。これらの結果がどのようにして得られたか，詳細は後述する。

　網膜上（又は下）半刺激で何が起こるのか？　理論的には2つの双極子が左右それぞれの視覚野で働くはずである。しかし事態は非常に難解になる。つまり，多双極子追跡は全く不安定で，通常，双極子は無理に位置づけられなければ，在るべき所に推定されない。本来の目標に矛盾する場所に双極子を無理に位置づけることが，すなわち局在推定なのである。こ

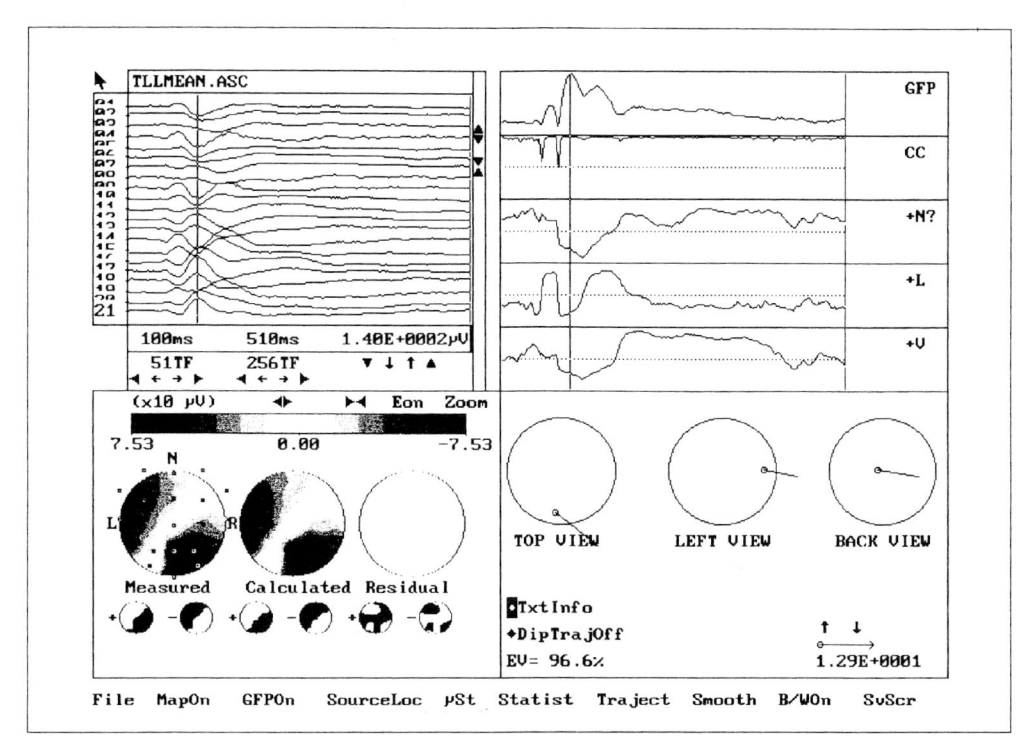

図3

の根本的な問題は，ほぼ完全に同一の頭皮上電位測定値を作り出す双極子の対が，それぞれ別個の位置に推定されることにある。

活動神経細胞が比較的広く分布している場合，等価双極子の仮定は真っ向から侵される。P300やN400の事象関連電位成分は，双極子追跡の結果が脳内の文献的に想像に難くない部分に電源を推定した例である。現実の電源は未だ知られていない。1つの可能性としてそれらが広範に分布していることが考えられる。それでもなお，ほぼ間違いない真実が1つある。それは，電源は等価双極子の仮定（たとえ多双極子であっても）を満たさないということである。

2．電流双極子

双極子追跡について幾分悲観的な書き出しの後ではあるが，物理学，数学，統計学の知見をいくらか呈示しよう。

伝導性が均一な無限の媒体において，点 v にありベクトル積 m を持つ電流双極子によって生じた，点 s における電位はつぎの関数で表される。

(1) $\quad \Psi = \Psi(\mathbf{s};\mathbf{v},\mathbf{m},C) = \dfrac{1}{4\pi\sigma}\dfrac{\mathbf{m}^T(\mathbf{s}-\mathbf{v})}{\|\mathbf{s}-\mathbf{v}\|^3} + C$

太字はベクトルあるいはさらに一般的には行列を表す。個別的には，$\mathbf{s}$ と $\mathbf{v}$ はそれぞれ，測定値と双極子局在点の三次元位置ベクトルである。双極子ベクトル積 $\mathbf{m}$（$\mathbf{m}^t$ は変換を示す）もまた三次元ベクトルであり，電流密度（電源）の位置と大きさを表す。すべてのベクトル $\mathbf{x}$ について，$\|\mathbf{x}\| = \mathbf{x} = \sqrt{\mathbf{x}^T \mathbf{x}}$ は大きさまたはベクトルの長さと同値である。C は，電位「差」が測定される際の基準電極によって決定される任意の定数である。例として，点 $\mathbf{s}_0$ にある基準電極について測定された電位は次のように表される。

(2) $\quad \varDelta\Psi = \Psi(\mathbf{s};\mathbf{v},\mathbf{m},\mathbf{s}_0) = \dfrac{1}{4\pi\sigma}\dfrac{\mathbf{m}^T(\mathbf{s}-\mathbf{v})}{\|\mathbf{s}-\mathbf{v}\|^3} - \dfrac{1}{4\pi\sigma}\dfrac{\mathbf{m}^T(\mathbf{s}_0-\mathbf{v})}{\|\mathbf{s}_0-\mathbf{v}\|^3}$

式(1)と(2)の背景を成す物理学と数学は Nunez（1981）の文献に見ることができる。しかしこれらの式は，無限に均一な媒体ではないヒトの頭部に関しては決して妥当ではない。脳波双極子追跡の最初の試みは，頭部が大気中の均一な球体であるという仮定に基づいていた（Nunez, 1981; Henderson et al., 1975; Fender, 1975）。この仮定はいずれも決して妥当ではなかったが，少なくとも僅かに現実的であった。球体表面（すなわち頭皮上）の電位の式は，電流が大気中を流れないことが理由でたいへん複雑化している。

(3) $\quad \Psi = \Psi(\mathbf{s};\mathbf{v},\mathbf{m},C) = \dfrac{\mathbf{m}^T}{4\pi\sigma}\left[\dfrac{\hat{\mathbf{s}}-\hat{\mathbf{d}}}{\mathbf{sd}(1-\hat{\mathbf{s}}^T\hat{\mathbf{d}})} - \dfrac{2\hat{\mathbf{d}}}{\mathbf{d}^2}\right] + C$

式(3)は，球体である頭部の内側に双極子が在る場合にのみ妥当である。式(3)は数学的には頭部の外側に在る双極子を評価し得るが，それは全く無意味である。頭部の外側の双極子についての式は，単に $\Psi = X$ である。したがって，すべての電位差は「0」である。この論述は，球体以外のすべての現実的頭部模像について当てはまる。

歴史上，頭部の現実的描写に向けての次段階は，異なる伝導率を有する3つの同心球（脳，頭蓋骨，頭皮）から成る3シェル・モデルであった。電位の式はさらに複雑化し，無限の数列展開としてしか表示され得ない（Nunez, 1981）。他の模像として5シェルまで考えられ，三次元楕円のような他の形態も考案された。そして最終的に，現実的幾何学構造が考えられた（Hamalainen and Sarvas, 1989）。実測的頭部模像の物理学的原理は，理論的には明快であるが，数学的には扱い難いほど難解になる。

たとえ双極子の仮定が妥当であっても，使用する頭部模像が正しくなければ，推定結果に誤りを生じるということに注意することが重要である。例えば，最近の人為的に作り出された双極子に関する結果では，3シェル・モデルに1cm前後の誤推定が生じるとされている（Cohen et al., 1990）。

ここで，頭皮上電位（すなわち二次元等電位図）との関連において，双極子の局在と方向

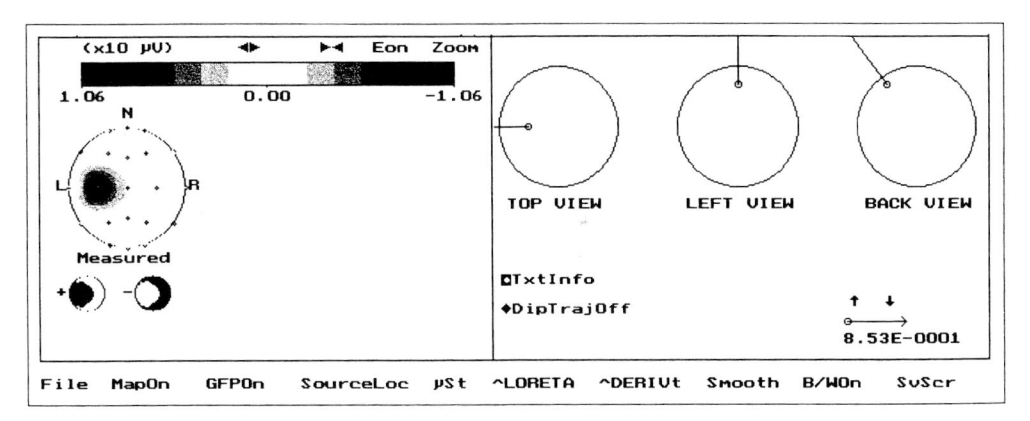

図4

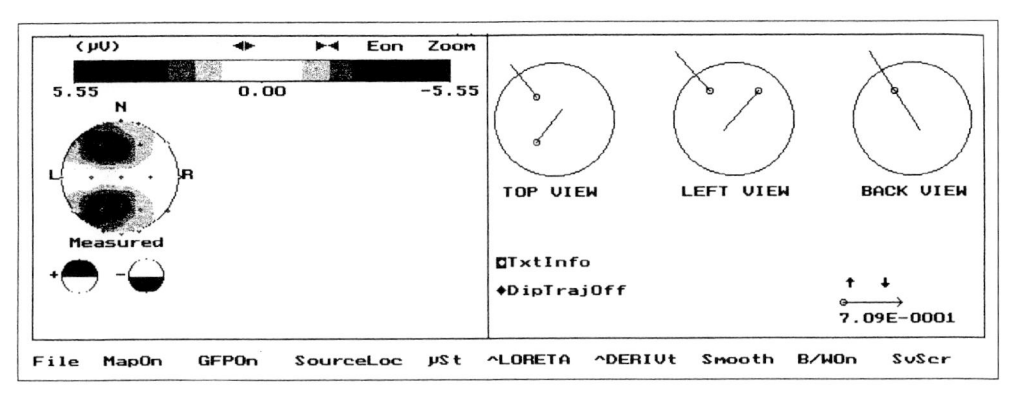

図5

がどのようであるか，3シェル・モデルについての式(3)の訂正版（Ary et al., 1981）を用いて示す。図2はこのようにして創出されたのである。原則的には，妥当な式つまり$\Psi = \Psi$(s ; v, m, C) が成立する限りにおいて，他の如何なる頭部模像も使用し得る。

　図4に，図2におけるのと全く同一の位置に存在する単一双極子による二次元等電位図を示す。

　しかし，ベクトル積はC_3電極を指す放射方向である。局在の変化がない場合であっても，方向の変化によって等電位図が如何に劇的に変化するか記憶に留め置かれたい。

　図5に，F_3とP_3の下に近似的に推定される放射状の2つの双極子によって生じた二次元等電位図を示す。F_3部の双極子は外側を指し，P_3部の双極子は内側を指している。

　図2にある単一の接線方向の双極子が描く頭皮上電位との類似性に注目されたい。

　仮に，得られる唯一の情報が測定値，すなわち頭皮上電位なのであれば，いくつの電源が何処に存在するかを解釈することは些細な問題ではない，ということを強調するためにこれ

らの図表を挙げた。その結果，図5が2つの双極子によって形作られているにもかかわらず，図5の測定値（電位図）に対して単一双極子が非常に優れた適合を創出し得ることが示された。また，逆に，図2は単一双極子によって描かれているにもかかわらず，二双極子で図2の電位図を十分に説明し得るのである。

単純視察判定や経験的推定，ペンと紙の技法に基づく定性的双極子推定技法が，総じて全くの誤診を招くということは，重要な警告である。

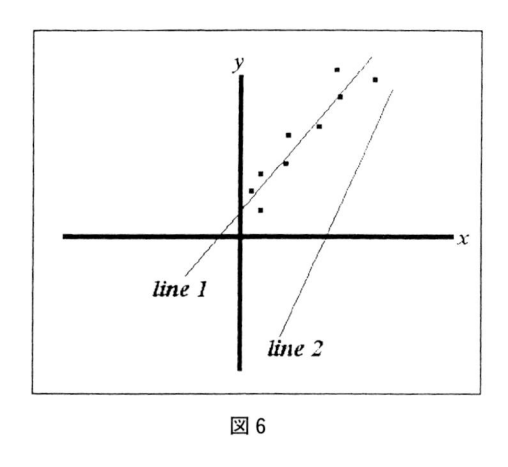

図6

では，双極子推定はどのようにして成し遂げられるのか？

その技法は，概念的には直線の適合，すなわち回帰分析に一致する。したがって，まずこの方法の手短な総説を述べよう。(y_i, x_i)で表される点（測定値）の対を想定されたい。$i = 1 \ldots N$であり，xとyとの数学的関係は次のように表わされる。

(4)　$y = y(x) = a + bx$

ここで，a，bは未知の媒介変数である。図6に幾何学的描写を示す。

例えば，変数yはある動物の体長を，xは年齢を表すとすると，その動物の測定値（体長，年齢）は小黒色格子のように表される。媒介変数aは出生時（$x = 0$）の体長であり，媒介変数bは，例えばmm/yearという単位で表される様な成長率である。図6には2本の直線も併せて描かれている。line 1は了解可能と思われる。line 2は全く了解できない。この2直線の間の唯一の相違はaとbの値である。

いかなる値の媒介変数が至適合直線を生み出すのか？

統計学においては通常，直線からの偏位は測定値yの誤差（ε）によるものと仮定される。

(5)　$y_i = y(x_i) = \varepsilon_i = a + bx_i + \varepsilon_i$

至適合直線は最小平方誤差を生じるものとして決定される。したがって，次の関数が最小化されなければならない。

(6)　$E = \sum_{i=1}^{N} \varepsilon_i^2 = \sum_{i=1}^{N} [y_i - y(x_i)]^2 = \sum_{i=1}^{N} [y_i - a - bx_i]^2$

aとb，換言すれば，式(6)を最小化する媒介変数値は至適合直線を作る。

では，媒介変数aとbに関して，どのようにして式(6)は最小化されるのであろう？

図7に式(6)，すなわち媒介変数の関数としてのEを示す。

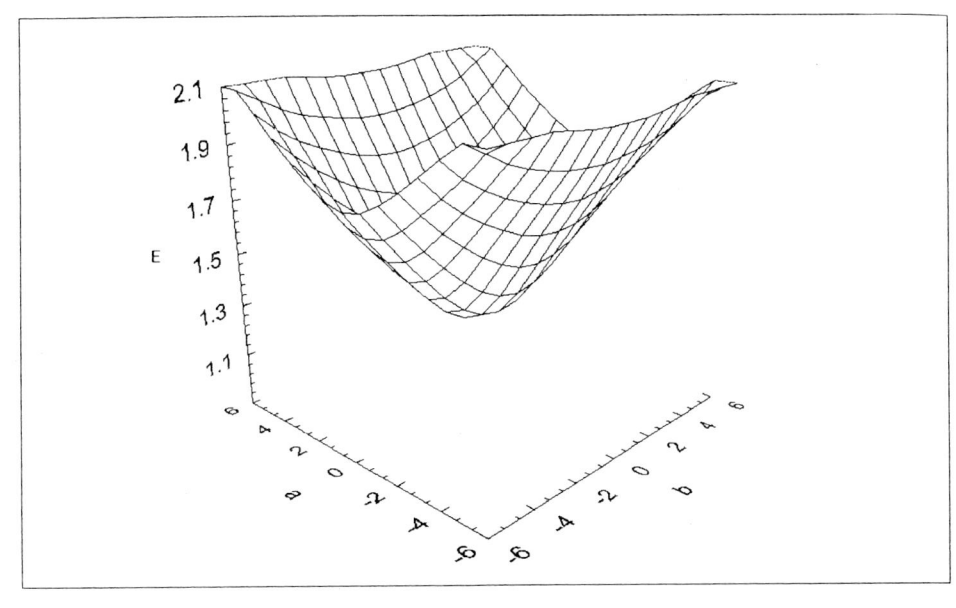

図7

Eの最小値は，次の，方程式の線形機構を解くことで得られる。

$$
(7) \quad \begin{aligned} \frac{\partial E}{\partial a} = 0 &\rightarrow a = \frac{1}{N}\left(\sum y - b\sum x\right) \\ \frac{\partial E}{\partial b} = 0 &\rightarrow b = \frac{1}{\sum x^2}\left(\sum xy - a\sum x\right) \end{aligned}
$$

これらの式は単純で明白な解決法を有する。

双極子追跡の問題を解くにも，同じ方法論を用いることができる。この場合，式(3)は適合の総誤差を決定するのに用いられる。

$$
(8) \quad E = \sum_{i=1}^{N} \varepsilon_i^2 = \sum_{i=1}^{N} [\Psi_i - \Psi(\mathbf{s}_i; \mathbf{v}, \mathbf{m}, C)]^2
$$

この式は七つの数値のうち未知の媒介変数である **v**，**m**，C に関して最小化されなければならない。残念ながら，明白な解決法は無く，非線形最小化技法を遂行するコンピュータ・プログラムを用いなければならない（Walsh, 1975 参照）。

現在，単一双極子の場合については，式(8)はあらゆる複雑化を伴わずに容易に最小化される。しかしながら，追跡される双極子が1より多い場合，深刻な問題が生じる。まず，次のような問いが考えられる。「いくつの双極子が追跡されるのか？　どうして1つなのか？　あるいは2つ，3つ，もっとなのか？」「頭皮上電位を説明するためにいくつの双極子が必要なのか？」。この第一の問いに対する満足できる解答は無い。しかし，たとえ測定値を説

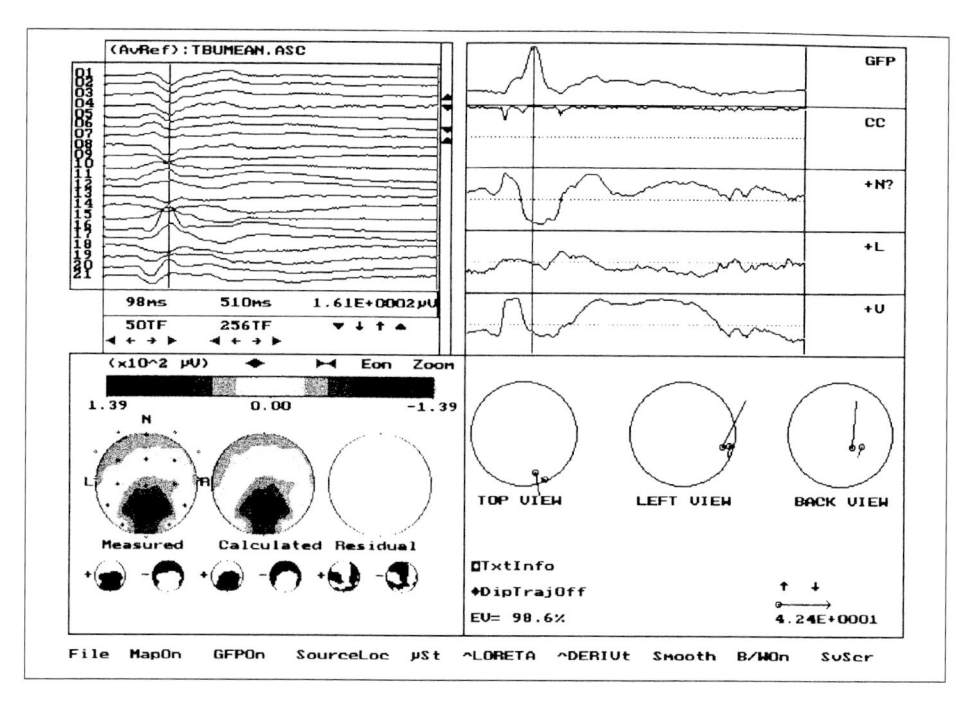

図8

明するために必要な双極子の実数を知り得たとしても，双極子追跡は非生理学的局在を示すことが理由で通常，無意味である．例えば，図8に示す結果は，網膜上半視覚刺激に対するP100成分に一致するものである．

　双極子は，対称性に左右の視覚野に推定されるという結果が予想された．しかしながら，2つの双極子は両者とも右側に在った．さらに，その2つの双極子は非常に良い適合をもたらした（両双極子で測定値の98.6%を説明できた．完全に説明できたも同然である！）．この問題を解決する方法のひとつは，2つの双極子を作為的に配置することであろう．

　次の段落では，最近完成された全く異なる推定法であるLORETAについて簡単に記載するが，それがより好ましい方法というつもりはない．一般に，両方の技法（双極子とLORETA）で解析を行い，結果を比較・検討することが恐らく最善の方法であろう．

3. 低分解能脳電磁図 Low Resolution Electromagnetic Tomography (LORETA)：電算された三次元神経活動分布

　文献的には多くの異なった電源推定法があり，それらはそれぞれ固有の仮定に基づいている．総説をすることは本論文の趣旨ではないが，その代わりに，最近完成されたLORETA (Pascual-Marqui et al., 1994) と呼ばれる逆問題解法の手短な記載を行う．

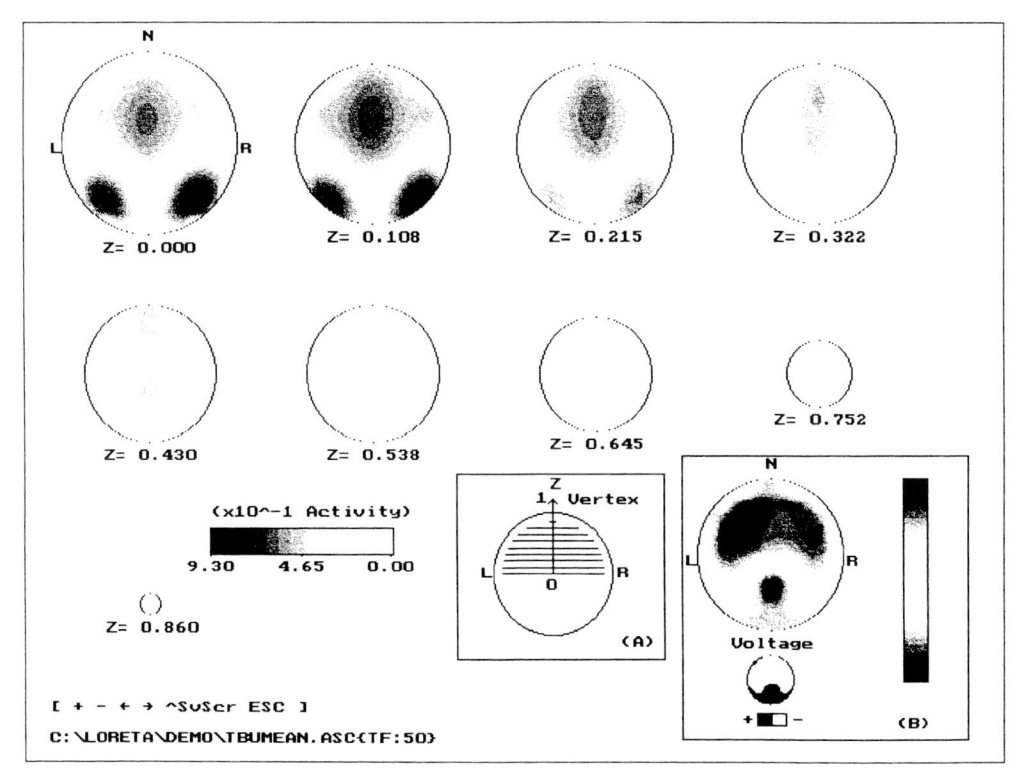

図9

　LORETAは，神経組織で占められる三次元空間での神経活動を算出する逆問題解法である。活動性は，単一のもしくは少数の点に限られるわけではなく，また，脳の他の部分も無活動でいるわけではない。LORETAの単一にして唯一の仮定は，

「隣り合う神経細胞（あるいは神経細胞群）は類似した活動を有している可能性が高い」

というものである。

　この「滑らかさ」という仮定は，これまでの文献で報告されたことのないかすんだ（低解像度の）三次元推定に耐える，驚くべき三次元逆問題解法をもたらすのに十分である。

　例として，図8の網膜上半刺激に対する視覚誘発電位，P100を考えてみよう。

　図9にこれらの測定値からLORETAによって描かれた画像を示す。

　神経活動は，黒色が最大を，白色が最小を表す灰色の相対尺度で示されている。頭頂から見た脳水平断である（N：鼻側；R：右側；L：左側）。各断面の高さは，後方から頭部を見た中央下図(A)に示されている。(B)には一致する頭皮上二次元等電位図（測定値）が示されている。図8の二双極子追跡と対照的に，最大活動が左右の視覚野に現れていることに注目されたい。

　　　　　　　　　　　　　（木下　利彦，磯谷　俊明，延原　健二，柳生　隆視，廣田　卓也　訳）

文　献

J.P. Ary, S.A. Klein, and D.H. Fender, "Location of sources of evoked scalp potentials: corrections for skull and scalp thickness,". IEEE Trans. Biomed. Eng., Vol. 28, pp. 447-452, 1981.
Cohen D; Cuffin BN; Yunokuchi K; Maniewski R; Purcell C; Cosgrove GR; Ives J; Kennedy JG; Schomer DL. MEG versus EEG localization test using implanted sources in the human brain. Ann Neurol 1990, 28, pp.:811-817.
Fender DH (1987): Source localization of brain electrical activity. In: Handbook of electroencephalo-graphy and clinical neurophysiology, Revised series, Vol.1, Methods of analysis of brain electrical and magnetic signals, Gevins AS, Remond A, eds. Amsterdam : Elsevier, pp 355-403
M.S. Hämäläinen and J. Sarvas. Realistic conductivity geometry model of the human head for interpretation of neuromagnetic data. IEEE Trans BME 1989, 36:165-171.
Henderson CJ, Butler SR, Glass A (1975): The localization of equivalent dipoles of EEG sources by the application of electrical field theory. Electroenceph clin Neurophysiol 39:117-130
Nunez P (1981): Electrical fields of the brain. New York : Oxford University Press.
R.D. Pascual-Marqui, C.M. Michel, and D. Lehmann. Low resolution electromagnetic tomography: a new method for localizing electrical activity in the brain. International Journal of Psychophysiology 1994, 18:49-65.
Walsh G.R. (1975): Methods of optimization, London, Wiley.

Chapter 5

各周波数帯域における電位発生源局在探求の原理：FFT双極子近似法とその適用

Basics of Source Localisation in the Frequency Domain: the FFT
Dipole Approximation and Some Applications

D. Lehmann

概　要

　FFT双極子近似法は，ある区間の多誘導脳波をFFT分析した結果から，位相角情報を考慮して電位分布図を作成し，各周波数帯域における単一の電位発生源を求める過程を説明するものである。この電位分布図は，従来の三次元双極子発生源の局在を推定するのに用いられるものと同じである。FFT双極子近似法は，広範囲にわたる脳波誘導の記録にとって便利であり，その結果は，もともとのFFTを施行した直後のパワーマップの結果と非常によく一致する。その方法は，健常者におけるデルタ，シータ，アルファ，ベータの各周波数活動の等価的電位発生源を決定するために頻繁に使われた。例えば，異なったタイプの自発的精神活動（視覚イメージ的思考タイプと抽象的思考タイプ）施行中の周波数帯域別脳波発生源の位置は，デルタ，シータ帯域で有意に異なる。また，精神分裂病患者では，健常者とは異なった周波数帯域別の発生源を示す。さらに，多誘導脳波記録を用いて調べた薬物の影響も，周波数帯域別発生源の位置が変化することから要約することが可能である。

序　論

　負荷のない脳波における異なる周波数成分は，健常者の異なった行動と関連づけられ，ある病態や薬物の影響を示す。多くの周知の報告が，このことを支持している。例えば，覚醒中はより速い周波数の波に，睡眠中はより遅い周波数の波にそれぞれ関連づけられること，同様に，完全覚醒時はより速い周波数の波に，不完全な覚醒時はより遅い周波数の波にそえぞれ関連づけられること，限局した器質変化がある場合は覚醒中の徐波に関連づけられること，ベンゾジアゼピン系薬物はベータ帯域の脳波活動を引き起こすことがそれである。同じ神経細胞群が異なった周波数成分を産するのか，あるいは違う神経細胞群が異なった周波数成分を産するのかについては知られていない。また，同じ神経細胞群が異なった条件における周波数成分を産するのか，あるいは違う神経細胞群が異なった条件における周波数成分を

産するのかについてもやはり知られていない（病理学的な例では，一般に，障害を持った神経組織は徐波を生ずると憶測されている）。特に，同じ神経発生源が同じ瞬間に異なる薬物治療下で能動的に働くのか，あるいは違う神経発生源が同時に同じ瞬間に異なる薬物治療下で能動的に働くのかという問題は（下記を参照せよ），中枢神経系に影響をおよぼす化合物の作用機序の解明にとって興味深いものとなろう。

このように，自発脳波の周波数帯域毎の発生源の位置を推定することは実践的に興味深い。単なる脳波パワーマップからは，そのような発生源位置の推定はできない。なぜなら，第1に，パワーマップの概観は，基準電極の選び方に左右されるからである。たとえこの最初の問題が基準電極とは無関係なマッピング（平均基準電極や電位勾配または電流発生源密度）によって解釈されたとしても（Lehmann, 1987 を参照），基準電極とは無関係なデータから形作られたマップは，発生源をまたいで垂直である必要のないピークや谷を見せるだろう（電位勾配は除く）。しかし頭蓋上では，ピークと谷は発生源の位置のみではなく，より重要な発生源の方向性によって決定されるだろう。その最も悪い例では，ピークと谷が見かけ上間違った半球に見られる。そのため，発生源の位置の推定が計算されることが必要である。

脳電位発生源の位置の推定は，普通，単一で瞬間的な時間枠に対してなされる。すなわち，電位分布図（例えば，Kavanagh et al., 1978）であり，この方法を使えば，周波数帯域フィルターをかけた瞬間瞬間の脳波マップの連なり（He et al., 1987; 1989）や，MEG データ（Vvedensky et al., 1986; Williamson and Kaufman, 1989）にも応用することができる。しかしながら，この方法は，長い時間で区切られたデータに用いるには厄介である。周波数毎に，モデル化された発生源の局在を調べる方法，すなわち「FFT 双極子近似法」は，フーリエ変換にて可能な限りの周波数分解能をもち，長いデータの連なりを分析するために，我々（Lehmann and Michel, 1989, 1990）によって開発された。その方法は，記録部位間における位相角の違いの問題を考慮に入れたものである。

FFT 双極子近似法を用いた周波数毎の脳波発生源の局在について

FFT 双極子近似法は，フーリエ変換された多誘導脳波を用いて電位分布図を作成することである。それには，位相角の情報から，脳内に内在する過程の数量についての推定が必要である。最も単純なケースでは，すべての過程（発生源）は同じ位相角で働くと考える。その方法では，発生源の数についての想定はまったく必要がない。FFT 双極子近似法を用いれば，フーリエ変換によるそれぞれの周波数帯域においてひとつの電位分布図が作成できる（Lehmann and Michel, 1989; 1990）。これらの電位分布図は，三次元における双極子発生源 fitting 法に用いることができる。我々の元の論文の後に，理論的考察や，さらに洗練された

5．各周波数帯域における電位発生源局在探求の原理：FFT双極子近似法とその適用

解決法を提示する修正法と電場と磁場の成分との比較に関する論文が発表された（Lütken-höner, 1992; Tesche and Kajola, 1993; Valdes et al., 1993）。この論文は，その概念の解明に関する要点を提示するだろう。

FFT双極子近似法による手順では，それぞれの周波数帯域の多誘導高速フーリエ変換（FFT）を用いる。FFTの結果は，サイン-コサイン空間に書き込まれる（図1A）（その図表に入力される値の幾何学的な配置図は，記録された基準電極とは無関係であり，ちょうど正座表のようである）。そこで，単一位相角の発生過程を仮想すれば，最適近似線がそれぞれの周波数点におけるFFTの結果の中に計算され，本来の入力点は，この直線と直角を成して投影される。その論理的根拠は，単一位相角による過程の場合では，すべての入力点は直線上（すべての位相角は，記録された表では0度か180度かのいずれかであろう）に位置するであろうということである。最適近似線上に投影されたその本来の入力点の位置は，電位分布図として解釈される。その電位分布図は，単一発生源局在を想定する従来のモデル化された双極子発生源推定法に用いることができる。

その概念は次のとおりである：周波数帯域を高速フーリエ変換することによって与えられたサイン-コサイン空間上のデータは，現在問題としている周波数のサイン波の位相角と振幅を各電極毎に示している。従って，サイン波の周期のそれぞれの瞬間でそれぞれの電極における特定の電位値がある。多誘導FFT分析によるすべての瞬間的な値は，任意の周波数帯域での電位分布図と理解することができる。それらの値は，選ばれた基準点を中心に回転する直線上での元の電極の入力値が直行する投影点によって定義される。投影図によって最適な入力配置図を求めるためには，（本来の入力点と直線上に相当する投影点との距離の総和の最小誤差をもって）その直線は，旋回軸点として採択しうる最小誤差の点を中心に回転する。その最小誤差の地点というのは，すべての点の中で最も誤差の総和が最小となる角度のことである（図1C）。最適近似線は，入力点の集まりを通して，第一主成分をあらわす。ついでながら，サイン-コサイン空間から読み取られる一般的なパワーマップは，図1Bや図2にみられるような位相差を無視している。

最終的に定義すれば，FFT双極子近似法は，電位分布図（サイン-コサイン平面から読み取ることのできるすべてのマップ）を探すことである。そして，二乗した後，最も精密に近似されるパワーマップが従来の方式でのFFTの結果から構成される。このように，その方法は，もしすべての発生過程が同一位相内であれば，唯一0度と180度の位相角のみが提示することができるという単一位相角度の点からわかる発生源（両極を有する振幅を持つ）によって，FFTの結果を最適に説明する電位分布図を探す。サイン-コサイン空間を通して得られた最適な線は，そのデータの第一主成分であり，サインあるいはコサイン軸の回帰直線ではなく，また基準軸上の位置に依存する平均回帰直線をも意味しない。

実際には，反復するエポックは調べられる。繰り返されたFFT分析のエポックに対する

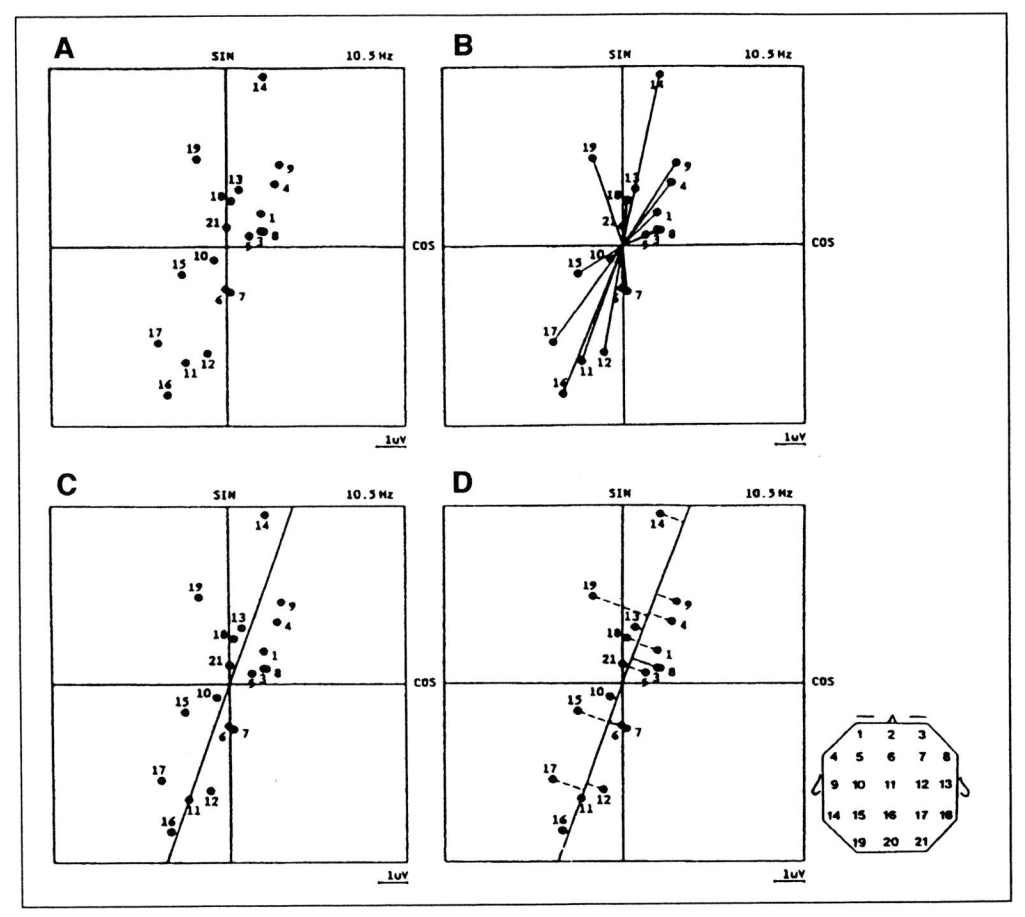

図1　2秒間のエポックの19チャンネル導出脳波をフーリエ変換した
10.5Hz点の結果のサイン-コサイン平面

A：結果の配置図；各電極は各々1つの入力位置を作り出す；その配置図は選択された基準電極の影響を受けない。

B：線分は「パワー」の測定値を示す；描写されている図では基準電極を基準値としている（図3上部のマップ参照）ここでは位相角については何ら考慮されていない（実際パワー値は線分の二乗の値）

C：データ配置図の最適適合直線；この直線は元の入力位置と直線上への直交投影点との差（点線）の二乗和を最小化する；瞬間の電位値は，選ばれた基準電位から直線上への投影点との距離である（これはLehmann and Michel, 1989からのデータをFFT双極子近似したものである）

平均FFT双極子近似値を得る方法には2つある。(1)FFT双極子近似値は，すべてのエポックに関して最小標準偏差を示す組み合わせになるような平均するための数値の極性の入れ換えによって平均化される。この入れ換えは必ずしなければならない。なぜならば，近似電位分布図の割り当ては規則的な基準によらないものであり，すなわち解析するエポックの開始時間にたまたま決定されるものであるからである。(2)異なったエポックにおける全体のサイ

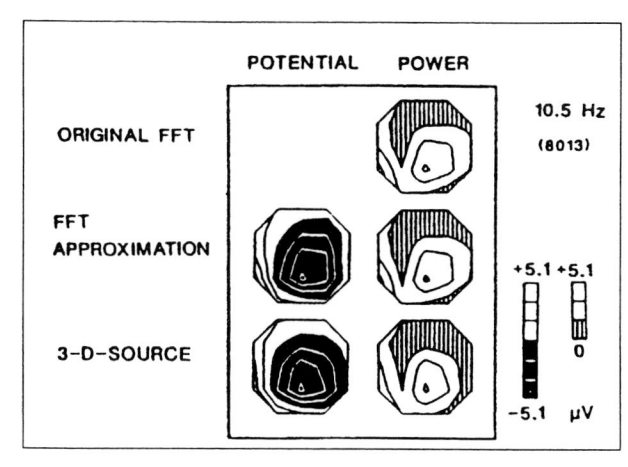

5. 各周波数帯域における電位発生源局在探求の原理：FFT双極子近似法とその適用　75

中段左：FFT近似電位分布図
中断右：中段左の図に対応したパワーマップ
下段左：中段左の図より決定した双極子発生源モデルの順問題解によるマップ
下段右：下段左の図に対応したパワーマップ
各図は上方より見たもので，図の上部は鼻側である。図2右側の"パワー"図はすべて，実際的にはパワーの平方根をとったものである。

図2　上段：図1と図3を扱った10.5Hzにおける最初のパワーマップ

ン－コサイン空間は，回転，すなわち最適な直線を見つける方法で，それはLehmann（1986）によって記述されたものだが，FFT双極子近似法はこの平均から計算される。

［繰り返されたエポックに関して結果を結合する他の方法は，それぞれのエポック（次のパラグラフに見える）について三次元的な推測値と，全エポックを通じての推測値の平均を計算することである。その方法は，3つの位置のパラメータと強さに関しては単純である。もし，その方向において平均化が必要であれば，我々はその起点の3つの空間的なパラメータと，強さと，方向についての2つの角度より与えられる点の3つの空間的なパラメータによってそれぞれの推定された双極子を描写することを提案する。双極子の位置を0と考えれば，後半の3つの尺度は平均化されてよい。したがって，平均的な強さと，角度を求めることができるであろう。］

FFT双極子近似電位分布図（すべてのエポックに関する平均図）を，任意の周波数帯域における空間上の等価的にモデル化された双極子発生源の3つのパラメータと2つの角度と力を決定するための，従来の双極子発生源局在推定法に用いることができる（図3）。この方法は，順問題解によってモデルの頭皮上に計算された振幅の空間的分布の点から想定された単一双極子源（あるいはもっと適当と考えれば，一個以上の双極子をもって）によって測られたデータを最適に説明する。記録基準位置の効果について，脳波の専門家の間でいくつかの新しくなされた討議を考慮すれば，この双極子推定値は，ちょうどFFT双極子近似法のように，記録基準電極の選択によって影響されないということを思い出す手助けとなるであろう。

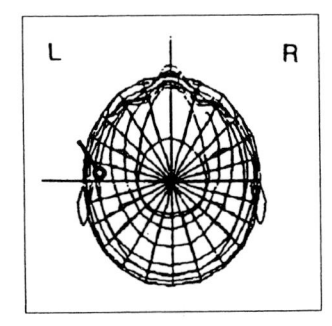

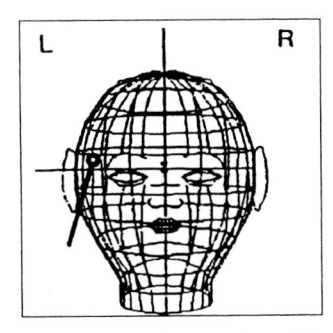

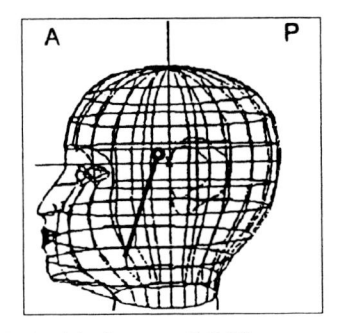

図3 図1の10.5Hzのデータより最も合致するように計算された三次元モデル発生源（位置（白抜きの丸），方向，力の強さ）。図2の分析されたFFT近似図と，計算された三次元双極子発生源の順問題解図を見よ。

発生源推定の正しさ

　元のパワーマップは，FFT双極子近似法により求められた二乗電位分布図，および三次元モデル化双極子発生源の順問題解にて求められた二乗電位分布図と，ピアソン相関係数を用いて統計的に比較しても良い（この相関係数はLehmannとSkrandieらにより提案されたGlobal Map Dissimilarityの測定値と直接関連する）。元のFFTパワーマップと我々のFFT双極子近似法（位相角という観点からの単一双極子）により求められるモデルと，およびその三次元双極子発生源（空間的局在という観点からの単一双極子発生源）との一致度の正当性を周波数帯域と被験者にわたってMichelらは検討している。FFT双極子近似法により求められたマップは，元のFFTパワーマップを周波数帯域全般にわたり非常に良く描写し得るのに対して，三次元空間モデル化された電位発生源に基づくパワーマップは，元のパワーマップやFFT双極子近似法により求められたマップとの一致度はそれ程高くないことが示された。三次元空間モデル化された電位発生源と元のデータとの一致度は概ね良好だが（個々の周波数帯域毎の元のマップとFFT双極子近似パワーマップとの相関係数rは0.99にまで達する），しかし周波数によっては幾分一致度は異なる。シータ波帯域では幾分一致度は低く，アルファ波帯域では一致度は最も高く，ベータ波帯域でも幾分一致度は低い傾向にある（Michel et al., 1992を参照）。

1つ以上（複数）の発生源による処理過程

　FFT双極子近似法による二乗パワーマップ（単一位相角モデルによる）と元のパワーマップとの相関度が高いということは，モデル化するにあたって複数の処理過程を推定することがことさら奨励されるべきではないことを示唆している。しかしながら，最初の論文

（Lehmann et al., 1990）でも本法について議論しており，ある種の実験環境では多処理過程の解法を考慮すべきであろう。

異なった周波数帯域の発生源局在

　我々は，本文の導入部においても投げかけた，異なった周波数帯域の発生源局在に関する疑問についてすでに研究している（Michel et al., 1992）。その研究では，13人の任意の男性被験者（平均年齢26歳）に設置した19の電極（国際10/20法）からデータを記録した。被験者はシールド化された部屋で快適に座った状態でデータ記録が行われ，脳波は継続的にA/D変換後保管されていった（128s/sec, BioLogic 社製 Brain Atlas）。被験者は全員小さな音の合図が鳴った時に「どんなことを考えていたか」についての簡潔な言語報告をするように求められた。実験者は20秒間アーチファクトの認められない脳波が観察されると，2.5分間隔で音の合図を鳴らした。30個の合図が各被験者に送られた。その後 off-line で，合図直前の2秒間のエポックを再生して見直し，各被験者から最初と2番目のアーチファクトのない合図直前の10エポックを採択しその後の解析に利用した。FFT双極子近似値は，各エポック毎に計算された（Hanning window 処理）。前述した入れ替え法を用いて，各被験者毎に最初の10エポックの近似値および2番目の10エポックの近似値における平均値が求められた。各周波数ポイント毎のFFT双極子近似値の平均値，すなわち三次元モデル化発生源局在値は，「Dipole」というプログラムで3-shellモデルのオプション（BioLogic, Mundelein, IL, USA）を用いて算出された。算出された解法値のx, y および z の三次元座標局在値は，各被験者毎かつ最初と2番目のエポック毎にデルタ，シータ，アルファ，ベータ1，ベータ2の周波数帯域について平均化された。このようにして各帯域のモデル発生源の平均局在値（x, y および z の3つの指標値）が各被験者毎に得られた。これらの平均局在値はさらに被験者間で平均化され，その被験者平均の値は局在値同士の違いの有意差について検定された（図4）。

　最初と2番目のエポックから得られた結果は非常に近似していた。分散分析によると，被験者全体を通してのモデル発生源局在値は，前後と頭蓋—尾状核軸の座標上では各周波数帯域間で有意に異なっていたが，左右軸上では有意差は示されなかった。デルタは最も深く最も前方に位置し，シータはそれよりやや浅くやや後方に，アルファは上下軸上で最も高い位置にありかつ最も後方に位置し，ベータ1はアルファよりやや深くやや前方に，ベータ2はそれよりさらに前方の深い位置に存在していた。

　モデル発生源の推定位置として算出される値は，本質的には，観察された多誘導パワーマップあるいは電位分布図に関するデータ削減である。もし推定された局在値が異なっているとすれば，そのマップ自体が異なっていることになる。異なったマップは異なった発生源に

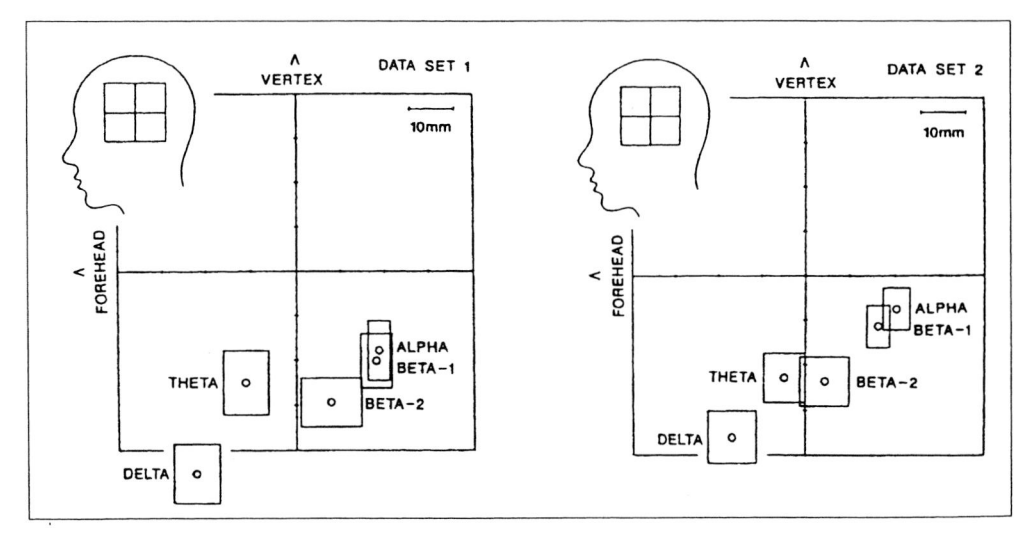

図4 デルタ，シータ，アルファ，ベータ1，ベータ2周波数帯域における双極子発生源モデルの位置。30人の健常男性被験者の結果に関する平均（白丸）と標準誤差（長方形）。頭部を左方より見，鼻部は左方，頭頂部は上方を示す。；球形の頭部モデルである。；その中心（縦軸の零点）は，国際標準電極配置法（10/20法）の耳介前点の零点より10％上方である。同一被験者より繰り返し測定した（sets 1 と sets 2）。Michel et al 1990のデータによる。

よって作られているはずである。したがって，我々が観察したことから導かれる結果は，安静時正常被験者から記録された脳波の異なる周波数帯域は，明らかに異なる神経細胞群によって支配されている，ということである。

種々の自発思考における脳波周波数帯域の発生源の局在については，正常被験者において研究されている（Lehmann et al, 1993）。我々が行った初期の研究（Grass et al., 1987; Koukkou and Lehmann, 1983）をさらに発展させ，我々は，異なったタイプ（分類）の思考が自発的に行われている間は異なった細胞群が活性化されているかどうかについて実験を行った。実験の計画は前節で述べた通りである。また，前述したように，約1時間半の記録中30個の合図が与えられ，持続脳波とともに自発的黙想に関する言語的報告が収集された。12人の被験者（男性6名，女性6名，平均年齢33.5歳）からのデータが使用された。言語的報告は「視覚イメージ的思考」か「抽象的思考」か，あるいはいずれにも属さないか，のいずれかに分類された。「昨年食べた浜辺での昼食について思い浮かべた」という報告は視覚イメージ的思考の一例であり，一方「今日の午後の講義スケジュールについて考えた」というのは抽象的思考を表すものである。2人の報告者の合意の下に，報告の3分の1が各分類に組み入れられた。先に書いたように，合図直前の2秒間のエポックのいくつかがFFT双極子近似法に供され，求められた値は各被験者毎に，かつ同じ思考の分類に属する全エポックについて，入れ替え法を用いて平均化された。その後，その平均近似値を用いて三次元

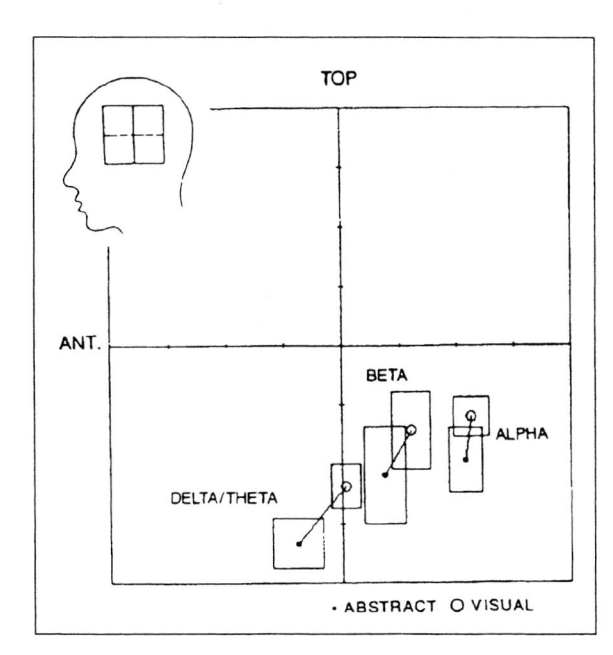

図5 "視覚イメージ的"タイプ（白丸）と"抽象的"タイプ（黒丸）の瞬間的思考に関連する2秒間のエポックのデルタ-シータ帯域、アルファ帯域、ベータ帯域における双極子発生源モデル平均の位置。12人の健常被験者の結果に関する平均と標準誤差（長方形）。頭部を左方より見、鼻部は左方、頭頂部は上方を示す。；球形の頭部モデルである。；その中心（縦軸の零点）は、国際標準電極配置法（10/20法）の耳介前点の零点より10％上方である。Lehmann et al., 1993 のデータによる。

双極子発生源推定がなされた。そのx、y、z発生源座標値は、デルタ-シータ帯域、アルファ帯域とベータ帯域毎に、かつ被験者毎に、2つの思考分類内で平均化された。分散分析を行った結果、抽象的思考時の平均モデル発生源局在位置は、視覚イメージ的思考時に比較してより前方深部に位置することが示された（図5）。この偏位は、5 mgのジアゼパム投与の脳波記録時のデルタ-シータ周波数帯域において最も顕著に認められたものである。

高密度及び低密度の症候を有する分裂病の周波数帯域発生源の局在について、対照群と比較した（Michel et al., 1993）。脳波反応性と症状の重症度との間に、特にベータ波帯域の発生源局在において、相関が認められた。さらに、患者群の9-12.5Hzの発生源は対照群よりもより上方に位置していた。Dierksもまた、分裂病群における周波数帯域発生源局在の同様の異常偏位を報告している。Dierksは本法を用いて他の疾患群についても検討している。

ジアゼパムとスルピリドを正常被験者へ単回投与すると、周波数発生源局在位置に影響が認められた（Kinoshita et al., 1994）。ジアゼパムを投与すると、ベータ波帯域の発生源がスルピリド投与後より、より上方前方へ移行した。周波数を主とする発生源局在に対する他の薬剤群の影響については、Dierksら（1993）の報告に示されている。

考　察

異なった電位分布図は、少なくとも一部は異なる電位発生源によって生成されているはずである。本論文で示したFFT双極子近似法により、異なる脳波周波数帯域は異なる神経細

胞群により作り出されていることが明らかにされた。このことは正常被験者群においては，一貫した結果であった。もちろん，頭皮上の電位分布を単一のモデル発生源により説明することは，脳内では明らかに非常に多数の発生源が各瞬間に同時に活性化していることから考えて，生理学的には非常におおまかな単純化である。しかしながら，位相角からの単一発生源過程の推定（FFT 双極子近似法）により，頭皮上電位分布は非常に良く説明可能なことを，かつ電位という点からの単一発生源過程の推定（三次元モデル双極子）もまた可能であることを，我々の研究は示した。三次元モデル発生源局在が実際の脳空間内でどの程度平均的な傾向として採択し得るかという問題は議論の余地がある。というのも，いわゆる「逆問題解」（双極子局在）を通常最適問題解として決定するその方法自体が，最終結果に影響をおよぼすいくつかの選択段階を含有しているのである。しかしながら，この論文で扱おうとするのはこれらの問題ではなく，ヒトの生理学的・機能的問題を研究するための基本方法について説明することである。いずれにせよ，三次元双極子モデルは多チャンネル記録データの便利なデータ削減法の 1 つとしてまずはみなされるであろう。単一三次元モデル双極子では，すべての（脳内）活動過程の重心位置が推定される。FFT 双極子近似法（位相角という点からのモデル）を用いれば，同じ発生源セットにより異なった脳波周波数活動が発生し得るか，あるいは記録されていく脳波活動が異なる脳機能状態を作り得るか，といった仮説を検証することができる。我々が見てきたように，この仮定はいくつかの実用において否定され得るであろう。即ち，異なる脳波周波数活動は同じ発生源セットに帰することはできないし，同様に異なるタイプの思考は同じある任意の周波数帯域における電位発生源セットの活動に伴って出てくるものではないし，偏位した発生源セットが分裂病の状態では活動しているし，また精神刺激薬物（中枢神経に影響を与える薬物）はある任意の周波数帯域における異なる発生源を活性化するのである。

(木下 利彦，磯谷 俊明，延原 健二，柳生 隆視，入澤 聡　訳)

参考文献

Michel, C.M., Pascual-Marqui, R.D., Strik, W.K., Koenig, T. And Lehmann, D.: Frequency - domain source localization shows state-dependent diazepam effects in 47-channel EEG. J. Neural. Transm. (Gen. Sect.) 99: 157-171 (1995).

Dierks, T., Strik, W.K. and Maurer, K.: Electrical brain activity in schizophrenia described by equivalent dipoles of FFT-data. Schizophr. Res. 14: 145-54 (1995).

Dierks, T., Ihl, R. And Maurer, K.: Age-related changes of spontaneous EEG described by equivalent dipoles. Int. J. Psychophysiol. 15: 255-61 (1993).

Dierks, T., Ihl, R., Frolich, L. And Maurer, K.: Dementia of the Alzheimer type: effects on the spontaneous EEG described by dipole sources. Psychiatry Res. 50: 151-62 (1993).

Dierks, T., Becker, T. And Maurer, K.: Brain electrical activity in depression described by equivalent dipoles. J. Affect. Disord. 28: 95-104 (1993).

文 献

Dierks, T.: Equivalent EEG sources determined by FFT Approximation in healthy subjects, schizophrenic and depressive patients. Brain Topography 4: 207-213 (1992).
Dierks, T., Engelhardt, W. and Maurer, K.: Equivalent dipoles of EEG data visualize drug interaction at benzodiazepine receptors. Electroenceph. Clin. Neurophysiol. 86: 231-237 (1993).
Grass, P., Lehmann, D., Meier, B., Meier, C.A. and Pal, I.: Sleep onset: factorization and correlations of spectral EEG parameters and mentation rating parameters. Sleep Res. 16: 231 (1987).
He, B., Musha, T., Ye, W., Nakajima, Y. and Homma, S.: The dipole tracing method and its application to human alpha wave. In: J. Tsutsui (ed.), EEG Topography. Neuron, Shinagawa (Tokyo), pp. 10-17 (1987).
He, B., Ye, W. and Musha, T.: Equivalent dipole tracing of human alpha activities. Proc. 11th Conf. IEEE Eng. Med. Biol. Soc. 1217-1218 (1989).
Kavanagh, R.N., Darcey, T.M., Lehmann, D. and Fender, D.H.: Evaluation of methods for three-dimensional localization of electrical sources in the human brain. IEEE Trans. Biomed. Engn. 25: 421-429 (1978).
Kinoshita, T. Michel, C.M., Yagui, T., Lehmann, D. and Saito, M.: Diazepam and Sulpiride effects on frequency domain EEG source locations. Neuropsychobiol. 30: 126-131 (1994).
Koukkou, M. and Lehmann, D.: Dreaming: the functional state shift hypothesis, a neuropsychphysiological model. Brit. J. Psychiat. 142: 221-231 (1983).
Lehmann, D.: Principles of spatial analysis. In: A. Gevins and A. Remond (eds): Handbook of Electroencephalography and Clinical Neurophysiology, Vol. 1: Methods of Analysis of Brain Electrical and Magnetic Signals. Elsevier, Amsterdam. pp. 309-354 (1987).
Lehmann, D., Henggeler, B., Koukkou, M. and Michel, C.M.: Source localization of brain electric field frequency bands during conscious, spontaneous, visual imagery and abstract thought. Cogn. Brain Res. 1: 203-210 (1993).
Lehmann, D. and Michel, C.M.: Intracerebral dipole sources of EEG FFT power maps. Brain Topography 2: 155-164 (1989).
Lehmann, D. and Michel, C.M.: Intracerebral dipole source localization for FFT power maps. Electroenceph. Clin. Neurophysiol. 76: 271-276 (1990).
Lehmann, D., Ozaki, H. and Pal, I.: Averaging of spectral power and phase via vector diagram best fits without reference electrode or reference channel. Electroenceph. Clin. Neurophysiol. 64: 350-365 (1986).
Lehmann, D. and Skrandies, W.: Reference-free identification of components of checkerboard-evoked multichannel potential fields. Electroenceph. Clin. Neurophysiol. 48: 609-621 (1980).
Lütkenhöner, B.: Frequency-domain localization of intracerebral dipolar sources. Electroenceph. Clin. Neurophysiol. 82: 112-118 (1992).
Michel, C.M., Henggeler, B. and Lehmann, D.: Correlation between original and single-dipole approximated power maps. Brain Topography 3:255-256 (1990).
Michel, C.M., Lehmann, D., Henggeler, B. and Brandeis, D.: Localization of the sources of EEG delta, theta, alpha, and beta frequency bands using the FFT dipole approximation. Electroenceph. Clin. Neurophysiol. 82: 38-44 (1992).
Michel, C.M., Koukkou, M. and Lehmann, D.: EEG reactivity in high and low symptomatic schizophrenics, using source modelling in the frequency domain. Brain Topography 5: 389-394 (1993).
Tesche, C. and Kajola, M.: A comparison of the localization of spontaneous neuromagnetic activity in the frequency and time domains. Electroenceph. Clin. Neurophysiol. 87: 408-416 (1993).
Valdes, P., Bosch, J., Grave, R. Hernandez, J., Riera, J. Pascual, R. and Biscay, R.: Frequency domain models in the EEG. Brain Topography 4: 309-319 (1993).
Vvedensky, V.L., Ilmoniemi, R.J. and Kajola, M.J.: Study of the alpha rhythm with a 4-channel SQUID magnetometer. Med. & Biol. Engin. & Computing 23, Suppl. Part 1: 11-12 (1986).
Williamson, S.J. and Kaufman, L.: Advances in neuromagnetic instrumentation and studies of spontaneous brain activity. Brain Topography 2: 129-154 (1989).

Chapter 6

カオス理論と脳波活動

Chaos theory and EEG activity

Mario Ziller

要　約

　近年のカオス理論は，実世界における全ての多様な現象に対する認識の新しい道を開いた．フラクタル幾何学と関連付けて新しい総合的な形態により内部結合を説明している．これは，純粋数学を必要とせずにこの分野の概念への考察に寄与している．人間の脳波への応用に対する特別な蓄積がなされた．この概論では，基礎的な結果とそれらの解釈の可能性について述べる．

　キーワード：フラクタル幾何学，カオス理論，時系列分析，脳波活動，複雑性解析

1．序　論

　原因と効果を認識し，それに従って進化の予測を可能とすることは科学の使命である．例えば，正統物理学や化学は豊富で厳格な法則を作ってきた．近代医学は多くの疾病の経過を知り，幸いにも人々を治療し，症状を軽減する目的で多くの疾病を分類してきた．

　しかし，この2，30年の間，一定の法則に従って予測することが困難な状況の分野があることを受け入れなければならない．特に，洪水，野生生物の集団数の変動，株式相場の上昇と下落，脳波活動さえもこのことが当てはまる．他の有名は例では気候である．予測は短期間についてのみ可能である．さらなる展開は変則的なように見えるが，そうではない．ある物理的法則が基礎となっている．にもかかわらず，3週間後に雨が降るか否かを予測することができない．

　そのような現象を記述することを意図して，カオス理論が発展した．カオス理論は，他の新しい数学の分野であるフラクタル幾何学に密接に関連していることが証明されている．例えば雲，山，海岸線，気管支枝，幾何的次元の概念のような，外見上の偶然の構造における形状の規則性を分析することは，フラクタル幾何学に拡張することができる．この次元数はカオス的な過程における複雑性の1つの測定として用いられる［4, 6, 8, 9, 19, 21, 23, 24, 26,

33］（以下，［　］は文献を表す）。

　数年前に別な研究者が，脳波信号を決定論的カオス過程の時系列として特徴付けることができた。彼らは，薬物脳波を定量的に解析する新しい道具を創作した。人間の目では読み取ることのできない脳波信号の属性の記述を予測して，コルモゴロフエントロピー，リャプノフ指数，とフラクタル次元の評価のような，さまざまな特徴値が大脳の状態を特定するために研究された。

　次に，もっとも重要な理論的な概念を提示し，基本的な考え方とその関係を明白にする。与えられた選択肢は，脳波に適用する時系列分析を理解するための必要条件に限定している。また，参考文献には標準的な論文を列挙しており，より多くの詳細な参考文献を得るためのよい始まりとしてほしい。

　適用結果の最終的な蓄積は，脳波活動を調査するためのカオス理論の柔軟性を示している。結果，可能な解釈をより多く議論し，この話題を取り扱うための要求が起こる。

2．フラクタル幾何学

　基礎：自己相似性，フラクタル次元
　文献：[2, 5, 20, 29]

　現実に何を見ているのであろうか？　何を測定しているのであろうか？　Heisenberg が不確定性原理を述べてから，もはや以前よりも確信的ではなくなってしまった。我々は物体を眺めながら，ある尺度でそれを見ている。それをある精度で測定することができる。しかし，尺度が変わり，見解を失ったときに何が起こるのであろうか？　ミクロスフェアやその中を探索しながら，図1に描かれている予期せぬ図形を時折取得することができる。

　図の断片を拡大すると，原図と同様な物体が得られる。そして，この過程は無限に繰り返される。この要素の再現は自己相似性と呼ばれる。それと同じくらい複雑であるが，同様に基本的なパターンが多様な大きさで見られる。その上さらに相似した物体間の大きさの比率が，与えられた幾何的構造によって特徴付けられていることが観測できる。本稿の全ての例は，2つの Julia 集合の組み合わせを参照したものである。

　パターンの頻度とそれらの大きさについての情報を要約すると，物体の複雑性の測定が可能となる。この測定はフラクタル次元と呼ばれる。一般的な定義は，1919 年に Felix Hausdofff（1868-1942）によって提案された。ゆえに Hausdorff（ハウスドルフ）次元とも呼ばれる。n 次元のユークリッド空間の点集合を M とする。この空間を n 次元の正多面体に分割するとする。例として，M の少なくとも一点を含むような正多面体の数である M を完全に被覆するために必要な正多面体の数 N は，べき乗則で尺度パラメータと漸近的に関連がある。

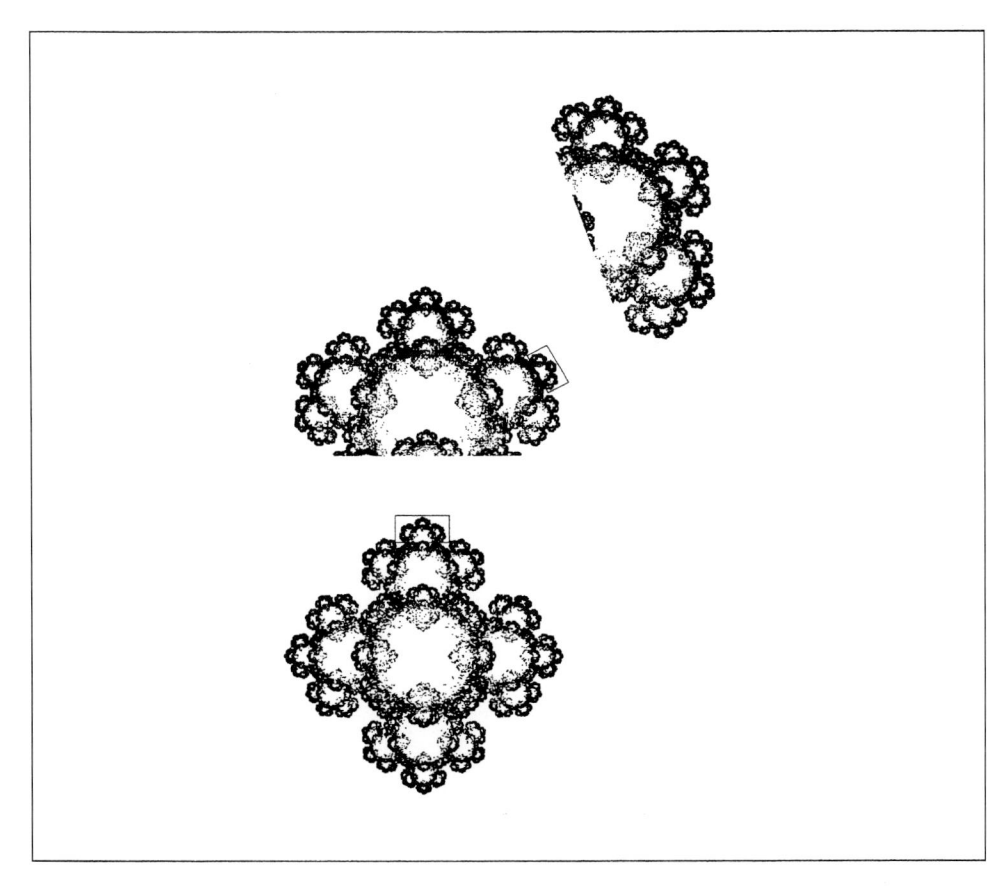

図1 フラクタル集合と繰り返される部分集合の拡大図

$$\lim_{\varepsilon \to 0} N \cdot \varepsilon^D = const$$

付随する指数Dはフラクタル次元として定義される。次の極限値が存在するとき，以下のように書かれる。

$$\dim_F(M) = -\lim_{\varepsilon \to 0} \frac{\log N}{\log \varepsilon}$$

与えられた定義からの視覚的な例として図2に示す。平面では正多面体は単純に正方形となる。図3のlogNのプロットは結果として直線となっている。その傾きは，その集合のフラクタル次元と等価である。例示した図の点集合は，1.588のフラクタル次元を持つ。

定義は，簡潔な表現の中に完全でかつ興味の無いものとさえ見られる。フラクタル幾何学の特別な問題のために，数学的に等価であるが，容易な定義が発見された。その詳細な例は参考文献に含まれている。しかし，現在出ている定義の一般性は，カオス過程などの応用に必要である。

フラクタル次元は，通常の位相次元の一般化である。一点のために，値ゼロ，直線1，平

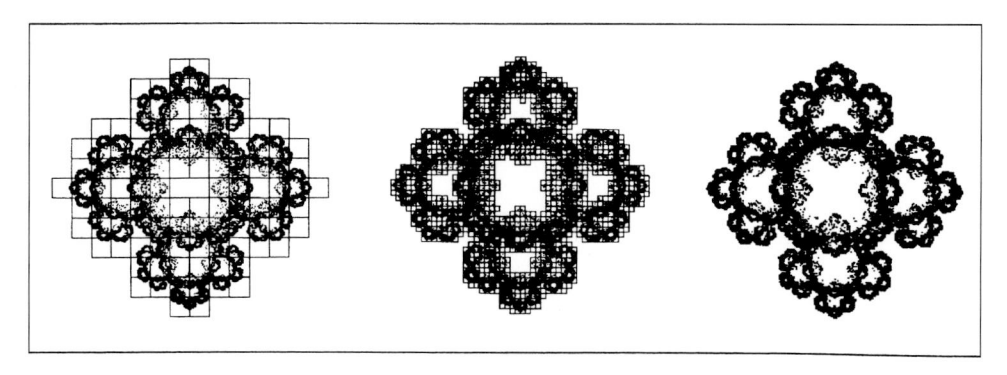

図2　フラクタル次元を計算するための異なる尺度

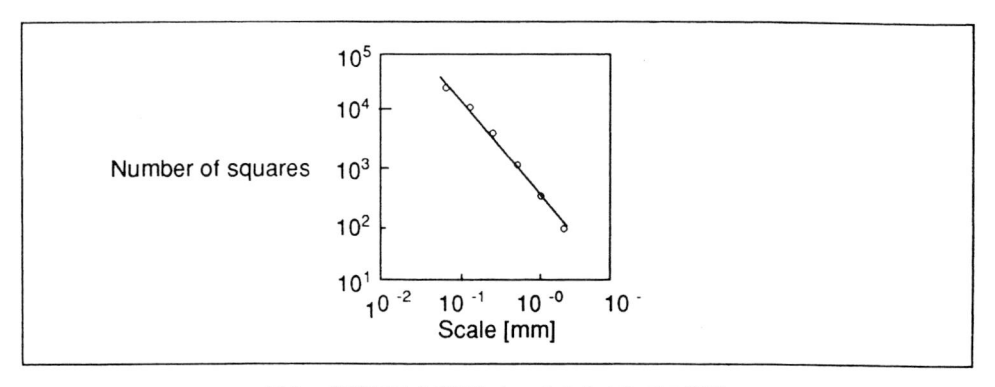

図3　線形回帰を利用したフラクタル次元の評価

面2などが与えられる。ユークリッド幾何学の全ての項目の次元は整数である。フラクタル集合は非整数値の次元を持つことができる。

しかし，フラクタル集合と通常の幾何学的物体との間は別の本質的な違いがある。例として辺の集まりを見ると，三角形や長方形や他の形状に属しているかどうかを決定することが不可能である。それは局小的な情報のみを含んでいる。自己相似性の結果として，フラクタル集合の各部分は全体についての情報を含んでいる。この特性は，図1で示したように，拡大したり尺度を精錬することによって視覚化できる。

フラクタル集合は，数学的な理想を提示している。練習ではもちろん，フラクタルの出現は他の者と混合される。それにもかかわらず，一般化された次元数はフラクタル特性の認識と定量化のためにふさわしいものであることが証明されている。

3．カオス理論

　基礎：非線形ダイナミクス，カオス的振る舞い，リャプノフ指数，コルモゴロフエントロピー，
　　　　アトラクタ，相関次元

文献：[7, 8, 10, 12, 17, 18, 29]

　近年の研究において，非線形ダイナミクスは，物理学，化学や多くの分野での不規則な振る舞いに対する理解を向上させた。状態ベクトルの時間的発展は，通常非線形微分方程式の集合によって記述される。これらの方程式の詳細な数学的研究は驚く結果を示している。

　多くの事例では，1つのパラメータのみの変更が本質的に先の発展でのシステムの振る舞いを変化させることができる。安定的発展，周期的発展とカオス的発展と区別することができる。"安定的"は，例えば層流のような規則的な記述である。摩擦の無い振り子の動きは周期的であることが知られている。しかし，洪水はカオス的振る舞いを例示している。それはランダムに動くように見られる。しかしながら，事実，その進路は厳密に流体力学の運動方程式によって決定されている。

　そのような質問がよく知られているにもかかわらず，長い間振る舞いを計算することが数学的に不可能であったパラメータ形態がある。次章で述べるように，初期条件が正確に測定できないからである。非線形変換での誤差伝播は不明確な結果を与えた。そのうえ本質的な"誤差"と丸め計算があった。加えて後述のタイプは，数字上の問題も作り出した。

　カオス的状態は正確には予測的ではない。にもかかわらず，ランダム性とは区別することができる。カオスは決定されている規則や一目では明確でない構造によって特性付けられている。いくつかの記述語がこれらの構造の統計的属性を特定するために発見されている。

　カオス的運動によると，全ての人は同じ基本的な観察を行う。同じ時刻に密接に共にしていた2つの粒子が突然分離した。他方でお互い離れていたものが集まっている。例として，河床の石の周りの渦を想像してみる。このカオスの典型的な性質は，リャプノフ指数と呼ばれるものによって記述される。それらは近傍点の"平均的な発散"を測定する。

　リャプノフ指数の数学的定義は，時間 t と空間（$X \in R^N$）における運動として記述された関数 $f(x, y)$ を基にしている。

　L_i（$i = 1, 2, \cdots, N$）をヤコビアン行列 $J = (\partial f_j / \partial x_j)$，$i, j = 1, \ldots, N$ の固有値とする。この行列とその固有値は時間に従属している。カオス過程の継続を仮定すると，リャプノフ指数は以下のように定義される。

$$\lambda_i = \lim_{t \to \infty} \frac{1}{t} \log L_i, \quad i = 1, \ldots, N$$

　実際，$\lambda_1 \geq \lambda_2 \geq \cdots \geq \lambda_N$ が真であるような順序となる。その固定状態に向かう傾向にある安定運動により，全てのリャプノフ指数は消滅する。

　初期状態に敏感に依存する系であるカオス過程の2番目の主要な見解は，情報の生成である。2つ初期条件が異なるものであるが，実験的厳密性においては区別することが不可能であるが，有限回後に分離可能な状態に進化するからである。確率測度を用いて，カオス運動の点密度分布の進化が研究されている。統計的な性質と極限値を要約すると，情報の平均生

成比であるコルモゴロフエントロピーは大局的な記述語として定義される。

言い換えれば，このエントロピーは，空間の部分集合が平均して時間あたりどのくらいねじ曲げるかを測定するものである。リャプノフ指数は，特別な方向に対しては非常に類似した見解を記述するが，エントロピーは全ての空間を考慮する。ゆえに，両方の概念が密接に関連していることに少しも驚かない。正確な数学的定義は実施されているが，ある仮定の下ではコルモゴロフエントロピー h は全ての正のリャプノフ指数の総和と等価である。

$$h = \sum_{\substack{j=1 \\ \lambda_i > 0}}^{N} \lambda_i$$

これまでは"極小爆発"の測定上のことである。他の量的なカオス特性の試みは，次元的概念の一般化である。運動の一つの点に従って，その進路の残像はアトラクタと呼ばれる。幾何学的に述べると，そのようなアトラクタは点集合とその時間的な結合を含む。非常に興味深い結果が証明されている。カオス過程のアトラクタはフラクタル集合を提示している。ゆえに，よく知られた測定をフラクタル幾何学，すなわちフラクタル次元から持ち込むことができた。一方，フラクタル集合での幾何学的な操作の結果はカオス過程を提示している。

カオスアトラクタのフラクタル次元は，始点から独立である。それは通常カオス過程自身のフラクタル次元として解釈される。図 4 は視覚的な比較を可能にしている。自己相似性の要素は図 1 と同様に見られるが，明らかとはいえない。

一般的な次元数を定義する別なアプローチは，情報理論，数学的統計論の特別な分野のさらなる利用である。フラクタルやハウスドルフ次元と等価である情報理論的次元概念の系列の存在のみをここで述べる。フラクタル次元の計算は実際には効果的ではない。なぜならば，計算時間が各段階で指数的に増加するからである。他の情報理論的次元により，相関次元である数学的に等価な定義が計算当初に発見された。この相関次元 D_2 は点距離の確率分布の特性値である。これはフラクタル次元 $\dim_F$ の上限値を表している。

$$\dim_F \leq D_2 = \lim_{\varepsilon \to 0} \frac{\log P(\|X(t_i) - X(t_j)\| < \varepsilon)}{\log \varepsilon}$$

これによりカオスの記述語が導入された。それは脳波に関係するものではもっとも重要な役割を演じる。2 つの事実を指摘すべきである。次元数は点の密度分布のみを測定する。これらの一時的な順序は時々判明するが，無視できる。他の概念であるリャプノフ指数とコルモゴロフエントロピーは，時間依存を考慮している。その上，相関次元は時折フラクタル次元の近似として特性づけられる。実際には，それは上限値のみである。同じ点（位相的な多様体）の多重出現は，フラクタル次元が一定に残っている間は相関次元を増加することができる。

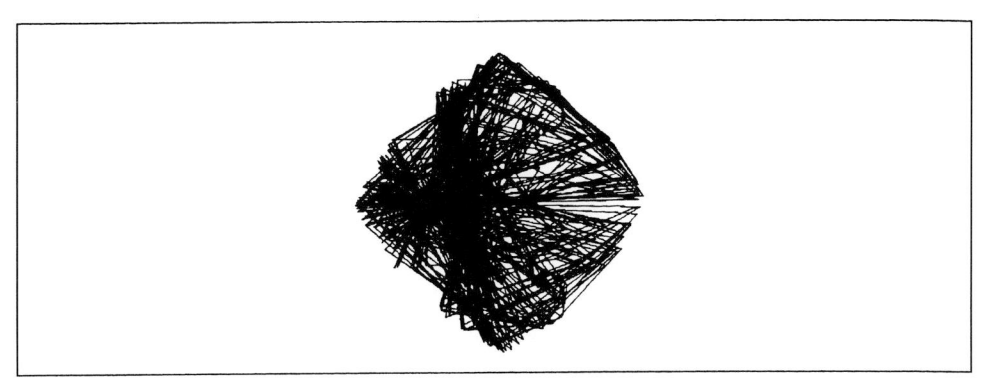

図4　例題のフラクタル集合を生成しているカオス過程のアトラクタ

4．時系列分析

基礎：相空間，時間遅れ，時間シフト，埋め込み次元
文献：[8, 10, 15, 16, 31]

カオスは大局的に出現する。多次元カオス的過程は同様な方法で全ての次元を含んでいる。カオスの全特性は空間の各部分集合と同様に各次元に含まれている。ゆえに，カオス的過程の空間の一次元への縮約は，基本的なカオス的特性を排除してしまう。

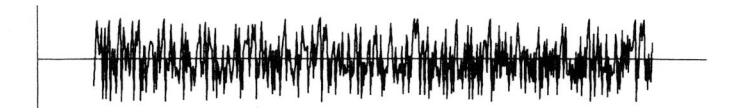

図5　例題のフラクタル集合を生成するカオス的過程時系列分析

時間経過に関して，一方向に対する過程の縮約は図5に例示するような通常の時系列を生成する。この原理の逆は，時系列のカオス理論的分析の基本的な考え方である。多次元的（おおよそカオス的）過程分析の一次元の表現として時系列を考慮しながら，時系列は基本的な情報を含んでいる。もちろん，1つの時系列のみを用いて詳細に全ての過程を再構成することは不可能である。しかし，この結合における重要な結果はTakensによって提案された [31]。彼は，カオス的時系列から相空間へ構成されたアトラクタが独自の過程として同じカオス的特性を本質的に所持していることを証明した。

そのような相空間を定義するために，時間遅れ τ が選択されている。$x(t)$ を時系列とする。N次元相空間のアトラクタ点 $X(t)$ の座標は時間シフトによって得られる。

$$X(t) = (x(t), x(t+\tau), \cdots, x(t+(N-1)\tau))^T$$

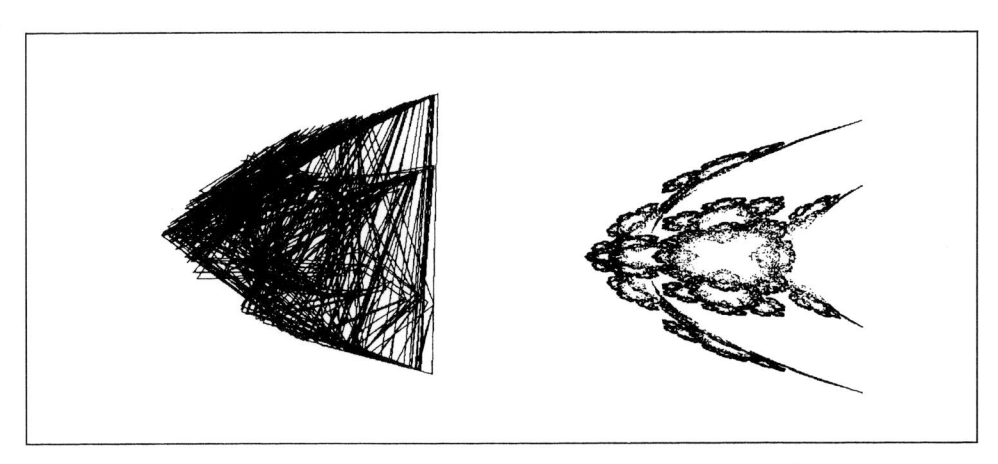

図6 層空間において再構成されたアトラクタと例題のフラクタル集合を
一般化したカオス的過程に対応するフラクタル点集合

Nは埋め込み次元と呼ばれ，十分に大きい値を取る。例として，図6は図5の時系列から再構成した2次元相空間のアトラクタを示す。アトラクタは図4のアトラクタに対する同様なカオス的特性をもっている。図1とそのフラクタル集合を比較する。

実際，再構成は提示した例において簡単ではない。いくつかの部分的な過程の重なった状態として現実の過程が出現しているからである。これらの構成要素は異なるタイプに分かれる：簡単なもの，カオス的なものとランダムなものとである。一方で，いかなる過程の一次元を表現している時系列は有限時間のセグメントで与えられる。その値は正確ではないが，ある尺度で知ることができる。何をもって時系列に対するカオス理論の適用の現実的な結果といえるのであろうか？

古典的なパワースペクトラムのような定量化の道具による比較は経過を明らかにする。単純な時系列がパワースペクトラムの単峰によって特性付けられる。これらの事例においてフラクタル次元は整数となる。より正確に比較できない周波数の数を記述している。カオス的なものと同様なランダムな過程（ノイズ）は連続的なパワースペクトラムを持っている。便宜的な方法による微分法は可能ではない。

にもかかわらず，全てのカオス的過程は有限次元を持つが，ランダムノイズは持たない。次元数の計算はランダムとカオスの明確な差を可能にする。しかし，カオスの質的な同定は研究中である。リャプノフ指数やコルモゴロフエントロピーやフラクタル，相関次元などのいくつかの記述語は，さまざまな種類のカオス的記述との間で量的に区別するための処理である。

5．脳波への適用

　基礎：次元数，複雑度，相関指数
　文献：[3, 4, 6, 8, 9, 11, 13, 21, 22, 25, 26, 30]

　カオスの概念は，数年にわたり全ての科学分野に対して適用されてきた。医学研究においても重要な役割を演じている。例えば，気管支枝や血管などの人体におけるフラクタル幾何学の多くの例が発見されている [32]。カオス的過程は，我々の生体のどの場所でも起こる。特に時間経過は，様々な事例で研究されている。心臓病は，特にカオス理論的な臨床的妥当性がある分野として述べられている [13]。しかし，この貢献の興味は脳の活動に向けられる。

　様々な（ほぼ）独立な過程は脳皮に同時に存在する。それらは異なる特性と異なる強度を持つ。それらのいくつかはカオス過程であり，他は単純なものかランダム過程である。これらの過程の定量的な方程式を得るほとんどの実践的な方法は脳波計である。頭皮上の電位の波動は，頭皮の中の全ての活動の重ね合わせの効果である。もちろんその上，いくつかの分布が含まれている。にもかかわらず，脳波は脳の状態を調査するための重要な道具である。視覚的な判断とパワースペクトラムを例とする，計算された定量的評価が広まった。

　脳波との結合においてカオス理論を利用してきていることは喜ばしいことである。いくつかの見解を分離すること無く脳波の活動の全体に対する見識が得られる。1983 年に Grassberger と Procaccia が有限時系列から相関次元を評価するアルゴリズム [15, 16] を作ったことにより，脳波セグメントに対するカオス理論的な記述語を評価することが可能となった。

　次元よりも他の概念が時間経過を考慮に入れているにもかかわらず，従来いくつかの研究のみが脳波データのリャプノフ指数やコルモゴロフエントロピーを取り扱ってきた [13, 27]。これらの結果は，脳波活動におけるカオスとそれにともなう非線形ダイナミクスの出現を例示している。おおよそアルゴリズム的な難しさが今日にいたるまでの概念のさらなる集中的な利用を妨げた。それらは脳皮のどの部分がいっしょに活動しているのかという内部の情報を与える。たぶん，この分野での成果は近い将来において強まるであろう。

　カオスと脳波を一緒に議論することによって，相次元がもっとも頻繁に関心をもたれる。"自由度"，"独立的な部分的過程の数" や類似の測定として解釈されている。この結合において注意深い公理系が有用となる。次元化はこの意味においては関連のある測定である。しかし，脳波活動に対する正確な有意性は今日にいたるまで証明されていない。より一般的であるが，より意味深い解釈が複雑性という用語と関連する。図 7 は，異なる相関次元の信号の例を示している。高次元の過程がより複雑なものとして見られる。

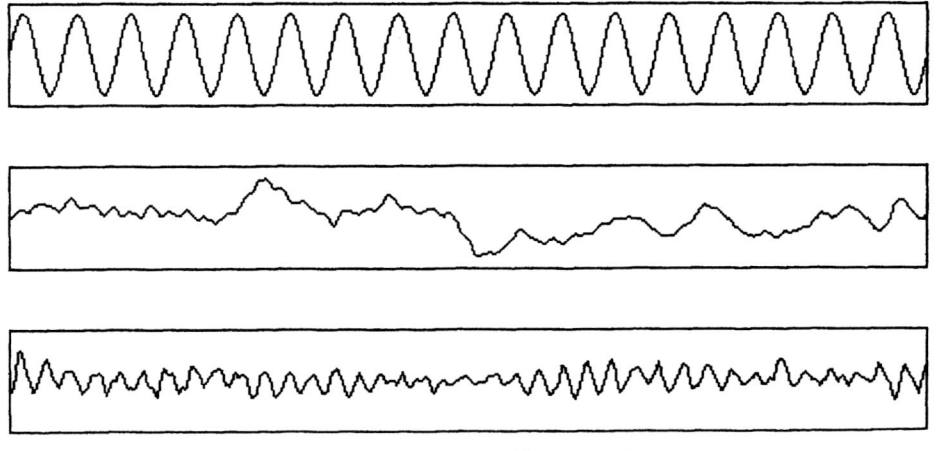

図 7 信号のさまざまな種類と次元数。
サイン波 (D2 = 1.0), 睡眠段階 4 (D2 = 2.9), 休止段階 (D2 = 6.2)

　相関次元を評価するための Grassberger と Procaccia の最初のアルゴリズムはより複雑で大きいものであった。多くの要因とパラメータが結果に強く影響した。よって種々の修正が提案されたが，不幸にも明確な規準が今日まで欠けている。ゆえに異なる研究者の計算値の比較が問題となっていた。にもかかわらず，多くの研究者が Grassberger と Procaccia の考え方に基づいたアルゴリズムを用いている。他の試み [23] は稀ではあるが，同様の結果をもたらしている。

　他の問題を述べる。相関次元はフラクタル次元の上限値を表している。しかし，実際は上下限値の正確度の両方の値の間の差について何も知られていない。そのうえ，コンピュータのアルゴリズムは相関次元の近似のみを生成している。結果の収束をある条件の上で保証することができるが，例として再現性のような正確度のみが確実にもたらされる。ゆえに計算された値は相関次元としてではなく，相関指数としてデザインされるべきである [9]。脳波セグメントの相関指数の公表値は，睡眠区間では 5 から 8 の間の幅をとる。

　レム睡眠からの脳波セグメント，中心正中部 Cz の導出の例として，Grassberger と Procaccia の考えを基にしたアルゴリズムの異なる段階を例示する。図 8a の信号よりアトラクタは時間シフトを用いて相空間へ構成されている。一般的に適当な埋め込み次元は 12 から 16 となるか，脳波信号に依存して高い値となる。2 次元の視覚的な図が，8c の点集合のみを扱いながら図 8b で示されている。図 8d の点距離分布のプロットから相関指数が評価される。デジタル化した比率による実施上の制限により極限値は線形回帰により評価されなければならない。例では D2 = 4.6 の値が計算された。

　主なカオス的特定の再構成は，たかだか一次元から可能であることを示している。脳波の一導出は脳皮部分のカオス的状態について情報を与えることができる。大脳皮質の部分的に独立な領域を仮定すると，別な問題として全体の脳皮の大局的なカオス的状態の測定を見つ

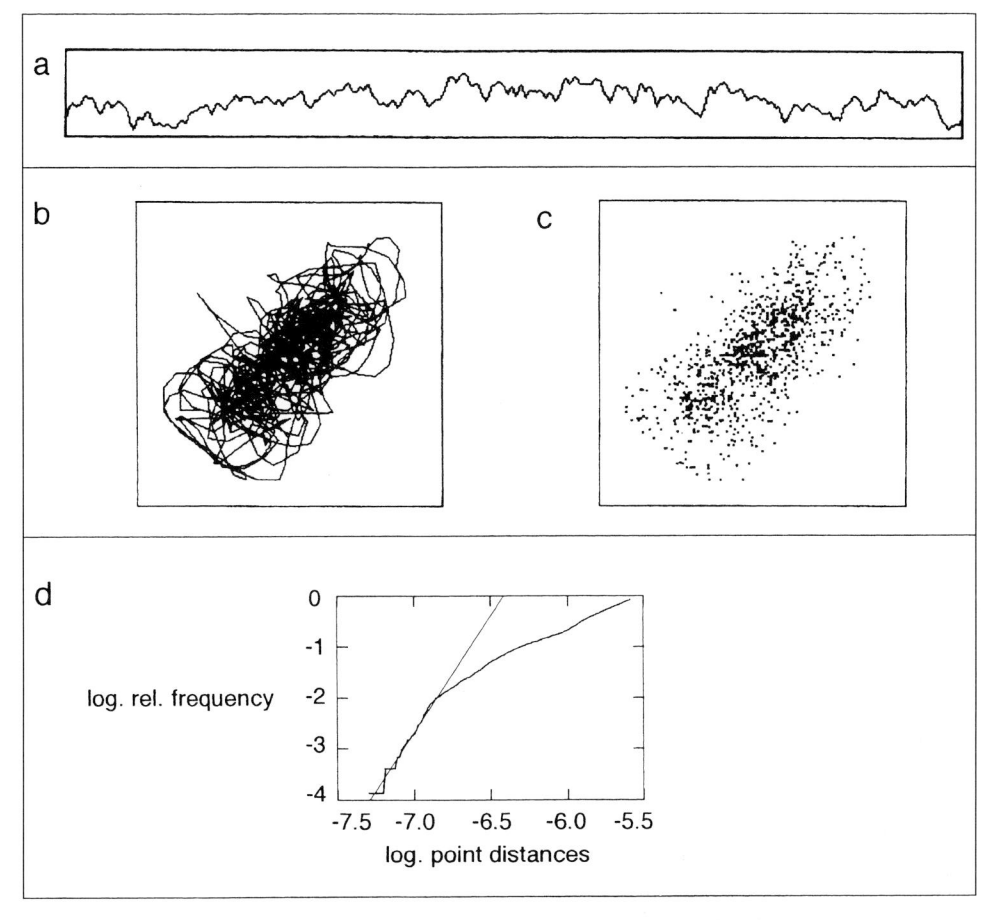

図8 相関指数の評価アルゴリズムの基本ステップ。
a－信号，b－アトラクタ，c－アトラクタの点分布，d－点距離の周波数と漸近線の近似

けるという問題が生じる。相空間を生成するために時間シフト法に代わりに多重チャンネル再構成を用いながら，修正したアルゴリズムが大局的な状態を記述している値を産出している。脳波のいくつかの導出は相空間の次元として扱われる。しかし，現在まで2，3の研究[4, 9]が多重チャンネル相関次元を扱っているのみである。過去において多くの研究者は一導出のみを用いた。

相関指数を計算した研究は少なくとも睡眠，疾病，薬物効果の3つの話題に集中した。睡眠段階は長い間古典的な試験的例題であった[24, 26, 33]。レム睡眠を例外にして異なる研究者が覚醒段階から睡眠第4段階までに相関指数の連続的な減少を発見している。図9では，例の1つとして16人の健康な有志の調査結果を示している[33]。

精神分裂病[19, 26]や癲癇[19, 26]のようないくつかの疾病の事例では，通常より高い相関指数が計算される。しかし，心臓病の結果と比較すると，非常に低い値が病気と対応

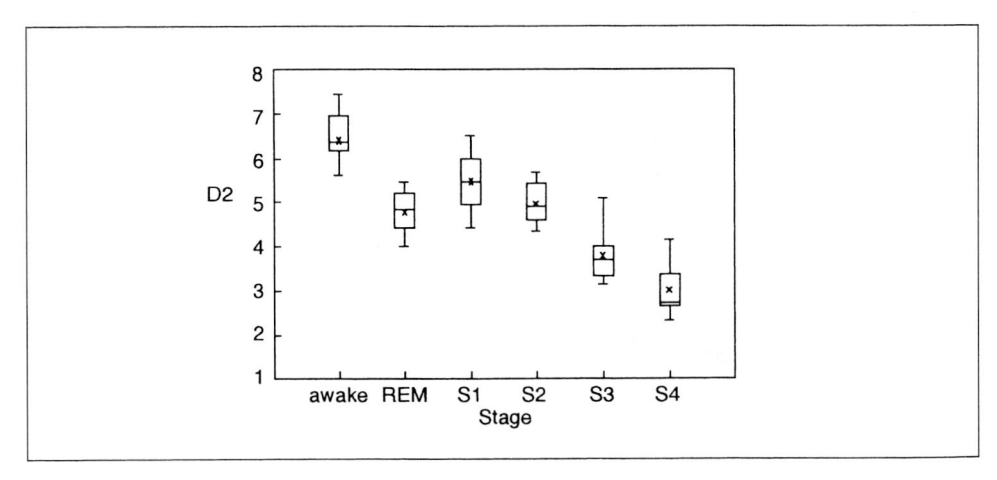

図 9　16 人の健康な有志の覚醒と睡眠ステージの相関指数 D2 の箱ひげ図

すべきである．いくつかの対照研究においては，薬物の影響を変化した相関指数で呈示した [26, 30]．さらなる研究が完全で系統的な結果を得るために必要である．しかし，まず第一に手法の標準化が直接的な比較を行うために必要である．

　相関指数が利用している情報の部分を議論するために，単純な模擬実験を例示する．信号の特性が，パワースペクトラムにおいて軽視されていたその相関指数に影響を与える [8]．完全なフーリエ変換が独自な信号の全情報を含んでいるにもかかわらず，パワースペクトラムは相情報を無視している．

　例において，与えられた脳波セグメントはそのフーリエ係数に変換されている．異なる操作として，時間領域への変換と相関指数の計算が実行された．

　ZP　：時間シフト無し，ゼロ相シフト
　SEG：時間シフト無し，固定相シフト（固定セグメント）
　FTS：等距離の時間シフト，固定相シフト
　RTS：ランダム時間シフト，固定相シフト
　RP　：時間シフト無し，ランダム相シフト

　全ての事例において，人工的な時系列は同一なパワースペクトラムを持つ．図 10 では，相関指数の異なる値が示されている．少しの"計算誤差"は，計算のアルゴリズムの確率的な部分によって生じる（ZP，SEG，FTS，RTS）．相情報の変化は強く相関指数に影響を与える（RP）．これらの例題はカオス理論がパワースペクトラムで重要視しなかった信号の補足情報を利用していることを示している．

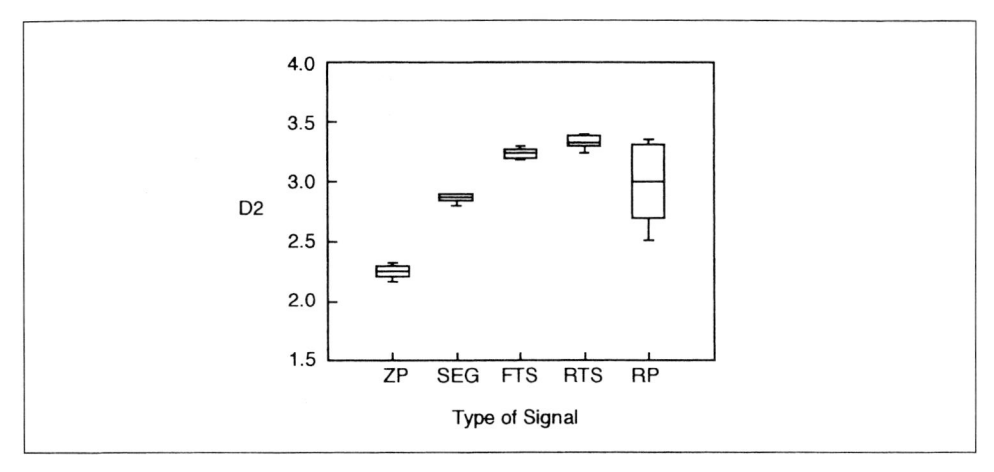

図10　人工的多重相時系列の相関指数の箱ひげ図

6. 結　論

　いくつかの注意をこの概論に追記する。脳活動のカオス的状態の定量化は比較的新しい方法である。しかし，上述した問題は別として，明確な結果を得ることができる。まず第一に，脳波に関連して低次元カオスの事実が証明された。種々の脳状態が，疾病対象と同様にお互いを区別することができる。薬物さえも脳波の次元数に影響を与えることができる。

　相関指数は相変化に敏感である。脳波の視覚的な判断はそのような効果を考慮するが，パワースペクトラムはその効果を無視する。フーリエ係数の相部分を直接利用した試みは知られていない。よって，カオス理論は（今のところ）付加的な相情報を定量化する1つの方法でしかない。

　カオス理論的記述語は脳波内部の過程の全体を表現することができ，かつ単独の見解を分離せず，かつ定量化しない。この優位性は，脳の活動を研究するためにカオス理論を強力な道具にしている。興味深い結果を生じるような，より系統的で標準的な利用が近い将来に期待される。

　本文で与えている文献は，さらなる文献が得られる1つの選択にすぎないということを再び述べておく。

（三田村 保，千葉 茂　訳）

文 献

[1] **Achermann, P./Hartmann,R./Gunzinger, A. et al.**:
Electroenceph. clin. Neurophys. 90(1994)384-387
[2] **Adler, R.J.**: The geometry of random fields. Wiley, New York 1981
[3] **Babloyantz, A.**: Phys. Letters A 111,1985,241-245
[4] **Babloyantz, A.**: in ref. [6], 1989,122-130
[5] **Bartlett, J.**: Familiar quotations. Little Brown, Boston 1968
[6] **Basar, E./Bullock, T.H.**: Brain Dynamics - Progress and Perspectives. Springer, Berlin 1989
[7] **Billingsley, P.**: Ergodic Theory and Information. Wiley, New York 19965
[8] **Buzug,T.**: Analyse chaotischer Systeme. BI-Wissenschaftsverlag, Mannheim 1994
[9] **Dvorák, I.**: Physics Letters A 151(5),1990,225-233
[10] **Eckmann, J.-P./Ruelle, D.**: Rev. Mod. Phys. 57(3),1985,617-656
[11] **Farmer, D.J./Ott, E./Yorke, J.A.**: Physica D 7,1983,153-180
[12] **Feigenbaum, M.J.**: Los Alamos Science 1,1981,4-27
[13] **Gallez, D./Babloyantz, A.**: Biol. Cyber. 64,1991,381-391
[14] **Goldberger, A.L./West, B.J.**: Ann. NY Acad. Sci. 504,1987,195-213
[15] **Grassberger, P./Procaccia, I.**: Phys. Rev. Lett. 50,1983,346-349
[16] **Grassberger, P./Procaccia, I.**: Physica 9D,1983,189-208
[17] **Guckenheimer, J./Holmes, P.**: Nonlinear Oscillations, Dynamical Systems, and Bifurcations of Vector Fields. Springer, New York 1983
[18] **Haken, H.**: Advanced Synergetics. Springer, Berlin 1983
[19] **Koukkou, M./Lehmann, D./Wackermann, J. et al.**: Biol. Psychiat. 33(6),1993,397-407
[20] **Mandelbrot, B.B.**: The Fractal Geometry of Nature. Freeman, San Francisco 1982
[21] **Maiorov, V.V./Myshkin, I.Y.**: Psychologicheskii J. 14(2),1993,62-73
[22] **Mayer-Kress, G.**: Dimensions and Entropies in Chaotic Systems - Quantification of Complex Behaviour. Springer, Berlin 1986
[23] **Mayer-Kress, G./Yates, F.E./Benton, L. et al.**: Math. Biosci. 90,1988,155-182
[24] **Niestroj, E./Spieweg, I./Herrmann, W.M.**; Neuropsychobiology 31(1995)166-172
[25] **Rapp, P.E./Zimmermann, I.D./Albano, A.M. et al.**: in Lecture notes in biomathematics, vol. 66, Springer, Utah, 1985,175-205
[26] **Röschke, J.**: Neuropsychobiology 25,1992,172-176
[27] **Röschke, J./Fell, J./ Beckmann, P.**: Electroenceph. clin. Neurophys. 86(5),1993,384-352
[28] **Saermark, K./Lebech, J./Bak, C.K./Sabers, A.**: in ref. [5], 1989,149-157
[29] **Schuster, H.G.**: Deterministic Chaos. Physik Verlag, Weinheim 1984
[30] **Skarda, C.A./Freeman, W.J.**: Behav. & Brain Sci. 10(2),1987,161-195
[31] **Takens, F.**: in Rand,D.A./Young, L.-S. (eds.): Dynamical systems and turbulences. Lecture notes in mathematics 898, Springer, Berlin 1981, pp. 366-381
[32] **West, B.J.**: Fractal physiology. Chaos in medicine. World Scientific, Singapore, 1990
[33] **Ziller, M./Frick, K./Herrmann, W.M. et al.**: Neuropsychobiology 32(1995)45-51

Chapter 7

分類のための統計手法とニューラルネットワーク的手法との比較
Comparison of Statistical and Neural Network Methods for Classification

Rudolf Baumgart-Schmitt

1. 序　論

　ニューラルネットワークは，脳の動的な非線形モデルである。それらは比較可能で単一な基礎的メカニズムにもかかわらず，モデルは2つの別々な方法で強力なツールとして用いられている。
・認識過程のミクロ構造のシミュレーションの実施
・より良い非線形分類のための前処理的な特徴集合の組み込み

　本論文では，古典的な統計手法による結果と別々のニューラルネットワーク構造によって得られた分類とでクラスタリングの結果の比較を行う。別々の確率過程の実現として認識されていた対象は，この目的のために利用されている。それらの特徴（脳電位の時間依存の偏差）の原則の上に対象は定義付けられている。多くの時系列の方法が過去に開発された。それらは多かれ少なかれ特徴の前処理，選択そして変換として利用される。しかし，より良いクラスタリングや分類としての最適な特徴の選択はいまだ解決されていない。教師あり学習方法による適応的な多重層ネットワークは，非線形な方法で組み合わされている。それらは，分類タスクを解決するために関係のある特徴の部分集合を探索することによる学習集合からの一般化を試みている。分類とクラスタリングは，パターン認識の最終的な段階となっている。これらを要約すると以下の通りである。

　対象 $\underline{x} \in X$（対象集合）が与えられ，X は特徴値が $\underline{x}^T = (x_1, x_2, ..., x_s)$ が基礎となる n 個の以下のカテゴリーの1つにそれぞれ割り当てられる。ここで s は特徴の個数である。

(1)　$C_1, C_2, ..., C_n$

　与えられている情報が不完全であると仮定すると，学習手法は教師ありと教師無しの2つの主要な学習手法のグループに分けられる。

教師無し学習手法はクラスター分析として扱われる。クラスターがコンパクトではなくかつよく分離されていない場合，それぞれの対象をメンバーシップの確信度つきのファジィクラスターへ割り当てることは順当である。

この場合，以下の分割行列を探索することに興味を持つ。

$M = (m_{ik})$
i = 1, 2, ..., n　　　　n：ファジィクラスター数
k = 1, 2, ..., p　　　　p：対象（認識）数

分割行列の要素の値は以下のように制約されている。

(2)　$\sum_{k=1}^{k=p} m_{ik} > 0$　i = 1, 2, ..., n

(3)　$\sum_{i=1}^{i=n} m_{ik} = 1$　k = 1, 2, ..., p

非ファジィの場合，分割行列 M の 1 つの要素 m は以下のように定義する。

(4)　$m : X \rightarrow \{0, 1\}$

メンバーシップのファジィ定義によると

(5)　$m : X \rightarrow [0, 1]^e$

e = 1 のとき，以下のメンバーシップ関数のタイプは

(6)　$m_A(\underline{x}) = 1/(1 + a_A \cdot (d(\underline{x} - \underline{b}_A))^c)$

ここで d(x, bA) は距離関数であり，パラメータ a_A, b_A と c が与えられ，ファジィ集合が以下のように定義される。

(7)　$A = \{(\underline{x}, m_A(\underline{x}) \mid \underline{x} \in X, m_A : X \rightarrow [0, 1]\}$

ニューラルネットワークと古典的な確率的過程の能力を比較するために，シミュレートされた単独の誘発電位（sEP's）と測定継続中の脳波（EEG）と測定された誘発電位が使われる。ゆえに1つの電位が分類対象か特徴のパターンとして認識することができる。

統計的な方法とニューラルネットワークによるパターン認識の能力を比較したいくつかのアプローチが文献にある。Gallinari（1991）は，分類作業における判別分析と多重層パーセプトロンの関係を研究している。彼らは線形ネットワークと判別分析との間の定式を証明している。Burke（1991）は，適応共鳴理論（ART）とクラスタリングアルゴリズムの関係を模索している。彼は，ART が k-means 学習の変量のエミュレータとして扱えることを発見した。Kamgar-Parsi（1990）は，ホップフィールド・ネットワークのモデル形式として

クラスタリング問題を定式化し，その能力を研究した。

　脳電位の分類とクラスタリングに関してニューラルネットワークと統計手法を比較する包括的な比較に加えて，本論文ではファジィ概念をニューラルネットワークに有効的に組み込むことが可能であることを示す。

2．ニューラルネットワーク構造，C++実装とパラメータ適応

　全てのニューラルネットワーク機構に共通の特徴がいくつかある。結合子は層に配置されている。各層の結合子は固有の役割を持つ。入力層の結合子の数は対象の特性数によって固定されている。出力層の結合子は，誤差逆伝播学習によって解決された2つのクラスの問題を例外として，クラスターの数によって決められる。この場合，1つの結合子で十分である。各々の結合子の振る舞いはそれらの状態と出力式によって記述されている。ネットワークの結合子は円としてグラフで表現される。円の間の矢印は情報の流れを示している。その流れは結合子の重みと呼ばれるものによって評価される。その重みはネットワークの自由パラメータである。それらはさまざまな方法でネットワークを振舞わせ，また反復的に対象集合の継続された属性に対して適応させている。

　図1から図4の円（結合子）間の丸い点は，層の結合子の数が特徴の数（入力結合子），クラス（出力結合子）の数や問題解決に必要なパラメータの数によって変更可能であることを表している。

　次章では，適応した学習規則の主な特徴を簡潔に記述する。それらの特徴によると固有のニューラルネットワークの構造は多少変化している。

　方法はC++のオブジェクト指向で実装した。いくつかの実験と未解決の問題を議論する。最適化問題の観点からすると，全てのニューラルネットワークは非線形最適化問題を解く。それは，局小最適化を考慮に入れることを意味している。全ての方法が多かれ少なかれ重みの初期値と学習手順のパラメータに敏感である。学習手順は確率過程である。主な理由は，完全にランダムな順番の学習集合の対象の表現である。ゆえに実績を評価するためには複数回の手順の試行が必要である。

2.1. 誤差逆伝播学習

　誤差逆伝播学習方法は，各クラスへのメンバーシップがよく知られている目的集合を利用する。学習集合は，ネットワークの自由パラメータを評価する学習手続きを許可する教師として動作する。

　ゆえに，この方法は教師あり学習の典型的な方法である。学習は正しい結果（教師信号）とネットワークの出力との比較によって実現される。これは，反復的にネットワークのパラ

メータ（結合強度）を改善するための誤差を計算することを意味している。本論文では入力層，出力層，隠れ層から構成される3層型ニューラルネットワークを用いる。

2.2. 競合的学習

競合的学習方法による結合を用いた前向き構造を図2に示す。典型的な2層構造は，入力結合子と出力結合子から構成されている。入力結合子は特徴値を入力する。出力結合子は入力結合子と密に結合しており，1回に1つの結合子が発火する。この結合子のタイプは勝者一人勝ち結合子と呼ばれる。各結合子は全ての結合子を妨害し，最大興奮を競う。

2.3. コホーネン型・ニューラルネット

通常，コホーネン型・ニューラルネットは，特徴マップが実行されるような場合に適用される。単純な競合的学習手順では，結合子の幾何学的な配置は考慮されない。図3に一次元平面における出力結合子の配置を示す。この考え方は高次元入力空間から2次元出力空間へのトポロジー保存写像を行っている。ゆえに，出力結合子間の距離

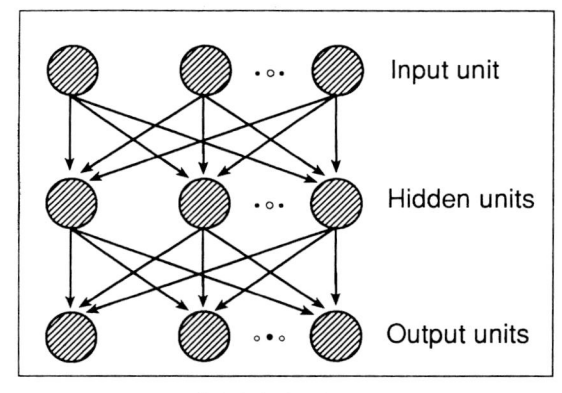

図1　前向き多重層ネットワーク

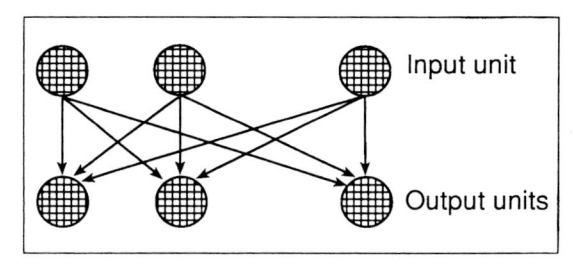

図2　競合的学習によるクラスター問題解決のための2階層ネットワーク

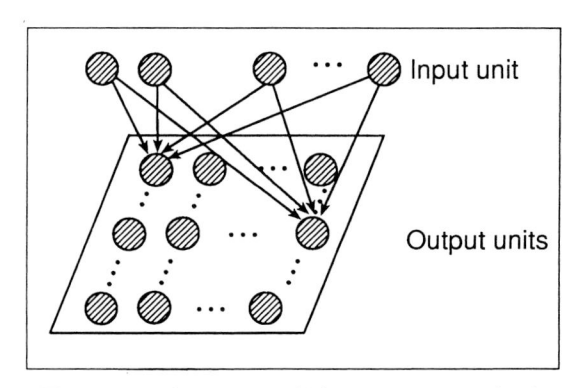

図3　コホーネンによって提案されたアルゴリズムを用いたクラスター問題解決のための入力層と2次元出力層による2階層ネットワーク

は，出力結合子の興奮の重要なパラメータとしてみなされる。競合的学習と類似して，出力結合子は競うが，重みの更新は勝ち結合子のみに制約はされていない。近傍の結合子は類似した値を持つことになる。

2.4. 適応共鳴理論（ART 2）

Grossberg（1978）によって提唱された適応共鳴理論（ART）は，不変性—適応性ジレンマに対する解決策である。図4に ART 2（ART の改良版）の機構を図示する。Carpenter と Grossberg（1991）は，設計原理を2階層グラフによって説明した。F1層とF2層と呼ばれ，図4の矢印に示すように，ボトムアップとトップダウンの道によって接続されている。前向きと後ろ向きの道は適応要素としての重みを含む。さらに，F1層の結合子は新しいパターン（対象）を取得し，前処理を実行する。その後，前処理とフィルタリングをされた対象が前向きの道で評価され，F2層の結合子を消去する。F2層の結合子は競合学習機構の出力結合子と似た方法により競う。後ろ向きの道は，両方の道（フィルタリングされたボトムアップパターンと蓄積されたトップダウンパターン）の類似性を比較するために使われる。照合が妥当でない場合，新しいパターンが棄却されるか，もしくは ART 2 は重みを適合させる。他の学習手順を比較すると，ART 2 を適切に利用するためには，初期値パラメータの操作に多くの経験を有する。それらのもっとも重要な点は警戒比率と学習比率である。ART 2 は不変性と適応性とのトレードオフを認識できるように設計されている。システムは安定した認識コードを学習し，その適応性を維持する。

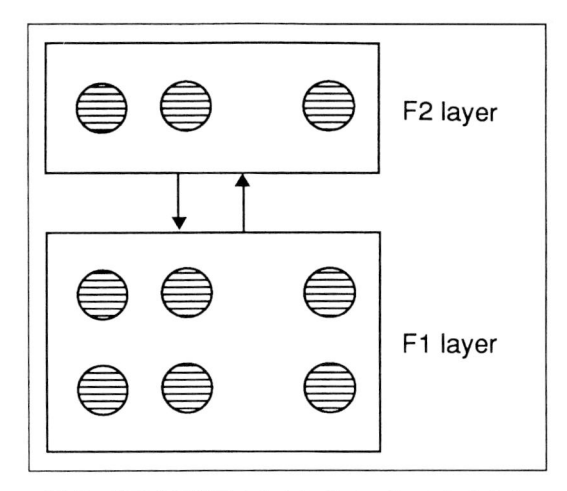

図4 適応共鳴理論のセカンドバージョンによるクラスタリングされたタスクを解決するための2層フィードバック層ネットワーク

3．確率的手法

統計処理ソフト SPSS（for SPSS/PC version 4.0）を適用した。判別分析とクラスター分析を選択した。

3.1. 判別分析

伝統的な線形判別分析の一般的な原理を，簡潔に記述する。2つのクラスに対象を分類する場合に制限し，対象は2つのランダム変数の差の平均値と共分散行列の m 次元化されているものと仮定する。判別分析は教師ありの学習方法である。判別関数と呼ばれるパラメータは学習集合の平均値によって評価される。関数の値は1つのクラスへの対象のメンバーシ

ップの評価として使われる。ランダム変数が多変量正規分布に従うと仮定する場合は，線形判別関数は最尤分類を導く。

確率パッケージの中には，いくつかの直接的な方法と逐次的な方法が含まれている。Wilks（1946）によって提案された方法を選択した。

3.2. クラスター分析

統計パッケージのクラスター分析は，7つのクラスター化の方法がある。それらの方法は，均一で各々離れている対象の不連続なクラスターを発見することを試みている。初期では分割されておらず，それらの方法の共通の形として，集塊と呼ばれる。初期の一対象クラスターはクラスター間で近距離と類似度により反復的に統合される。最終的には1つの共通のクラスターが存在する。

完全結合法（最遠隣法）とWard法の2つの方法を選択した。Ward（1963）は統合のための評価としてクラスターの分散の最小増加法を提案している。

4. 確率過程モデルによる脳の電気的活動

4.1. 模擬データ

クラスターと分類作業ニューラルネットワーク手法と統計的手法の性能を比較するために，単一の誘発電位（sEP's）が以下の式でシミュレートできる。

(8) $\quad y(i) = \exp((i-1)/45) \cdot \sin(2 \cdot \pi \cdot l_1 \cdot (i-1)/n_M) + \varepsilon(i)$

ここで，y(i)はsEPのi番目の振幅である。

(9) $\quad y(i) = -\exp((i-1)/200) \cdot 0.5 \cdot \sin(2 \cdot \pi \cdot l_2 \cdot (i-1) n_M) + ln((i - n_M/2)/50) + 2 + \varepsilon(i)$

ここで，$i = n_M/2+i, n_M/2+2, ..., n_M$ とする。

$\varepsilon(i)$は正規分布$N_M(0, s)$, s = 1.6でのランダム変数EPSのi番目の認識である。2つの異なるパラメータ対 $\{(l_1, l_2)\} = \{(3.6), (3.2, 6.2)\}$ は電位に関係する次章の2つのクラスを対象とした実験的条件をシミュレートしたものである。シミュレートされたsEP'sは幅の違いを示す。

以下で触れているオンラインの閉回路実験の状態依存電位が分類のための特性をつかむ場所で比較可能な幅における差異を示す。−1デシベルから−4デシベルまででs = 1.6でシミュレートされたsEP'sのSN比（SNR）は視覚的な誘発電位を典型的に仮定している。ゆえに標準偏差sは変数となる。集合 $\{1, 1.6, 2, 3, 4, 5\}$ の個別の値は，大きな幅で変化するSN比を取るために選ばれている。より困難なクラスタリングと分類作業のための大きな変動は

正しく解決することができ，エラーの数は平均的に増加する。最も簡単なケース（s-1）では，クラスタリングと分類作業が，全てのアルゴリズムの平均によってシミュレートされた2条件下で失敗すること無しに正しく実行することができた。

4.2. 精神生理学的実験結果 "視覚パターンの状況依存型情報処理

　実験は，視覚的パターンの情報処理状態の影響を調査するために実施された。2次元のチェスボードで視覚的に表現されている人間の過程は，人間の脳上で測定された電位のパターン制御と同様である。進行中の時間依存電位は脳波（EEG）と呼ばれる。我々の調査によると脳波は1秒間に2回の間隔で増幅され，記録される。時間間隔の第2の部分では，1秒間に128の値でサンプルされる脳波は視覚的なパターン（刺激）の処理によって弱まる。この理由から，電位部分は事象関連電位（ERP）または単一誘発電位（sEP）と呼ばれる。進行する代わりに，電位が減衰するのは，過渡現象である。通常1秒間に1回より多くは生起しない。我々は，仮定される状況依存の情報処理の物理的表現である状態依存の過渡的な歪みと仮定した。状態はERPの周波数幅で分類された，無意識的にかつ内生的に生成される脳波によって定義される。実験はオンラインの閉ループモードによってのみ実現できる。なぜなら制御コンピュータは2つの動的な脳波パターン（状態値）を識別しなければならないし，かつスクリーン上の刺激の表現を活発にしなければならない。"α波優位"によってラベル付けされた一状態値は限定的な信号─パワー分布によって特徴付けられており，全体の信号パワーの少なくとも70%は8～13Hzの幅に含まれている。この分布は1秒間に1回刺激前記録で定義される。"非α波優位"とラベル付けされた2番目の状態値は8から13Hz（アルファ幅）の弱い力で結びついている。初期の実験（Schmitt et al., 1985）の結果によって仮定された状態依存の情報処理は平均的な事象関連電位（誘発電位）の時間の経過やさらにその上の単一誘発電位の時間の経過で示すことができる。α波優位のクリアカット定義にもかかわらず，ファジィ集合の概念を利用することが有効であると思われる。主に2つの理由を挙げる。1つは，この基準からアルファ幅の中でべき乗分布の距離は相対的に小さくなるか大きくなる。ゆえに電位の偏位は2つのクラスターへのメンバーシップの確信度によって導出できると仮定した。基準として70%レベルは電位の内部の独立した変数のために最適でないかもしれない。この意味においては"α波優位"と"非α波優位"の2つのラベルはファジィ概念と結びつく。

　これらの目的のために使用される刺激は，Walsh関数（詳細はSchmitt, 1990）によって生成された黒と白のチェスボードのようなパターンであった。できるだけ迅速に固有の水平的な対象を認識することが主題であった。

5．各方法の結果

分類作業解決の一般的な性能を比較検討するために，EEG/sEPのシミュレーションデータと実験データに対するニューラルネットワーク手法と統計的手法の結果を示す。グラフでは，結果を柱状構造で配置している。各電位は，時間依存パターンである標本を基準として1つのクラスターへ分類または割り当てられている。

5.1. 模擬データ

(8)式と(9)式によって一般化されたデータの2クラス問題が解決されている。128の値から27の値がサンプル特性として選ばれている。その特性は考慮された2つの実験条件での300から400ミリ秒の間で測定された電位の典型的な偏位である。各クラスで36電位が生成されている。さらに電位は違うノイズのレベルで作られている。6段階によるノイズレベルの増加は，SN比を減少に導く。SN比の各レンジにおいて，27サンプルの72の電位が利用されている。SN比の6つの値により正しく認識されているパターンの数が示されている。柱状の長さはパーセント数に対応している。

5.1.1. 教師あり学習方法

特性数とクラス数に依存して，ネットワークの構造が明白になる。27特性に従って，27入力ユニットが8中間ユニットと接続されており，8中間ユニットが1出力ユニットに繋がっている。27入力ユニットは，学習とテストのための学習特性値を持っており，出力ユニットの状態値はクラスの電位のメンバーシップを示している。学習目的のために対象集合は学習集合とテスト集合に2分割されている。いくつかの注釈は次章で述べる中間ユニットの数となる。

図5では，誤差逆伝播学習と判別分析によって正しく認識されたテスト集合の対象数を示している。SN比の減少と共に正しく認識されたパターンの数は1つの例外を除いて減少している。2つの手順については，結果が異なる。ニューラルネットワークの手順は分類作業による解決より適しているように思われる。

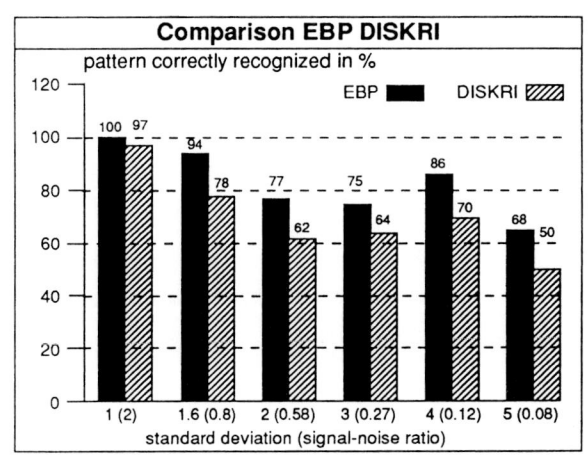

図5

5.1.2. 教師なし学習方法

図6では，競合的学習（CL）の結果がコホーネン型ニューラルネット（KOH）の結果と一致している。"KOH-CL"のラベルは両手法を組み合わせた手法を示している。両方の学習手法は共に27入力ユニットの2層ニューラルネットワークを基礎としている。しかし，競合的学習アルゴリズムが2つの出力ユニットを操作しているにもかかわらず，コホーネン型ニューラルネットの入力層は10行10列の行列の中に配置した100出力ユニットとリンクしている。コホーネン型ニューラルネットの平面における興奮のパターンは，結果を比較目的のための2入力2出力の競合的学習システムによって変換されている。最大値を超えた平面ユニットの座標は，競合的学習によってよりよい変換のために特徴となる。図6の列は，パターンと呼ばれる正しく認識された電位の偏差を示している。

図7では，競合的学習構造とクラスタリングアルゴリズムのWard法（使用パッケージ：SPSS PC＋）の結果の類似性を示している。

たいていの場合，Ward法はもう一方との関連より強力であるように思われる。図9に示す。

ニューラルネットワークアルゴリズムを学習することによるクラスタリングは，正確に認識されたパター

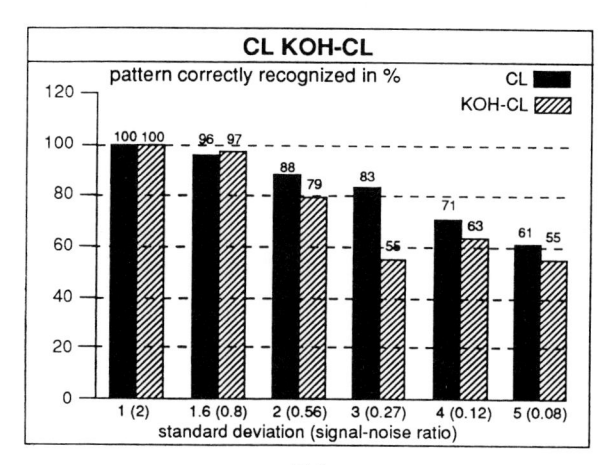

図6

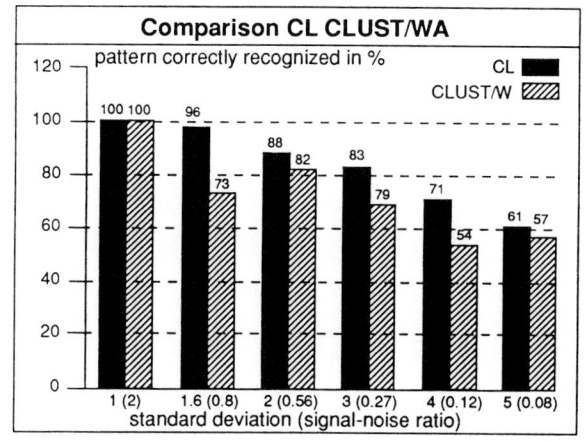

図7

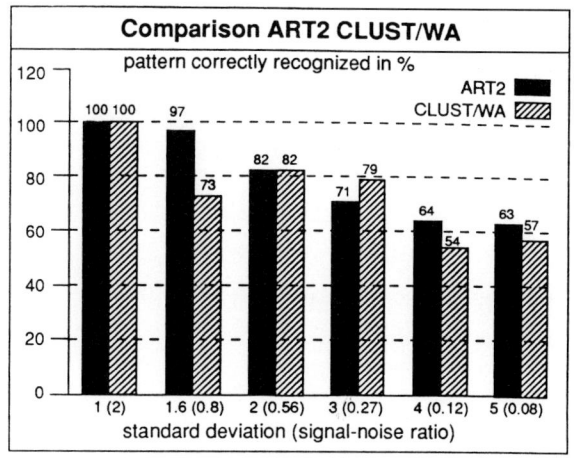

図8

ンとより多く結びつく。同様な傾向は図8でも表れている。ART 2 により簡略化された適応共鳴理論の第2版の手法は，Ward 法により獲得されたクラスターより意図的な対象構造に類似したクラスターを生成する。

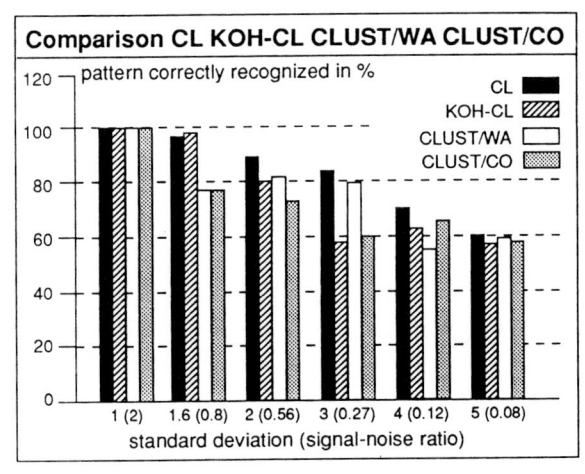

図9

5.2. 精神生理学的実験

刺激の前に1秒間に測定された EEG/EP 時系列56個の脳波記録の分類とクラスタリングがフーリエ変換の平均値によって解析されている。パワー密度分布に関連のある値が選択され，特徴として用いられている。実験デザインにより電位を分類し，クラスターを発見するための単純な作業である。パワー分布が選択された特徴集合の点で異なるのは，8から13 Hz の周波数帯域でのパワー分布はトリガーとして用いられるからである。

しかし，問題7（VP 7）のケースでは，分類に失敗した電位も存在する。図10に3つのニューラルネットワーク手法，判別分析，クラスター分析の結果を示す。誤差逆伝播学習（EBP）では低いエラーレベルが達成されている。誤差逆伝播学習で結合に用いられたネットワーク構造は12入力ユニット，6中間ユニット，1出力ユニットから構成される。競合的学習（CL）は12入力ユニットと2出力ユニットを使用している。コホーネン型ネットワーク（KOH-CL）の12入力ユニットは10行10列に配置されている100出力ユニットと対になっている。適用した全ての分類手法とクラスタリング手法とを比較した。一見したところでは教師ありと教師無し学習方法とでは間違えているように思える。誤差逆伝播学習は，競合的学習とコホーネン型ニューラルネットワークに対して十分な優位性を示すことはできなかった。結果として正しく認識されたパターンは79%であり，学習集合が明らかに間違えた学習特徴を捉えていたことを示している。さらに判別分析の結果をクラスター分析の結果と比較している。観測を一般化するために，教師あり学習手法が教師無し学習手法によって獲得された結果を用いて実行すべきである。学習集合の対象物が目的となるクラスの完全に安定したメンバとなることを証明することが必要となる。臨床試験での条件下での規則となると思われる。

実験を，事象関連電位が刺激発生の前に1秒間隔の前刺激においてパワー密度分布に従う

のとは異なり変化するという仮定によって進める。電位と関連のある信号事象は，全刺激間隔の電位と同様な方法で分類やクラスタリングすることができる。

図11では，教師あり学習と教師無し学習の平均値によって得られた結果を比較している。27の単一の試行電位（sEP）の振幅が特徴として選択されている。ネットワークの構造は，脳波データの解析のために適用したネットワークを比較するために入力ユニットの数（12のかわりに27）のみに違いがある。

分類された電位の数は，前刺激脳波と試行電位の間のリンクが存在するという強い証拠を示している。より明白なリンクをつくるためには，ファジィ集合とファジィクラスターを用いることが適当である。ファジィクラスタリングは，対象を別々のクラスターに別々の度合いを割り当てることを意味する。前刺激間隔のパワー分布と事象関連電位の脱退の間の関係は，ファジィ集合によって説明することができる。この理由により，4つのファジィ集合が以下のメンバーシップ関数によって定義されている。

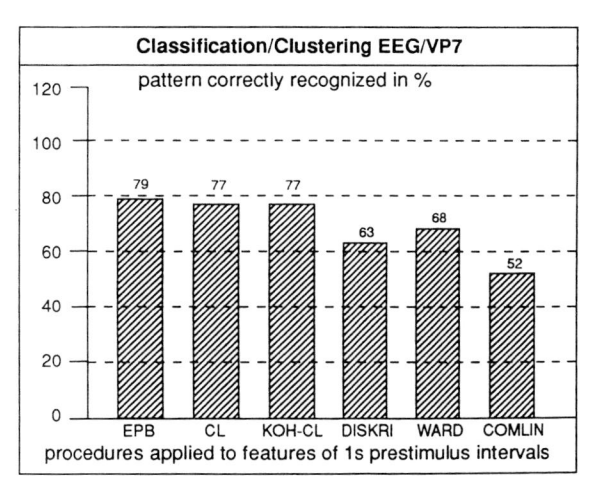

図10

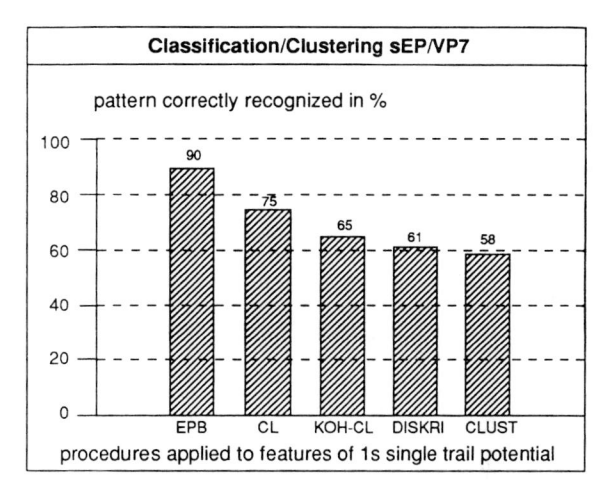

図11

(10)　$m_{AEEG}(x) = 1/(1+a_{AEEG}\cdot(x-b_{AEEG})^c)$

m_{AEEG}はファジィ集合"α波優位EEG"に対する前刺激間隔のEEG記録のメンバーシップである。

(11)　$m_{NAEEG}(x) = 1/(1+a_{NAEEG}\cdot(x-b_{NAEEG})^c)$

m_{NEEG}はファジィ集合"非α波優位EEG"に対する前刺激間隔のEEG記録のメンバーシップである。

(12)　$m_{AsEP}(x) = 1/(1+a_{AsEP} \cdot (x-b_{AsEP})^c)$

m_{AsEP} はファジィ集合"α波優位 sEP"に対する sEP 記録（単一誘発電位）のメンバーシップである。

(13)　$m_{NAsEP}(x) = 1/(1+a_{NAsEP} \cdot (x-b_{NAsEP})^c)$

m_{NAsEP} はファジィ集合"非α波優位 sEP"に対する sEP 記録（単一誘発電位）のメンバーシップである。パラメータ c の値と 8 つのパラメータ a_{AEEG}, b_{AEEG}, a_{NEEG}, b_{NAEEG}, a_{AsEP}, b_{AsEP}, a_{NAsEP}, b_{NAsEP} は(14)式から(18)式によって電位の特徴 x に従って選択されている。なぜならばファジィ集合はスカラー特徴 x 上に定義されるので，(6)式の距離関数 d（x, b）は単純な距離の形式をとる。

パラメータ b_i（例えば AEEG, NAGEG, AsEP, NAsEP）を計算するために，算術平均を以下の方法で使用している。

(14)　$b_{AEEG} = \dfrac{1}{p_A} \sum_{k=1}^{k=p_A} x_k^{AEEG}$

ここで，p_A はα波優位 EEG の 8 から 13Hz の幅で蓄積されたパワー値 x_k^{AEEG} によって表現された対象の数である。

(15)　$b_{NAEEG} = \dfrac{1}{p_{NA}} \sum_{k=1}^{k=p_{NA}} x_k^{NAEEG}$

p_{NA} は非α波優位 EEG の 8 から 13Hz の幅で蓄積されたパワー値 x_k^{NAEEG} によって表現された対象の数である。

(16)　$b_{AsEP} = \dfrac{1}{p_N} \sum_{k=1}^{k=p_N} x_k^{AsEP}$

p_N は k 番目のα波優位 $sEP x_k^{AsEP}$ で誤差逆伝播学習の出力値によって表現された対象の数である。

(17)　$b_{NAsEG} = \dfrac{1}{p_{NA}} \sum_{k=1}^{k=p_{NA}} x_k^{NAsEP}$

p_{NA} は k 番目の非α波優位 $sEP x_k^{AsEP}$ で誤差逆伝播学習の出力値によって表現された対象の数である。(6)式をパラメータ a_i（例えば AEEG, NAEEG, AsEP, NAsEP）の計算のために使うと，($m_i(x^{bord})$ はファジィ集合 i の境界 x^{boad} においてメンバーシップである）a_i は以下のようになる。

(18)　$a_i = (1/(x^{bord}-b_i)^c) \cdot (1/m_i(x^{bord})-1)$, where $c=2$, $x^{bord}=0$, $m_i(x^{bord})=0.1$

図12では，各電位は2つのファジィ集合 AEEG と AsEP のメンバーシップの値の平面上で1つの点として表現されている。変数 m_EEG はファジィ集合 AsEP のメンバーシップ値にラベル付けている。さらにファジィ集合"α波優位"に対する電位のメンバーシップは，(5)式において e = 2 で(10)式と(12)式を使うことにより定義される。2つのクラスターが容易に分割可能であるのは明白である。m-sEP 値に関しては，クラスターが同じレベルで密集していないが，分割は可能である。

図13では，対象の関係が図12中で示された関係に類似している。メンバーシップ値の平面は非α波優位の場合と関連がある。ファジィ集合"非α波優位"に対する電位のメンバーシップは，(5)式において e = 2 で(11)式と(13)式により定義される。2つのクラスターに容易に分割することが可能である。1つは密集したクラスターであり，他方は平面の半分についてそのメンバーシップ値が近くに分布している対象によって定式化されたクラスターである。

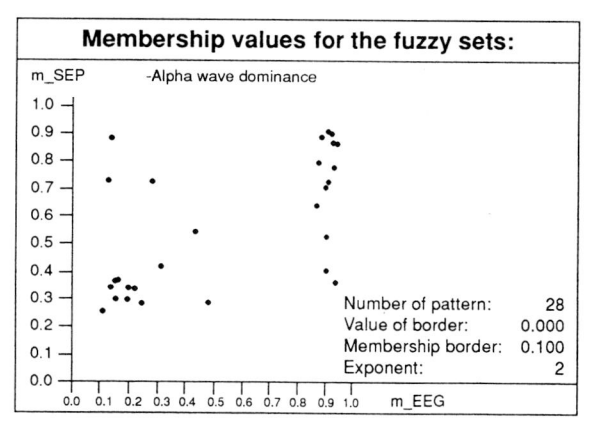

図12

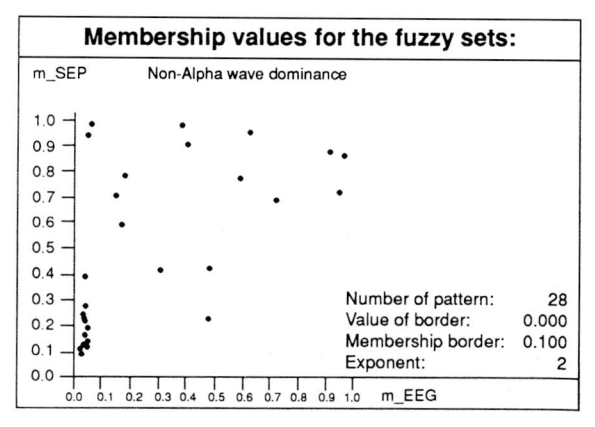

図13

6. 解釈と結論

要約すると，SN 比は非常に低くかつ線形分離が可能であるなら，分類やクラスタリングのためのニューラルネットワークを使用する必要がないということである。古典的な統計手法との比較において，正しくニューラルネットワークを取り扱うとより効果的となる。学習パラメータの評価に関して多くの未解決な問題がある。しかし，一般的に SN 比を評価することは不可能である。さらに単一誘発電位の分類やクラスタリングの問題において，排他的論理和問題（XOR-Problem）が隠れていないと結論付けることはできない。排他的論理和型の問題は統合された中間ユニットによってのみ解決される。ゆえに誤差逆伝播学習が好ま

れるであろう。しかし，この手法は非常に注意深い学習データ集合を要求する。選択は試行的な仕事ではない。一方では学習集合データは問題を解決するに必要な全ての情報を含んでいるが，他方では誤った一般化をも許容するべきである。他の未解決な問題は，構造の適切な選択に関するものである。中間ユニット数が多くなればなるほど，より多くの学習集合の自由パラメータが評価され，学習集合の入出力マッピングが容易に生成される。しかし，誤った一般化の確率は自由パラメータの増加に従って増える。

　未解決な問題にもかかわらず，結果は説得力がある。ニューラルネットワークの確率的パターン認識に対して強力な選択となる。

　将来の研究のためのいくつかのテーマは，この研究の方向性に沿って進むであろう。

　結果の最終的な定式化や解釈のための新しい戦略やファジィ概念によるニューラルネットワークの構造最適化，学習パラメータの最適化は，効率の良いアプリケーションのために欠くことのできない必要なものである。

（三田村　保，千葉　茂　訳）

文　献

Burke, L. I.: Clustering Characterization of Adaptive Resonance Neural Network 4(1991).-pp. 485-491
Carpenter, G. A., Grossberg, St., Rosen, D. B.: Fuzzy ART: Fast Stable Learning and Categorization of Analog Pattern by an Adaptive Resonance System Neural Network 4(1991).-pp. 759-771
Carpenter A. and S. Grossberg (Eds.): Pattern Recognition by Self-Organizing Neural Networks. Cambridge: The MIT Press, l991.
Gallinari, P., Thira, S.,Badran, F. Fogelman-Soulie, F.: On the Relation Between Discriminant Analysis and Multilayer Perceptrons Neural Networks 4 (1991).-pp.349-360
Kamgar-Parsi, Behzad, Gualtieri, J. A., Devancy J. E., Kamgar-Parsi, Behrooz: Clustering with Neural Networks, Biol.Cybern, 63 (1990).-pp.201-208
Kosko, B.: Neural Networks and Fuzzy Systems. Englewood Cliffs, N.J. Prentice-Hall, 1992
Schmitt, R.: Schulz, E.; van der Meer, E.: EEG-State Dependent Processing of Visual Information. In: Psychophysiological Approaches to Human Information Processing / hrsg. v. Klix, F.; Nfiatanen, R.; Zimmer, K. Amsterdam, New York, Oxford: North-Holland, 1985
Schmitt, R.: Zustands- und komplexitatsabhängige Symmetrieldentifikation von zweidimensionalen Mustern und evozierte Potentiale.- In; Z. Psychol.- 198(1990) 4.-S.471 - 490
Ward, J.H.: Hierarchical grouping to optimize an objective function, J. amer. Statist. Assoc. 58(1963)
Wilks S. S.: Sample criteria for testing equality of means, equality of variances and equality of covariances... Annals of Mathematical Statistics 17 (1946).-pp. 257-281

Chapter 8

臨床薬理試験における向精神薬の分類
脳波パワースペクトラムと心理検査変数を用いた臨床治療的向精神薬分類のための簡易分類原則について：神経遮断薬，抗うつ薬，抗不安薬，精神刺激薬

Classification of Psychopharmaca in Clinical - Pharmacological Experiments

W. M. Herrmann

I. はじめに

　向精神物質は分類可能かという疑問は，分類がすでになされているということを前提とする。我々の研究が計画されたときには，4つに分類された薬剤をプラセボと定義するか，もしくは，それらを薬剤として容認することに決められていた。4つに分類された薬剤とは，神経遮断薬，抗うつ薬，抗不安薬，精神刺激薬である。これらの仮説上は分類されているが，開発され臨床上で用いられているいくつかの物質は，神経遮断薬であり，かつ抗不安作用と，あるいは，抗うつ作用をも有するという事実に注目すべきである（Brodie, 1967; Itil, 1969a）。

　MAO阻害剤は当時精神刺激薬に分類されていた（Goodman, Gilman, 1971）が，抗不安薬としても用いられている（Atkinson, 1965）。過去10年間，特に，選択的MAO-AまたはMAO-B阻害剤はうつに対する治療薬として紹介されてきた。にもかかわらず，今日までの研究は，神経遮断薬，抗不安薬等々の規定に基づいた新しい物質の分類原則を発展させることを目的としてきた。この目的のために，臨床治療基準に従って，各クラスの4つの代表薬が選択された（表1）。

　我々は，本実験において，投薬1時間後と3時間後の脳波パラメータと精神機能測定テストの変数を構成成分とした多次元ベクトルを用いて，薬物効果を説明する。1時間後と3時間後に，最高血中濃度またはそれに近い値が得られると仮定した。

　収集された莫大なデータをもとに，限定されたグループ間の相違性や類似性をいくつかの異なる方法で証明する。本論文では，判別分析を用いるとともに，脳波のA2からO2誘導より得られた変数を選択することによって，収集された情報で，いかに単純で経済的な分類法則をつくり得るか示す。より多くの情報からより正確な分類が導かれるであろう。特に前頭中心部における情報は，薬効の判別に重要となるであろう。しかし，単一誘導を用いることで，すでにクラス間の優位な分類がなされてきた。

表1　薬剤と投与量の基本研究

研究番号	神経遮断薬	抗不安薬	抗うつ薬	精神刺激薬
HUM 110	CHL　75 mg Chlorpromazine	CDO　20 mg Chlordiazepoxide	IMI　75 mg Imipramine	MET　30 mg Methylphenidate
HUM 111	HAL　3 mg Haloperidol	DIA　10 mg Diazepam	AMI　75 mg Amitriptyline	DEX　20 mg Dextroamphetamine Sulfate
HUM 114	CLO　50 mg Clozapine	CLA　15 mg Dipotassium Chlorazepate	MIA　30 mg Mianserine	CAF　200 mg Caffeine
HUM 116	MOL　30 mg Molindone	LOR　3 mg Lorazepam	DES　75 mg Desipramine	PHE　30 mg Phenelzine Sulfate

　向精神薬がもたらす脳波変化については，早くは今世紀の50年代および60年代に文献記述がみられる（Bente and Itil, 1954; Denber, 1958; Fink, 1961; Montanini and Ravasini, 1961; Pfeiffer et al., 1963; Dolce and Kaemmerer, 1967; Borenstein et al., 1965, 1970; Itil, 1964）。しかしながら，ボランティアにおける向精神薬の単回経口投与後の系統的な定量的変化は，主にここ20年間の文献において記述されている（Itil et al., 1971; Fink, 1974; Goldstein, 1974; Itil, 1974; Marjerrison, 1974; Fink et al., 1976; Künkel, 1976a）。

　神経遮断薬は後頭部において，徐波増加，アルファ波の増加と，速波活動の減少を呈し（Itil, 1969a），前頭部ではベータ活動が増加する（Coppola and Herrmann, 1987）。抗不安薬は，ベータ活動の増加，すなわち，主に同期性の紡錘波様の活動である13.0～21.0Hzの低域ベータ帯域（Fink et al., 1976; Itil, 1974），とともに，主に高域び慢性ベータ活動を増加させる（Coppola and Herrmann, 1987）。三環系抗うつ薬は，ボランティアに急性投与された際には，徐波の増加，アルファ波の減少，および主に21.0Hz以上のベータ活動の増加を呈する（Fink, 1969a; Itil, 1975）。絶対パワースペクトラム値と多誘導記録を用いた最近の実験では，イミプラミンの経口投与後は，速波活動が減少することが報告されている（Coppola and Herrmann, 1987）。

　精神刺激薬に関しては，デキストロアンフェタミンによって，デルタ波の増加とシータ波，アルファ波および主に21.0Hzのベータ波の減少がみられ（Fink et al., 1971; Pfeiffer et al., 1963），LSD25によって，低電位高域ベータ波へと全体的な移行がみられる（Akpinar et al., 1972; Itil, 1969b）。反応時間を施行させた状態では，被験者が賦活化され，精神刺激薬の影響はほとんど見られない。しかしながら，被験者が疲れていたり，断眠後などの条件下では，刺激効果はより容易に認められる。

　変数選択に関しては，我々は，一連の脳波記録のパワースペクトラム解析から得られた脳

波変数のみを用いた。周波数帯域の設定は，因子分析に基づいた（Herrmann, Fichte et al., 1978）。脳波に加えて，心理テストとして以下のものが用いられた。Flicker Fusion Frequency（CFF），Reaction Time to Tone（RTT），Tapping, max. speed（TAP），Pegboard（PB），Aiming（AIM），Pauli serial addition test（PL）。

　向精神薬の薬剤分類の基礎は，精神疾患による，あるいは同伴する特別な脳波変化がそれに拮抗する薬剤投与によって相殺されるという仮説である（for review see: Herrmann and Winterer, 1996）。多くの薬剤は二重作用を呈する（例：神経遮断薬により左方移動が生じる⇒より同期性のアルファ活動より遅い活動への移行やび慢性の前頭中心高域ベータ活動の増加への移行）ので，薬剤作用の解釈は，分類が自動的になされるようになった70年代に予期されていたものより複雑である。神経遮断薬が二種類の脳波変化を有するために，一薬剤が急性と慢性の精神分裂病の両方に効果を有する理由について解釈しやすくなる。すなわち，急性期では，陽性症状に関連する高域び慢性速波活動は，脳波の徐波化および同期化によって相殺され，慢性期には，脳が脱同期化（desynchronisation from rigid state），および作動性ベータ活動（working β-activity）となることから，徐波化した活動（rigid アルファ，sub-アルファ活動および増加しているデルタ波）が相殺されるという解釈である。

対象と方法

薬剤と投与量

　本研究における薬剤と投与量は表1のとおりである。これらの薬剤は臨床的に有用なものを選んだ。神経遮断薬は精神分裂病において，抗うつ剤は大うつ病性障害において，抗不安薬は不安神経症において治療的効果を有することが証明されたものである。選択された精神刺激薬は，ヒトにおける定量脳波変化や運動および，あるいは気分の向上が認められる中枢神経刺激特性を有することが証明された薬剤である。モノアミン阻害薬はある種のうつ病において治療薬として用いられるが，一般的な中枢神経刺激特性を有しているために，臨床治療上では，精神刺激薬とみなされた。投与量は，日常臨床治療における一日投与量，およびもしくは，我々の脳波研究の経験をもとに決められた。

　これらの4種類の神経遮断薬は4種の異なった化学的分類に属する。すなわち，典型的なフェノチアジン系誘導体であるchlorpromazineは強い鎮静作用量（75mg），典型的なブチロフェノン系誘導体であるhaloperidolは弱い鎮静作用量（3mg），ジベンゾジアゼピン系誘導体であるclozapineは50mg，インドール系誘導体のmolindoneは30mgの投与量がそれぞれ選ばれた。

　抗うつ薬としては3つの三環系薬剤と1つの新しい四環系薬剤が選ばれた。モノアミンオキシダーゼ阻害薬は精神刺激薬のクラスと位置付けられた。四環系薬剤はpiperazinoazepine である。その 30mg の投与量は強い鎮静効果を持つことが知られている。三環系抗うつ薬のなかの2つのジヒドロジベンザゼピン系誘導体，imipramine と特にdesipramine は，amitriptyline のようなジベンゾ‐シクロヘプタジエン誘導体より鎮静作用は少ないことが知られている。抗不安薬としては3つのベンゾジアゼピン系薬剤，diazepam 10mg, chlordiazepoxide 30mg と強い鎮静作用量である lorazepam 3 mg および dipotassium-chlorazepate 15mg である。

精神刺激薬としては交感神経刺激性の dextroamphetamine sulphate 20mg，キサンチン誘導体の caffeine 200mg と β フェニールエタノール関連物質である methylphenidate 30mg が選ばれた。さらに，ヒドラジン MAO 阻害薬である phenelzine sulphate が追加で選ばれた。

被験者

各4つの実験に，17人の男性被験者（2名は予備被験者）が選出された。年齢は21歳から45歳で，体重範囲は60kgから90kgであった。

それぞれの被験者には，身体検査，精神科的問診スクリーニング，心電図と臨床的脳波を含む一連の検査が行なわれた。すべての被験者は身体的に健康で，精神疾患の既往はなく，向精神薬による治療や他のいかなる医学的治療を受けたことはなかった。EPI（Eysenck Personality Inventory, Eysenck, 1957）において，ドイツ人正常値の平均の±1の範囲であり（Eggert, 1974），VELA（Vegetative lability, Fahrenberg, 1965）質問表においては20点以下，脳波において後頭部優位性がみられることを選出基準とした。脳波において，8Hz以下や 10μV 以下の振幅の波が主に出現している者，心電図や筋電図が混入している者，異常脳波が認められる者は除外された。

すべての被験者から文書同意が得られ，参加報酬が支払われた。

研究デザイン

基本的な研究である HUM 110 のデザインを表2に示した。単育検プラセボ投与後，4つの向精神薬，すなわち神経遮断薬，精神刺激薬，抗うつ薬，抗不安薬およびプラセボが二重盲検条件下，ラテン方格法に基づき投与された。

被験者は，1週間おきに朝の8時か9時から始まる問診を受けた。服薬前記録がなされた後，服薬後1時間と3時間に脳波検査がなされた。すべての被験者は軽い朝食をとった。前夜の飲酒は禁止され，当日の朝，休憩時間のコーヒーや紅茶やコカコーラといったあらゆる刺激物の摂取が禁止された。

表2 基本的実験デザイン (HUM110).

Sequence	Subject Code	Study Day					
		1	2	3	4	5	6
			Latin square				
I	038 102 110	PLA	CHL	MET	IMI	CDO	PLA
II	039 101 112	PLA	IMI	CDO	PLA	CHL	MET
III	040 100 114	PLA	MET	IMI	CDO	PLA	CHL
IV	045 096 109 113	PLA	CDO	PLA	CHL	MET	IMI
V	078 079 103 111	PLA	PLA	CHL	MET	IMI	CDO

実験手順は以下のようである。
1. 生理学的脳波記録測定，5分間の安静時記録 (RR) 及び5分間の聴性誘発記録 (AEP) 条件下
2. 自己評価調査リストによる口頭での主観的報告，10-15分
3. Vigilance test，精神作業試験，感覚運動協調及び，高次精神作業などからなる一連の課題遂行試験，約30分間

自己評価調査リストと聴性誘発記録の結果は，本論文においては報告しない。本論文では，精神機能に関する実験結果と安静時脳波の結果についてのみ述べる。安静時脳波は，防音・空調設備の整ったほの暗い明るさに保たれた室内で，ゆったりした椅子に腰掛けて手を肘掛に置き，閉眼状態で記録された。被検者は親指で設置されたボタンを押すように要求された。親指がボタンから放されると70dB 1000Hzの信号音が出された。

Vigilanceは，5分間，何の影響も受けない状態で記録される。被験者は，十分に覚醒しており，Kuglerら (1978) の提唱したA0からA2に相当する，もしくは，Herrmannら (1987) により開発された自動vigilance分類のW2とW3段階に相当するBente (1964a) の段階におけるA1からA4の状態にあった。被験者がB段階 (W4) に入ると，音信号が鳴らされた。5分間の記録の間，被験者は主にA段階 (W2，W3)，非常に稀にB段階 (W4，W5ないしS1) にあり，決してC段階 (S2) には入らなかった。

脳波測定法

詳細は，HerrmannとMcDonald（1978）の測定方法の記述を参照されたい。Grass社の7mm径の金製電極が使用された。電極接着は，国際10/20法に従った。電極の電気抵抗は，5kΩ以下であり（各記録前の測定），同日中に，同一電極が使用された。

記録にあたり，時定数は0.3秒，50Hzのノッチフィルターが使用された。低域フィルターは，使用していない。脳波信号は，脳波測定機で増幅され，その後，AMPEテープレコーダーでFM記録された。記録速度は，3-3/4 ipsであった。テープレコーダーのプレイバック・チャンネルから再生された信号は，IRIGインプット・ジャックを通して脳波測定機のオシロスコープに再び転送される。このようにして，脳波技術者は，約1秒遅れで得られたアナログ信号を観察することができ，またアーチファクトを識別し，印をつけることが可能であった。サインウェーブによるキャリブレーション記録は，各々の記録に先立って行われた。

データのコンピュータ再生の間，別の脳波技術者は，脳波，筋電図，体動，開眼などのアーチファクトの再検査を行った。この作業は，投与薬物の内容を知らされていない状態で行われた。アーチファクトが出現したセグメント（10秒間）は，解析から除外された。

時系列脳波の変数化

各被験者のtreatment unitとラテン方格法に基づく実験日（表3）は，subject-treatment-unitと名づけられた。Subject-treatment-unitの全数は，

$4 \times 15 \times 5 = 300$

（研究数，被験者数，実験日数）である。各unitは，RR条件下における3回（投与前，投与1時間後，3時間後）の5分間脳波測定（表3参照）によって表された。次のベクトル記号（$\overline{X}$）は，1つのsubject-treatment-unitを表している。

$$\overline{X} = \begin{cases} \text{EEG-pre} \\ \text{EEG- 1 h post} \\ \text{EEG- 3 h post} \end{cases}$$

各構成要素はベクトル自体であり，5分間の脳波記録は，7つの変数によって表されている。それゆえに，個々のsubject-treatment-unitは，3×7の構成ベクトルで表されることになる。アーチファクトの入ったセグメントは除外されており，10秒間の30セグメントが含まれる。それぞれのセグメントは，100分の1秒間隔の時系列を意味する1000の数値で表される。1秒（＝セグメントの10分の1）の遅れで，Hamming Windowを用いて，修正

された自動共分散機能によるフーリエ変換によって，スペクトラムは得られる。各々のパワースペクトラムに対して，以下の変数が計算された。

Relative power　　　　$\delta F = 1.5 - 5.5 Hz$
　　　　　　　　　　　$\theta F = 5.5 - 8.5 Hz$
　　　　　　　　　　　$\alpha_1 F = 8.5 - 10.5 Hz$
　　　　　　　　　　　$\alpha_2 F = 10.5 - 12.0 Hz$
　　　　　　　　　　　$\beta_1 F = 12.0 - 18.0 Hz$
　　　　　　　　　　　$\beta_2 F = 18.0 - 30.0 Hz$

と，total power（1.5-30.0Hz）である。変数の選択は，以前にHerrmann, Fichteら（1978）によって，別の被験者に対して行なわれた因子分析に基づいてなされた。

心理作業テスト

以下のテストを含む行動測定を行った。

1. フリッカーテスト（The critical flicker fusion frequency analyzer (CFF)）　　（Flimmerverschmelzungsgerät, Dr. Schuhfried, Mödling, Austria, model 897）

閃光刺激の明滅融合閾値の設定法が用いられる。被験者は間断のない白色の照明管を凝視する。管の底部に位置する明滅する照明は，1.5Hzの速さで20〜80Hzの間で持続的に周波数が増減する。被験者は以下の2つの瞬間にボタンを押さねばならない。すなわち，(a)増加する明滅光が被験者にとって一定になると思われる瞬間（増加試行），(b)閾値上限を超えて高周波数で一定となった光源が，明滅光になったと判断された瞬間（減少試行）である。

我々の研究では，3回の連続した増加・減少試行の中から，3回の減少試行の平均を評価指標として選択した。その指標が選ばれたのは，他の薬理心理学的研究において，減少試行の平均が，薬理学的影響をより鋭敏に反映することが証明されたからである（Ott, 1982）。

多くの測定方法が存在するため，一般的な正常値は確立されていない。文献的には閾値の範囲には大きなばらつきがあるが，ほとんどは，35-45Hzの間である（健常若年被験者）。

CFFは知覚系の感度指標であって，視神経系の周波数解像度能と関連皮質の処理過程を表わしている（Kranda, 1982）。CFFは，特に"精神的疲労"に関連した中枢神経系の抑制の指標として知られている（cf. Schmidtke, 1951）。

より最近の報告（Aufdembrinke, 1982; Kranda 1982; Ott, 1982; Ott et al., 1982）では，臨床的研究と精神薬理学的研究において，CFFの技術的手順，信頼性，有効性およびCFFと精神薬理学的研究との間の有意性において疑問が生じてきている。現時点では多くの点にお

表3　脳波記録から統計処理に至る手順

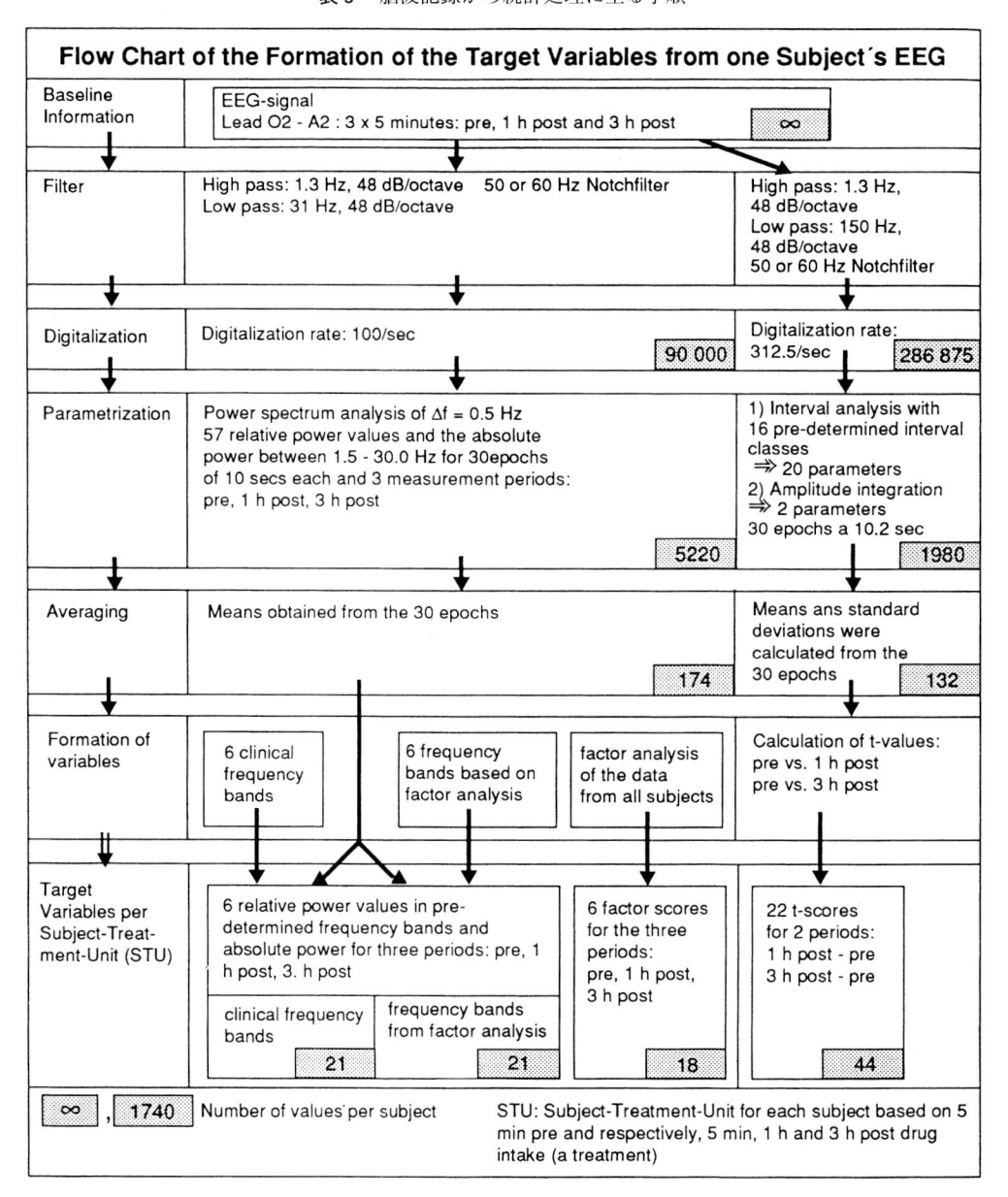

Flow Chart of the Formation of the Target Variables from one Subject's EEG

Baseline Information	EEG-signal Lead O2 - A2 : 3 × 5 minutes: pre, 1 h post and 3 h post	∞
Filter	High pass: 1.3 Hz, 48 dB/octave　　50 or 60 Hz Notchfilter Low pass: 31 Hz, 48 dB/octave	High pass: 1.3 Hz, 48 dB/octave Low pass: 150 Hz, 48 dB/octave 50 or 60 Hz Notchfilter
Digitalization	Digitalization rate: 100/sec　　　　　　　　　　　　　90 000	Digitalization rate: 312.5/sec　　286 875
Parametrization	Power spectrum analysis of Δf = 0.5 Hz 57 relative power values and the absolute power between 1.5 - 30.0 Hz for 30epochs of 10 secs each and 3 measurement periods: pre, 1 h post, 3 h post　　　　　　　　　5220	1) Interval analysis with 16 pre-determined interval classes ⇒ 20 parameters 2) Amplitude integration ⇒ 2 parameters 30 epochs a 10.2 sec　　1980
Averaging	Means obtained from the 30 epochs　　　　　　　174	Means ans standard deviations were calculated from the 30 epochs　　132
Formation of variables	6 clinical frequency bands ／ 6 frequency bands based on factor analysis ／ factor analysis of the data from all subjects	Calculation of t-values: pre vs. 1 h post pre vs. 3 h post
Target Variables per Subject-Treatment-Unit (STU)	6 relative power values in pre-determined frequency bands and absolute power for three periods: pre, 1 h post, 3. h post clinical frequency bands　21　／　frequency bands from factor analysis　21　／　6 factor scores for the three periods: pre, 1 h post, 3 h post　18	22 t-scores for 2 periods: 1 h post - pre 3 h post - pre　　44

∞ , 1740　Number of values per subject　　STU: Subject-Treatment-Unit for each subject based on 5 min pre and respectively, 5 min, 1 h and 3 h post drug intake (a treatment)

8. 臨床薬理試験における向精神薬の分類　119

表4　薬剤分類の概略

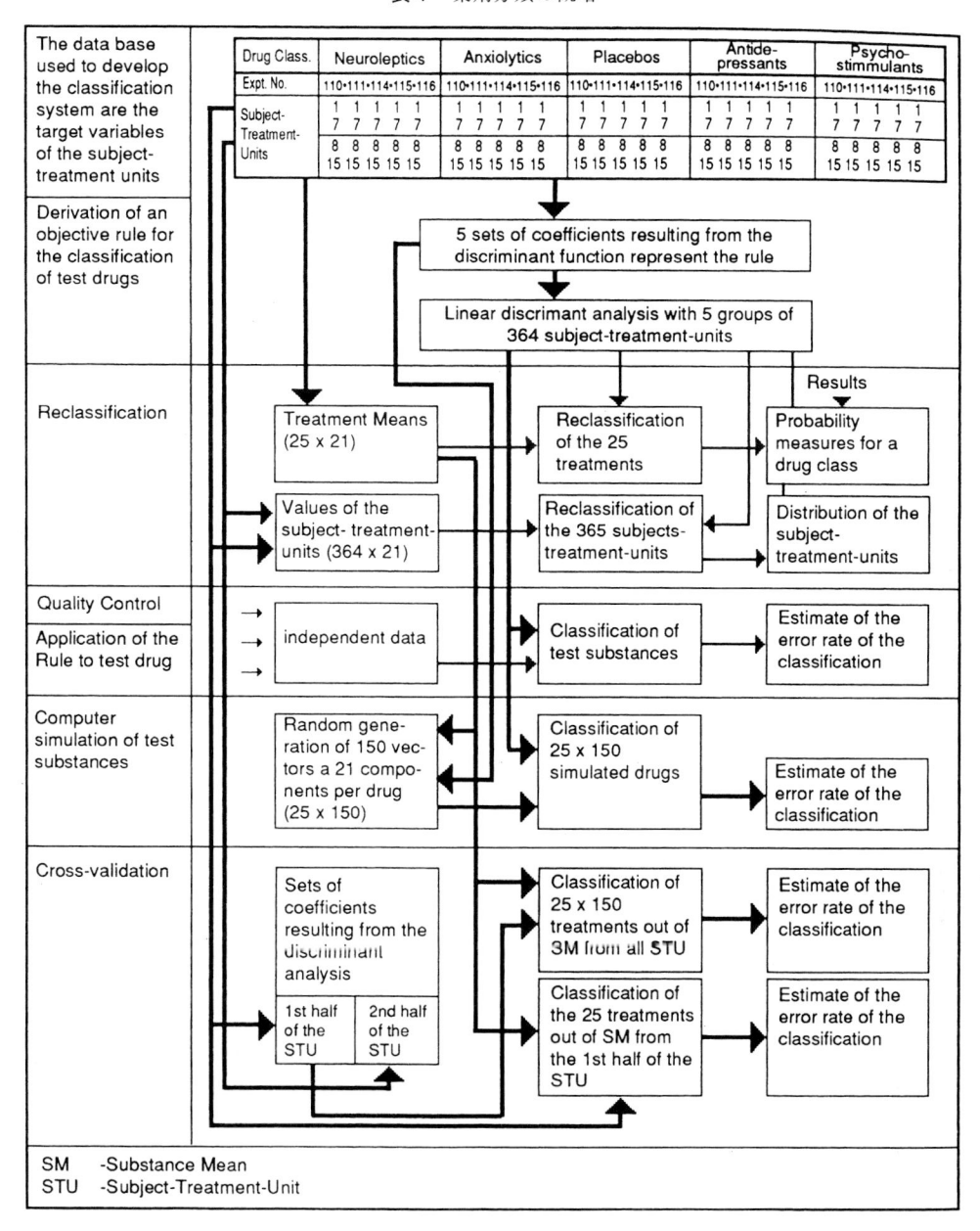

The data base used to develop the classification system are the target variables of the subject-treatment units	Drug Class: Neuroleptics / Anxiolytics / Placebos / Antidepressants / Psychostimmulants Expt. No.: 110・111・114・115・116 (for each class) Subject-Treatment-Units: 1 1 1 1 1 / 7 7 7 7 7 / 8 8 8 8 8 / 15 15 15 15 15 (for each class)
Derivation of an objective rule for the classification of test drugs	5 sets of coefficients resulting from the discriminant function represent the rule ← Linear discriminant analysis with 5 groups of 364 subject-treatment-units
Reclassification	Treatment Means (25 × 21) → Reclassification of the 25 treatments → Probability measures for a drug class (Results) Values of the subject-treatment-units (364 × 21) → Reclassification of the 365 subjects-treatment-units → Distribution of the subject-treatment-units
Quality Control / Application of the Rule to test drug	independent data → Classification of test substances → Estimate of the error rate of the classification
Computer simulation of test substances	Random generation of 150 vectors a 21 components per drug (25 × 150) → Classification of 25 × 150 simulated drugs → Estimate of the error rate of the classification
Cross-validation	Sets of coefficients resulting from the discriminant analysis (1st half of the STU / 2nd half of the STU) → Classification of 25 × 150 treatments out of 3M from all STU → Estimate of the error rate of the classification → Classification of the 25 treatments out of SM from the 1st half of the STU → Estimate of the error rate of the classification

SM　-Substance Mean
STU　-Subject-Treatment-Unit

いて，明確な答えは得られていないが，CFFは，とりわけ他の手段と併用されるときには，精神生理的な機能の測定に，非常に興味深く有効な手段であり続けると思われる。

2．単純反応時間（simple reaction time）
（Wiener Reaktionszeitgerät, Dr. Schuhfried, Mödling, Austria, model 8906）

我々の研究では，音に対する単純反応時間を用いた。単純反応時間は，短い音信号を聞いてから利き手の人差し指でボタンを押すまでの間隔と定義されている。1250Hzの頻度での28の音信号が，一定しない間隔（平均5.71秒間）で提示される。評価指標は，28の音信号に対する平均の反応時間である。特異的な表示に対する正常値は存在しないが，若年健常被験者における平均は，おおよそ 0.23 ± 0.03 秒である。

単純反応時間は，感覚入力と精神作業反応との間の反射時間を示していると考えられる（sensomotoric reactions according to Rohen, 1978）。網様体賦活系が刺激されればされるほど，反応時間は短くなるが，その賦活系によって，単純反応時間は直接的に影響を受ける（Duffy, 1972）。この現象は，血圧，心拍数，呼吸数など（Myrtek, 1980）の自律神経系を亢進させ，このため，ある種の身体的ストレス下においてみられる。精神作業機能の因子分析を用いた研究においては，単純反応時間は，しばしば単一因子とみなされることが多く（Guilford, 1965），「個人がある特定刺激に反応し得る速度」（Herrmann et al., 1976）と一般的には定義されており，指（limb）の動きや刺激に関連したいわゆる指押し因子（Hempel and Fleishman, 1955）をも含んでいる。

3．連続加算（continuous addition）
（Leistungsprufgerät, Dr. Schuhfried, Mödling, Austria, model 930）

Pauliの動作テストは，Pauli（Pauli and Arnold, 1951; Arnold, 1970）によるcontinuous additionの修正原理を用いている。被験者は2つの画面に次々に提示された各々1桁の数字から成る2つの数の合計を計算する。結果の最後の桁は，画面下のアナログタイプライターに打ち出される。印字されるとすぐに，でたらめにつくられた数字の組合わせが出てくる。誤った場合は，被験者は修正キーを押し，最後の作業を繰り返す。被験者は，作業をできるだけ正確にかつ迅速に行うように指示される。作業数，正解数，そして修正キーを押した数は，30秒間隔で記録され，10連続以上の作業期間の合計が集計される。通常，被験者は5分以内に平均約250問を解答する。オリジナルのPauliテストは，1時間を要するのに対して，連続加算の作業は，僅か5分しか要しないことは，特筆に価する。

それゆえ，Pauliテストの有用性をSchuhfriedによって作られた動作性テストに移行することは多少困難である。Pauli Testは「高速（単純）精神作業中の集中力継続」の尺度といわれている（Bartenwerfer, 1964; Bunz, 1970）。Pauliテストで達成された総作業数は，因子

分析的に規定された数学認識（Hiltmann, 1966）の基本的能力や，異なった知的機能特性のわずかな相関との間には有意な関連がある（Bunz, 1970; Bartenwerfer, 1964; Hiltmann, 1966; Bäumler, 1964）。半分割試行（split half）と再試行（retest）における達成作業総計の信頼性係数は，非常に高く，r＝.90であることが多く，r＝.80から.99の間にある。正常値は，異なった年齢・性別・教育水準ごとに存在している（Bunz, 1970）。Pauliの紙と鉛筆を用いたテストから，機械化作業に，理論的な評価規準を適応することには疑問の余地があるが，Bunz（1970）は，従来のPauliテストの作業曲線が"機械化"（company ZAK; r＝.98）と高い相互関係にあることを示した。"機械化"は，Schuhfriedによって作られたPauliの動作テストと基本的には，同様である。"機械化"とオリジナルのPauliテストとの結果の主な相違点は，電気装置を用いると紙と鉛筆を用いたテストと比べて，3分のうちに解いた作業総計が非常に早い時点から，作業曲線がより安定し直線的になることである。連続1時間の作業後では，作業総数はいずれのテストでも同じである。半分割試行の信頼性は，r＝.86になるように設定された。これらの結果について，SchufriedのPauliの動作テストでの5分間の記録は，Pauliによる単純連続算数作業での"集中力"を調べる全手順にほぼ相当する。

4．タッピングテスト（tapping test）
（Klopftest der motorischen Leistungsserie after Schoppe, manufactured by Dr. Schuhfried, Mödling, Austria, model 550）

タッピングテストにおいては，被験者は，四角い金属板の真中をできるだけ速く金属のピンで叩くことを指示される。ピンは親指と人差し指とで摘まむ。各32秒の連続した2つの作業期間において，tapping数が数えられる。13-19歳の300人の初心者から得られた初歩的な正常値が利用された。

タッピングは，最も単純な精神運動性機能のひとつであると思われる。なぜなら視覚的に誘導された刺激（いわゆるself-paced task）ではなく，手と脳の協調と弁別のいずれをも必要としないからである。タッピングテストは反応的抑制（Hilgard and Bower, 1973）と疲労（Herrmmann et al., 1976）を測定する。Wittenborn（1945; according to Guilford, 1965）に，異なる指の動きの因子分析の平均から特定のタッピング因子を仮定し，Guilfordはそれに彼の精神運動性次元の行列において重要な役割を果たすいわゆる瞬発因子を加えた（Guilford, 1965）。

表5　実験における心理検査の順序

Test Parameter	
1. Critical flicker fusion	M of 3 x down [Hz]
2. Reaction time to tone	M of 28 signals [sec]
3. Pauli addition	of total number of correctly solved tasks
4. Pegboard	M of 2 trials [sec]
5. Aiming	duration of task [sec]
6. Tapping	# of taps during 64 sec

5．Pegboardテスト
(Umstecktest der motorischen Leistungsserie after Schoppe, manufactured by Dr. Schuhfried, Mödling, Austria, model 550)

　Pegboardテストでは，被験者は40mm長の25個の金属ピンを，左側の板から右側の穴の列に移し替えなければいけない。穴の間は約30cmであり，腕・手の動きの和にあたる。被験者はできるだけ速く作業するよう指示される。ピンは1つずつ移動させねばならない。列を完成する時間が評価指標である。Pegboardテストは，正確な腕の動き（Hempel and Fleishman, 1955; accordiong to Guilford, 1965）を測定し，重要な動的正確性因子（Guilford, 1965）の1つであると考えられている。精神作業調整の副因子である手の器用さ（Schuhfried Announcement）と密接な関係があることは否めない（Herrmann et al., 1976; Guilford, 1965）。

6．目的テスト
(Zielpunktieren der motorischen Leistungswerte after Schoppe, manufactured by Dr. Schuhfried, Mödeling, Austria, model 550)

　目的テストは，線一列に並ぶ20個の銅製のポイント（直径5mm）から成る。被験者はできるだけ速く金属のピンで各ポイントを触り，また銅製の各ポイント間の金属板には触れてはならない。総合時間，正答数，誤数，誤時間を測定する。本論文においては，分析には総時間が用いられた（motoric speed factor）。

　因子分析によって，目的は指の動きと正確な手の動き（Fleishman and Hemlel, 1955; after Guilford, 1965）の測定にあることが明らかとなった。最初の因子は，作業の速度因子に，最後の因子は，動的正確性（Guilford, 1965）に属する。

　ここに述べた，異なる検査の妥当性をまとめると，これまでの検査は，知覚（フリッカーテスト），集中力（Pauli動作テスト），精神作業動作の特徴を測定していると思われる。精神作業動作は，特性速度（目的，反応時間），瞬発性（反応時間，タッピング），正確性（pegboard，目的）と，わずかではあるが，手と眼の協調（pegboard）を含む。

分類規則の展開と応用戦略

AおよびBは分類規則の基礎となるもので，それぞれ独立して展開されるべきものである。

A：仮にRを分類規則，Tを新しい（test-）薬剤，Siを規定された薬剤クラス i＝1，2，…，5と仮定すると，$R(T) = S_{io}$ はTが薬剤クラス S_{io}，io $\{1, 2, \cdots, 5\}$ に属することを意味する。

B：分類の確率（P）は以下のように表される。

$$P = \begin{pmatrix} P(S_1/S_1), & P(S_1/S_2) \ldots P(S_1/S_5) \\ P(S_2/S_1), & P(S_2/S_2) \ldots P(S_2/S_5) \\ \vdots & \vdots \quad\quad \cdots \quad \vdots \\ P(S_5/S_1), & P(S_5/S_2) \ldots P(S_5/S_5) \end{pmatrix}$$

もし S_i と S_j が5種類の規定された薬剤クラスのうちの2つだとすると，これらの25通りの確率の組合せの中から，S_j に属し S_i に分類される確率はPである。

規則（A）は以下のように展開する。仮に，21の要素ベクトルが存在する場合においては，すなわち，3回の測定（投与前，1時間後，3時間後）がすべて表わされ，選出基準（アーチファクトを除く）が満たされなければならないのだが，それぞれの1つの subject-treatment-unit は分類規則展開の基本的情報として利用される。それゆえ，それぞれの薬剤クラスの60から65の間の subject-treatment-unit は，5グループの線形判別分析の基礎となる（Rao, 1965）。

その法則は，5個のグループの各々に対しての以下のような22個の判別機能係数（21変数；7つのパワー値×3時点）から成る。

$$R_i = \{a_{i1}, a_{i2}, \cdots, a_{i22}\} \quad i = 1, 2, \ldots, 5,$$

仮に，新しい試験薬剤が，規定された21の要素ベクトル $\bar{x} = (x1, x2, \ldots, x21)$ で表わされたならば，次のような関数 $\{f_i(\bar{x})\}$ が計算される。

$$f_i(\bar{x}) = \sum_{j=1}^{21} a_{ij} x_j + a_{22}^{(i)}$$

最大関数（fmax）は以下のように表される。

$$(f_{max}) = \max f_i(\bar{x}), \quad i = 1, 2, \ldots, 5.$$

ある薬剤は，$f_i(x)$ において最大値を与えるクラスに新たに位置する。

以下のように，$f_i(x)$ のかわりに，"確率尺度（p_i）"という変換を用いる。

$$p_i = \frac{e^{(f_1 - fmax)}}{\sum_{i=1}^{5} e^{(f_1 - fmax)}}$$

すべての関数 $f_i(\bar{x})$ が等しい特別な場合には，
$f_1 = f_2 = \cdots = f_5$ で，確率（p_i）は，

$pi = 0.20$，$i = 1$，2，…，5 となる。

18（6変数×3時点）の心理検査変数に対する分類は，脳波変数の類推に適応される。すべての変数を用いると，39変数（脳波21，心理検査18）は判別関数に組み込まれる。

II. 結　果

　確率は，1薬剤を投与されたすべての被験者の平均パワースペクトラムと1薬剤を投与されたすべての被験者の心理検査変数に判別規則を適用することによって得られる。ある薬物は，最大の確率を有する薬剤クラスに割り当てられる。
　脳波の分類結果を，電気生理学的変数から独立した外的な基準で調査することは，薬剤が脳波に及ぼす影響が，他の種類の検査結果，例えば心理検査結果によって反映され得るか否かを知る上で有用である。その調査は，基準の確実性を証明する。
　ヒトの薬理学的研究で有用性が見出されている心理検査や脳波は，治療を必要とする疾患や向精神薬の臨床効果判定という点においては有効なものではない。しかしながら，仮に，双方の検査結果が類似しているならば，向精神薬の急性単回経口投与による薬理学的調査に対する分類システムの応用は，より正しいものとなるであろう。
　表6から表8に示したように，心理検査と脳波の変数を用いると，プラセボを含めた20薬剤中18薬剤が正確に再分類される。脳波変数のみでは，17薬剤が，一方，心理検査変数のみでは，20薬剤中14薬剤が正確に再分類された。
　Imipramine, amitriptyline は両検査からは，抗うつ薬に再分類されたが，desipramine は，心理検査を基にすると，抗うつ薬ではなく，精神刺激薬に分類された。脳波結果に基づくと，desipramine はプラセボに再分類された。
　Mianserine は，脳波結果に基づくと35％が抗精神病薬に再分類され，心理検査に基づくと，たった29％しか抗うつ薬に再分類されなかった（表7，8）。mianserine は抗うつ薬と抗精神病薬の中間に位置するという印象が脳波から得られたが，このことは心理検査所見によっても支持された。両手法の結果を用いることによって，抗うつ薬としての投与量をより正確にすることが可能となる。
　一方，同様に clozapine は脳波結果（表7）に基づくと，抗精神病薬（0.33）と抗うつ薬

(0.28)の中間に位置すると推定され，それゆえ，正確には分類されなかったようだが，心理検査結果に基づくと，明らかに抗精神病薬に分類（50%）され，抗うつ薬としては非常に低い確率（14%）であった。

心理検査結果に基づくと，脳波所見に基づいたものより，より明確に抗精神病薬と抗うつ薬を分類することができた。このことより，この研究で用いられた抗精神病薬は，抗うつ薬に比べて，より精神作業に影響を及ぼすと結論づけることができるであろう。

プラセボと神経刺激薬との分類は，脳波結果よりも心理検査結果に基づく方が，明確に分類することができた（表7，8）。

少量の鎮静作用をもたらすベンゾジアゼピンは，気分の指標に確かに影響を及ぼすが，短時間を超える心理検査の結果には影響を及ぼさなかった（Herrmann, 1978）。ベンゾジアゼピンは効果発現後，短時間で効果が消失する。おそらくこの現象は，心理検査結果からは，chlordiazepoxide と diazepam は，プラセボに対して高い配属確率を有していることの理由なのかもしれない（表8）。

心理検査と脳波検査の両方に基づくと，20のうち14薬剤が同じクラスに分類されたということは，脳波から得られた情報が，解釈の付加価値的可能性を加えることなしには（すなわち心理検査の結果を加味しなければ），絶対的な価値を有するものでないことを示唆している。この結果から，電気生理学的および実験心理学的な測定水準を基に，病態へと更なる研究をめざすべきであろう。脳波と心理検査の変数（3×13＝39変数）は，subject-treatment-units からの分類法則を確立するために用いられ，その後薬剤の平均値が再分類されることによって，結果はより確かなものとなる。20薬剤中18薬剤が正確に再分類されただけではなく，薬剤が1つのクラスに分類される確率は本質的により高く，分類が確かなものであると予測でき得る臨界値である0.31をはるかに超えたものとなる。

再分類後の subject-treatment-units（ベクトル）分布を，表9から表11に示す。

脳波変数のみを参考にすると（表9），被験者の0.53が正確に抗精神病薬に，0.47が抗不安薬に，0.41がプラセボに，0.39が抗うつ薬に，0.45が精神刺激薬に位置した。

精神作業結果の変数のみを参考にすると（表10），相当する割合は，抗精神病薬が0.49，抗不安薬が0.46，プラセボが0.36，抗うつ薬が0.35，精神刺激薬が0.65であった。

再分類の手順によって正確に配置された subject-treatment-units 数は，脳波と精神作業結果の両方を用いると，確実に増加した（表11）。それぞれの値は，抗精神病薬が0.72，抗不安薬が0.54，プラセボが0.48，抗うつ薬が0.47，精神刺激薬が0.65であった。

Subject-treatment-units が，相当する薬剤分類に位置付けられているにもかかわらず，ある1用量と特定の2時点の測定時間（投与後1時間，3時間）において，すべての被験者の約半数だけが同じ反応を示し（特異的に），そして残りの被験者は，反応しない（プラセボのクラスに属する）か，もしくは異なった反応（他のクラスに属する）をするのは，大き

表6 脳波変数と心理検査変数の両方を用いた場合の再分類後の確率

再分類後の薬剤分類		神経遮断薬	抗不安薬	プラセボ	抗うつ薬	精神刺激薬
薬剤と用量		神経遮断薬				
Chlorpromazine	75 mg	**0.83**	0.04	0.04	0.09	0.01
Haloperidol	3 mg	**0.35**	0.13	0.23	0.20	0.09
Clozapine	50 mg	**0.58**	0.17	0.09	0.15	0.01
Molindone	30 mg	**0.62**	0.08	0.14	0.12	0.04
Mean probability	→	**0.595**	0.105	0.125	0.140	0.038
薬剤と用量		抗不安薬				
Chlordiazepoxide	30 mg	0.07	**0.33**	0.29	0.15	0.16
Diazepam	10 mg	0.08	**0.48**	0.22	0.11	0.11
Chlorazepate	15 mg	0.07	**0.35**	0.28	0.17	0.12
Lorazepam	3 mg	0.07	**0.80**	0.05	0.06	0.02
Mean probability	→	0.073	**0.490**	0.210	0.123	0.103
薬剤と用量		プラセボ				
HUM 110		0.07	0.24	**0.35**	0.15	0.20
HUM 111		0.08	0.13	**0.37**	0.25	0.17
HUM 114		0.06	0.12	**0.39**	0.24	0.19
HUM 116		0.07	0.08	**0.36**	0.14	0.35
Mean probability	→	0.070	0.143	**0.368**	0.195	0.228
薬剤と用量		抗うつ薬				
Imipramine	75 mg	0.09	0.07	0.15	**0.60**	0.09
Amitriptyline	75 mg	0.09	0.15	0.26	**0.38**	0.13
Mianserine	30 mg	0.32	0.12	0.13	**0.41**	0.02
Desipramine	75 mg	0.04	0.08	0.32	0.29	0.28
Mean probability	→	0.135	0.105	0.215	**0.420**	0.130
薬剤と用量		精神刺激薬				
Methylphenidate	30 mg	0.01	0.12	0.16	0.06	**0.65**
Dextroamphetamine	20 mg	0.03	0.06	0.33	0.12	**0.46**
Caffeine	200 mg	0.03	0.09	0.39	0.16	0.34
Phenelzine	30 mg	0.02	0.08	0.30	0.14	**0.46**
Mean probability	→	0.023	0.088	0.295	0.120	**0.478**

HUM 110, 111, 114, 116 RR
EEG/PT 39 variables: The above-mentioned EEG and PT variables for three time periods (pre, 1 h post, 3 h post)

表7 脳波変数を用いた場合の再分類後の確率

再分類後の薬剤分類		神経遮断薬	抗不安薬	プラセボ	抗うつ薬	精神刺激薬
薬剤と用量		神経遮断薬				
Chlorpromazine	75 mg	**0.58**	0.07	0.10	0.21	0.04
Haloperidol	3 mg	**0.26**	0.13	0.24	0.21	0.16
Clozapine	50 mg	**0.33**	0.14	0.16	0.28	0.08
Molindone	30 mg	**0.33**	0.11	0.20	0.18	0.18
Mean probability	→	**0.375**	0.113	0.175	0.220	0.115
薬剤と用量		抗不安薬				
Chlordiazepoxide	30 mg	0.13	**0.27**	0.25	0.17	0.19
Diazepam	10 mg	0.11	**0.38**	0.21	0.12	0.18
Chlorazepate	15 mg	0.13	**0.30**	0.24	0.18	0.15
Lorazepam	3 mg	0.07	**0.43**	0.15	0.22	0.13
Mean probability	→	0.110	**0.345**	0.213	0.173	0.163
薬剤と用量		プラセボ				
HUM 110		0.11	0.23	**0.29**	0.14	0.23
HUM 111		0.13	0.16	**0.30**	0.20	0.21
HUM 114		0.13	0.21	**0.29**	0.20	0.16
HUM 116		0.18	0.12	0.27	0.14	**0.29**
Mean probability	→	0.138	0.180	**0.283**	0.170	0.223
薬剤と用量		抗うつ薬				
Imipramine	75 mg	0.23	0.13	0.13	**0.42**	0.09
Amitriptyline	75 mg	0.15	0.16	0.22	**0.30**	0.16
Mianserine	30 mg	0.30	0.16	0.15	**0.33**	0.06
Desipramine	75 mg	0.13	0.16	0.25	0.22	0.24
Mean probability	→	0.203	0.153	0.188	**0.318**	0.138
薬剤と用量		精神刺激薬				
Methylphenidate	30 mg	0.07	0.23	0.19	0.10	**0.41**
Dextroamphetamine	20 mg	0.13	0.14	0.28	0.15	**0.31**
Caffeine	200 mg	0.10	0.15	**0.33**	0.16	0.26
Phenelzine	30 mg	0.10	0.13	0.26	0.13	**0.37**
Mean probability	→	0.100	0.163	0.265	0.135	**0.338**

HUM 110, 111, 114, 116 RR
EEG21 variables: relative power in 6 frequency bands and total power (1.5-30.0 Hz) for three time periods (pre, 1 h post, 3 h post) frequency bands: $F, F_1{}^F, {}_2{}^F, \beta_1{}^F, \beta_3{}^F$

表8 心理検査変数を用いた場合の再分類後の確率

再分類後の薬剤分類		神経遮断薬	抗不安薬	プラセボ	抗うつ薬	精神刺激薬
薬剤と用量		神経遮断薬				
Chlorpromazine	75 mg	**0.51**	0.18	0.10	0.18	0.02
Haloperidol	3 mg	0.21	0.20	**0.23**	**0.23**	0.13
Clozapine	50 mg	**0.50**	0.27	0.08	0.14	0.01
Molindone	30 mg	**0.40**	0.16	0.16	0.21	0.06
Mean probability	→	**0.405**	0.203	0.143	0.190	0.055
薬剤と用量		抗不安薬				
Chlordiazepoxide	30 mg	0.14	**0.25**	0.25	0.21	0.15
Diazepam	10 mg	0.15	0.23	**0.26**	0.22	0.15
Chlorazepate	15 mg	0.14	**0.24**	0.23	0.21	0.14
Lorazepam	3 mg	0.24	**0.56**	0.06	0.11	0.03
Mean probability	→	0.168	**0.320**	0.200	0.188	0.118
薬剤と用量		プラセボ				
HUM 110		0.12	0.18	**0.27**	0.25	0.18
HUM 111		0.13	0.16	**0.29**	0.25	0.17
HUM 114		0.12	0.15	**0.29**	0.22	0.22
HUM 116		0.07	0.15	**0.29**	0.20	0.28
Mean probability	→	0.110	0.160	**0.285**	0.230	0.213
薬剤と用量		抗うつ薬				
Imipramine	75 mg	0.13	0.15	0.24	**0.31**	0.16
Amitriptyline	75 mg	0.16	0.19	0.24	**0.28**	0.13
Mianserine	30 mg	**0.35**	0.19	0.14	0.29	0.04
Desipramine	75 mg	0.05	0.12	0.29	0.23	**0.31**
Mean probability	→	0.173	0.163	0.228	**0.278**	0.160
薬剤と用量		精神刺激薬				
Methylphenidate	30 mg	0.03	0.12	0.22	0.16	**0.47**
Dextroamphetamine	20 mg	0.04	0.08	0.31	0.14	**0.44**
Caffeine	200 mg	0.07	0.15	**0.30**	0.22	0.26
Phenelzine	30 mg	0.05	0.14	0.28	0.20	**0.33**
Mean probability	→	0.048	0.128	0.278	0.180	**0.375**

HUM 110, 111, 114, 116 RR
PT　Performance tests: 18 variables, CFF critical flicker fusion frequency, PL. Pauli, serial additions. RRT, simple reaction time to a tone. TAP, tapping maximum speed. PB, pegboard - a psychomotor coordination test. AIM, aiming. Time periods: pre, 1 h post, 3 h post

表9 脳波変数を用いた再分類後の subject-treatment-vector の分布

	NEU	ANX	PLA	ANT	PSY	n
神経遮断薬	**30**	6	6	7	8	57
抗不安薬	4	**29**	15	9	6	63
プラセボ	7	9	**25**	7	13	61
抗うつ薬	13	4	13	**24**	6	60
精神刺激薬	6	8	14	2	**25**	55

HUM 110, 111, 114, 116 RR
21 variables (7 for 3 time periods; pre, 1 and 3 h post):
relative power of $\delta^F, \vartheta^F, \alpha_1^F, \alpha_2^F, \beta_1^F, \beta_3^F$ and total power (1.5-30.0 Hz)

表10 心理検査変数を用いた再分類後の subject-treatment-vector の分布

	NEU	ANX	PLA	ANT	PSY	n
神経遮断薬	**28**	13	6	9	1	57
抗不安薬	12	**29**	8	6	8	63
プラセボ	6	6	**22**	14	13	61
抗うつ薬	9	7	10	**21**	13	60
精神刺激薬	2	2	14	2	**35**	55

HUM 110, 111, 114, 116 RR
18 variables (6 for 3 time periods; pre, 1 and 3 h post):
CFF, PL RTT, TAP, PB and AIM

表11 脳波変数と心理検査変数の両方を用いた再分類後の subject-treatment-vector の分布

test variables

	NEU	ANX	PLA	ANT	PSY	n
神経遮断薬	**41**	3	7	6	0	57
抗不安薬	3	**34**	10	8	8	63
プラセボ	2	9	**29**	12	9	61
抗うつ薬	10	2	15	**28**	5	60
精神刺激薬	1	4	11	4	**35**	55

HUM 110, 111, 114, 116 RR
39 variables (13 for 3 time periods; pre, 1 and 3 h post):
CFF, PL RTT, TAP, PB and AIM; relative power of $\delta^F, \vartheta^F, \alpha_1^F, \alpha_2^F, \beta_1^F, \beta_3^F$ and total power (1.5-30.0 Hz)

くは次の2つの理由によると思われる。
・異なった薬物動態（pharmacokinetic）特性
・異なった薬力学（pharmacodynamic）反応

このことは，被験者間の異なった薬物動態パターンと薬理学的干渉に対する異なった薬力学によるものであろう。

このため，一方では，分類可能な十分な特異性が存在するが，一方では，個人間の非特異的で，予測不能な反応によってもたらされる曖昧さが存在する。

よって，ヒト被験者（動物ではなく，患者のような）では，ある一部が特異的に反応し予想可能となるが，他の者では，反応しないか予測不能な反応を示す。

Ⅲ．判別関数分析係数とクラス特異的脳波変化を解釈する試み

薬剤効果が，脳波測定のレベルに投影され得るという仮説は，30年前に Bente, Itil, Fink などによって既に示されてきたが，今回の研究によって実証された。300人の subject-treatment-units と，20薬剤の平均ベクトルの再分類によって，選択された代表的薬剤において，クラス特異的な脳波変化はかなりの部分まで達成されたが，起こり得る誤った結論には注意を要する。

Itil は，神経遮断薬によって徐波が増加し，速波が減少すると考えた。この説と，我々のシータ^{F}活動性が増加するという所見は一致している。一方，Itil は，神経遮断薬によってアルファ波が減少すると述べている（1974）が，この点に関しては，我々は神経遮断薬を鎮静に必要な用量まで使用した場合のみこの所見を認めた。

Itil の，抗不安薬は遅いベータ帯域波を増加させるという説は，我々の経験からも実証し得た。アルファ活動から遅いベータ帯域への移行は，被験者が鎮静されているか否かとは関係なく起こる。鎮静が増強するにつれ，遅い典型的な形のベータ波とともに，覚醒レベルの低下が出現する。被験者が眠った場合のみ，徐波活動が増加する。このように，活動性の減弱および特徴的なベンゾジアゼピン系薬剤の鎮静作用は，徐波増加に伴うものではなく，アルファ波から同期性ベータ活動への移行に伴うものである。

T プロフィールから導かれた Itil の考え（1975a, b; 1978; Itil et al., 1974）は，アルファ波の消失は，抗うつ剤の作用によって生じ，重畳した徐波が速波より優勢となるというものだが，これらは，我々の研究のいくつかの事例からも支持される。この考えは，Bente（1964 b）によって提唱された抗うつ剤による分離した覚醒レベル変化という概念にも合致する。

プラセボと精神刺激薬とを区別するために，アルファ波の振幅増加のみならず，徐波減少とアルファ波帯域の周波数増加も重要である。精神刺激薬と他の薬物とを区別するものは，他のクラスの代表的薬剤はむしろ鎮静的な性質を有することで説明できる。抗うつ剤と神経遮断薬の区別は，覚醒レベル調節における異なった効果，特に，抗うつ剤投与下においては，精神運動性作業能力は高度には低下しないことによって説明され得る。

抗うつ剤に対する判別関数係数値（表12）に注目すると，デルタ帯域は，3時間後の時点で最も高値である。これは，デルタ帯域の因子スコアの増加と，それに伴うアルファ1帯域の減少が最大効果をもつことを示しており，急速な鎮静効果を示唆している。

抗うつ剤の配置において，第2に重要なのはシータ帯域である。しかし，+0.754という値は，+1.795という神経遮断薬の値より明らかに低値である。このことから，シータ帯域

においてみられるより高いスコアは，抗うつ剤より神経遮断薬としての分類への可能性を増すが，デルタ帯域が高値であることは，神経遮断薬よりも，鎮静的な抗うつ剤のクラスへの薬物配置の可能性をより増す。

　後頭部のベータ3因子係数については，全ての薬物中で抗うつ剤に対する係数が一番高い正の相関を有し，神経遮断薬の値は負である。これは，ベータ因子が高値であれば，抗うつ剤への分配の可能性が増し，神経遮断薬への分配の可能性が低下することを意味する。

　対照的に，ベータ1帯域の増加は，抗うつ薬としての分類には有意な影響を及ぼさないが，神経遮断薬の分類に対する寄与は非常に低い。選ばれたO_2-T_6の誘導の変数によって，容易に判別される。しかしながら，このことは今日知られているように，より一層複雑なものになっている（Coppola and Herrmann, 1987）。すべての抗うつ剤が，ベータ活動を増加させるわけではない。鎮静作用のある三環系抗うつ薬を用いた急性治療のもとでは，ベータ活動は低下するであろう。しかし一方，神経遮断薬は，後頭部ではみられないベータ活動の増加が前頭中心部で認められる。

　デルタ係数は，精神刺激剤投与3時間後で負であるが，鎮静作用を有する向精神薬，すなわち神経遮断薬・抗不安薬・抗うつ薬投与後では，明瞭に正となる。このことは，仮にデルタパワーが減少するなら，精神刺激薬に分類される可能が高いことを意味している。薬物摂取3時間後で，アルファ1パワーが高いと，神経遮断薬・抗不安薬・抗うつ薬に分類される可能性は少なくなり，精神刺激薬の可能性が高くなる。この場合では，精神刺激薬への分類に，アルファパワーが影響を及ぼすことは，明らかである。

　選ばれた精神刺激薬のいくつかの例に対して，共通の分類特徴を見いだそうとするなら，絶対および相対アルファパワーの増加に注目すべきである。Itill（1974）は，精神刺激薬のt-プロフィールを，アルファ帯域の増加と徐波および速波帯域の減少と述べている。アルファ帯域の増加は，ここに示された例においてもみられた。しかしながら，同時にみられるべき徐波と速波帯域の減少は，みられなかったか，もしくは，少なくともすべての症例でみられたわけではなかった。徐波帯域（1.5-5.5Hz）の減少は，これらの周波数におけるパワーが薬物投与前に高い時のみ，明確に認められる。同様に，速いベータ波がはじめに非常に高い時のみ，明らかに減少する。それゆえ，アルファおよび隣接するシータとベータ帯域の絶対パワーのみならず相対パワーが増加し，しかも，同期すること，未だ確定的ではないが，認知機能遂行下であれば，直ちに脱同期するということである。被験者の初期値は，ある症例においてはアルファ波周波数は増加し，他の症例においては減少することが観察される。我々の研究結果に基づくと，W3段階（Herrmann et al., 1987）へと覚醒レベルの安定化がおこるようである。この覚醒レベルの安定化は，そのこと自体が，被験者の初期値によって，アルファ波周波数の軽度の増加，もしくは，アルファ波周波数の徐波化を表わし得る。

　神経遮断薬と抗不安薬に対する我々の結果を要約すると，与えられた実験状況下で，いく

表12

Factor No.		Times of Measurement	判別関数係数				
			NEUroleptics	ANXiolytics	PLAcebos	ANTide-pressants	PSYcho-stimulants
1	$delta^F\uparrow / alpha_1^{\downarrow F}$	pre 1.0 h 3.0 h	− 0.698 ○ − 0.326 ● − 0.697 ●	− 0.487 ○ − 0.114 ○ + 0.652 ●	− 0.340 ○ − 0.182 ● + 0.154 ●	− 1.500 ○ − 0.500 ○ + 1.239 ●	+ 0.177 ● − 0.428 ○ − 0.133 ●
2	$theta^F\uparrow / alpha_1^{\downarrow F}$	pre 1.0 h 3.0 h	− 2.452 ○ − 0.264 ● + 1.795 ●	− 0.089 ○ − 0.089 ○ + 0.125 ●	− 0.779 ○ + 0.103 ● + 0.449 ●	− 1.286 ○ + 0.221 ● + 0.754 ●	− 0.764 ○ + 0.631 ● − 0.033 ○
3	$alpha_2\uparrow / alpha_1^{\downarrow F}$	pre 1.0 h 3.0 h	− 0.410 ○ − 0.810 ● − 0.371 ●	− 0.008 ○ − 0.255 ○ + 0.118 ●	− 0.382 ○ + 0.045 ● + 0.398 ●	− 0.658 ○ + 0.231 ● + 0.480 ●	− 0.481 ● + 0.175 ● + 0.325 ●
4	$beta_1^F\uparrow / alpha_1^{\downarrow F}$	pre 1.0 h 3.0 h	+ 0.468 ● + 0.320 ● − 0.962 ○	− 2.034 ○ + 0.837 ● + 1.306 ●	+ 0.292 ○ + 0.111 ● + 0.468 ●	+ 0.085 ○ − 0.183 ○ − 0.017 ○	− 0.384 ○ + 0.231 ● + 0.057 ●
	$beta_2^F\uparrow / alpha_1^{\downarrow F}$	pre 1.0 h	+ 0.780 ● − 0.258 ○	− 0.305 ○ − 0.132 ●	+ 0.324 ○ − 0.191 ○	+ 0.071 ○ − 0.473 ●	+ 0.598 ● + 0.301 ○
Total 1.5–30.0 Hz		1h pre	↑	∅	↑	∅	⇑
		3h pre	∅	⇓	⇑	⇓	⇑

⇑(↑) definite (slight) increase / ⇓(↓) decrease   or   hight (medium) positive / negative   loading profile   ∅ no change

つかの神経遮断薬と抗不安薬で，明らかに異なる周波数での変化がみられるために，薬物効果のクラス特異的な予測がなされるという仮説がなりたつ。例えば，神経遮断薬では，5.5-8.5Hz帯域の絶対的・相対的パワーの増加，ベンゾジアゼピン系抗不安薬では，12.0-18.0Hz帯域の絶対的・相対的パワーの増加などである。

同様に，要因スコア値（図12）としての標的変数の算定数値を組み込んだ判別関数係数からは，シータ因子は神経遮断薬分類においては特別重要視されなければならないが，一方，抗不安薬ではベータ因子が重要視されるべきであることが分かる。係数が高いということはまた，薬物クラス分類への重み付けになる。負の係数は負の重みを意味する。これは，神経遮断薬の投与前値を意味している。例えば，もし因子2（シータ）の実験における投与前値が高ければ，投与前値は神経遮断薬の分類に対して負の加重値が割り当てられる。もし，投与前値が低ければ，負の加重値は低くなる。シータパワーに対する実験における投与前値が低く，3時間後のシータ相対的パワーが高いと，投与前値が高い場合よりも，精神遮断薬に分類されやすくなる。人格特性や場面状況に基づく，さらには疾患に関係するかもしれない被験者の投与前値は，薬物クラスへ分類において極めて重要である。このことが，我々が多変量の手順に投与前値を考慮に入れる理由である。

脳波分類システムは，臨床上の向精神作用に基づき，単一誘導のみを用いることによって

10年以上前から発展してきた。当時は，単純で，本当に使いやすいモデルであった。

しばらくすると，向精神薬の脳波に及ぼす効果は非常に複雑であることが判った。同様に，精神遮断薬は前頭中心部にびまん性の速いベータ波を増加させることがわかった。この効果は，慢性精神分裂病患者における神経遮断薬の効果に関係があり，一方，この分類モデルにおける左方移動（徐波化）は，急性精神分裂病の症状に対する効果とより深く関係する。

ベンゾジアゼピンは，同期性アルファからrigidベータへの移行に加えて，非同期性の速いベータ活性の増加という前頭部により優勢な二次的効果を有する。文献上では，慢性の不安患者では，むしろベータ波は減少するとされており，それゆえ，ベンゾジアゼピンは，不安障害の異なった段階や時期に役立つと思われる2つの効果を有するという仮説をたてられるかもしれない。

分類システムの批判的側面

分類システムの価値だけでなく限界を評価するためには，いくつかの実験状態を思い起こすことが重要である。

記録中の覚醒レベルは，A-range内を自由に変動するので，投与薬剤に影響されやすい。一方，脳波パワースペクトラムの変数は，覚醒段階と，覚醒レベルに無関係な脳波パターンの変化の両方からの影響を受ける。

この判別と分類のシステム自体が，例えばBente（Bente et al., 1976）やMatejcek（Matejcek and Devos, 1976）によって用いられたテクニックとは，違ったコントロールを受けた覚醒レベル状態であったかもしれない。

歴史的理由と，我々のデータとFinkとItillのデータ比較をするために，O_2-A_2誘導のみ分析した。

しかし，Künkelら（1976）が証明したように，脳電図的見地は，脳波変化の質と量に影響を及ぼす（Coppola and Herrmann, 1987 参照）。

その間に，前頭中心部において神経遮断薬とベンゾジアゼピン系薬剤の両方で，速いびまん性のベータ波が増加しているなど，いくつかの情報は，他の誘導でより明瞭にみられることがわかってきた。

それぞれの薬剤の1用量にのみ基づいたシステムを作ることは困難である。異なった用量では，わずかに違った分類となると，我々は仮定している。そして，特異的に反応する者と非特異的に反応する者の数は，投与用量に大きく依存すると思われる。例えば，ハロペリドールに特異的に反応する者の数は，3mg以上であれば，また，3時間よりも遅い時点で測定するならば，増加すると考えても良かろう。

この限界を承知した上で，この分類システムは，ヒトの皮質機能に及ぼす影響に関する情

報により，向精神薬開発に有効な手法であると考えられる。しかしながら，1薬剤の異なった用量や，脳波のO_2-A_2以外の誘導では，この組織化された研究は，始まったばかりである。

このシステムにおける単純モデルは，より複雑な治療状況や，反応/非反応群の問題を考慮することによって，より複雑なものに置き換わっていくことであろう。

（木下 利彦，磯谷 俊明，延原 健二，柳生 隆視，杉山 祐夫　訳）

文　献

Akpinar, S., T. Itil, J. Marasa, A. Marrazzi: Blocking Effect of Chlorpromazine on LSD-25 Induced Clinical and Digital Computer Analyzed EEG Change: Clin. Electroenceph. 3. (1972), 224-232.
Arnold, W.: Der Pauli-Test, München 1970.
Atkinson, R.M., K.S. Ditman: Tranylcypromine. A Review. Clin. Pharmacol. Ther. 6 (1965), 631-655.
Aufdembrinke, B.: The measurement of CFF: some methodological considerations. In: Bobon, Ott, Holmberg (Eds.): Critical flicker fusion frequency in man. Thieme, Stuttgart 1982.
Bartenwerfer, H.: Allgemeine Leistungstests. In: Gottschaldt, Lersch, Sander, Thomae (Hrsg.): Handbuch der Psychologie, Bd.6: Psychologische Diagnostik. Hogrefe, Göttingen 1964.
Bäumler, G.: Zur Faktorenstruktur der Pauli-Testleistung unter besonderer Berücksichtigung des sog. numerischen Faktors. Diagnostika, 10 (1964), 107-120.
Bente, D.: Die Insuffizienz des Vigilitätstonus. Habilitationsschrift, Universität Erlangen-Nürnberg 1964a.
Bente, D.: Vigilanz, dissoziative Vigilanzverschiebung und Insuffizienz des Vigilitätstonus. In: Kranz, H., K. Heinrich (Eds.): Begleiterscheinungen und Mißerfolge der psychiatrischen Pharmakotherapie. Thieme, Stuttgart 1964b, 13-28.
Bente, D., K. Frick, W. Scheuler, G. Zeller: Psychophysiologische Studien zum Verhalten der hirnelektrischen Wachaktivität bei definierter Vigilanzbeanspruchung. 1. Mitteilung: d_2-Aufmerksamkeits-Belastungs-Test und EEG-Verhalten. EEG-EMG 7 (1976) 163-170.
Bente, D., T. Itil: Zur Wirkung des Phenothiazin-Körpers Megaphen auf das menschliche Hirnstrombild. Arzneim. Forsch. 4 (1954) 418-423.
Borenstein, P., P. Cujo, M. Chiva: A propos de la classification des substances psychotropes selon leurs effets sur l'électroencéphalogramme. Ann. méd.-psych. 123/II (1965), 429, 452.
Borenstein, P., M. Dongier, M. Fink, V. Florio, T.M. Itil, V.G. Longo, F. Mellerio, N. Naquet, G. Pampiglione, J. Titeca, G. Verdeaux: Clinical and experimental electroencephalography. In: Modern Problems of Pharmacopsychiatry, 5. Karger, Basel 1970, 109-125.
Brodie, C.M.: Chlorpromazine as anxiety-reducer: Effects on complex learning and reaction time. J. Exp. Personal. 2 (1967) 160-167.
Bunz, G.: Eine Untersuchung zum Vergleich des Pauli-Tests mit dem Arbeitstestgerät von B. Zak. Unveröff. Diplomarbeit, Universität Regensburg 1970.
Coppola, R., Herrmann, W.M.: Psychotropic drug profiles: Comparisons by topographic maps of absolute power. Neuropsychobiology 18 (1987), 97-104.
Denber, H.C.B.: Electroencephalographic Findings During Chlorpromazine-Diethazine Treatment: J. Nerv. Ment. Dis. 126 (1958) 392-398.
Dolce, G., E. Kaemmerer: Wirkung des Benzodiazepin Adumbran© auf das Ruhe- und Schlaf-EEG sowie auf die visuellen Reaktionspotentiale beim erwachsenen Menschen. Med. Welt (März 1967) 510-514.
Duffy, E.: Activation. In: Greenfield, Sternbach (Eds.): Handbook of psychophysiology. Holt, Rinehart and Winston, New York, Chicago, San Francisco, Atlanta 1972.
Eggert, D.: Eysenck-Persönlichkeits-Inventar E-P-I (Manual). Verlag für Psychologie. Hogrefe, Göttingen 1974.
Eysenck, H.J.: Drugs and Personality. I. Theory and Methodology. J. Ment. Sci. 103 (1957) 119-131.
Fahrenberg, J.: Ein itemanalysierter Fragebogen funktionell-körperlicher Beschwerden (VELA). Diagnostica 11 (1965) 141-153.
Fink, M.: Quantitative Electroencephalography and Human Psychopharmacology. Med. Exp. 5 (1961) 364-369.
Fink, M.: Drugs, EEG and Behavior. In: Black: Drugs and the Brain. Hopkins, Baltimore 1969a, Chapter 10, 149-160.
Fink, M.: EEG and Human Psychopharmacology. Ann. Rev. Pharmacol. 9 (1969b) 241-258.

Fink, M.: EEG-profiles and bioavailability measures of psychoactive drugs. In: Modern Problems of Pharmacopsychiatry.8. Karger, Basel 1974, 76-98.
Fink, M., P. Irwin, R.E. Weinfeld, M.A. Schwartz, A.H. Conney: Blood levels and electroencephalographic effects of diazepam and bromazepam. Clin. Pharmacol. Ther. 20 (1976) 184-191.
Fink, M., D.M. Shapiro, T.M. Itil: EEG-profiles of fenfluramine, amobarbital and dextroamphetamine in normal volunteers. Psychopharmacologia (Berl.) 22 (1971) 369-383.
Goldstein, L.: Psychotropic Drug-Induced EEG Changes as Revealed by the Amplitude Integration Method. In: Modern Problem of Pharmacopsychiatry, 8, Karger, Basel 1974, 131-148.
Goodman, L.S., A. Gilman: The Pharmacological Basis of Therapeutics. MacMillan Company, New York 1971, 181-186 and 732-734.
Guilford, J.P.: Persönlichkeit. Beltz, Weinheim 1965.
Hempel, W.E., Jr., and E. A. Fleishman: A factor analysis of physical profiency and manipulative skills. J. appl. Psychol. 39 (1955), 12-16.
Herrmann, W.M.: Development and critical evaluation of an objective procedure for the electro-encephalographic classification of psychotropic drugs. In: Herrmann, W.M. (Ed.): Electroencephalography in Drug Research, Fischer, Stuttgart, New York 1982, 249-351.
Herrmann, W.M., K. Fichte, St. Kubicki: Mathematische Rationale für die klinischen EEG-Frequenzbänder. 1. Faktorenanalyse mit EEG-Powerspektralschätzungen zur Definition von Frequenzbändern. EEG-EMG 9 (1978) 146-154.
Herrmann, W.M., K. Fichte, T.M. Itil, St. Kubicki: Acute Efficacy of 20 Psychotropic Drugs on Human EEG Power Spectrum Variables Shown by Multivariate and Univariate Statistics. In:Saletu, B. et al. /Eds.), Neuro-Psychopharmacology, Pergamon Press, Oxford 1979, 371-381.
Herrmann, W.M., R.J. McDonald: A multidimensional test approach for the description of the CNS-activity of drugs in human pharmacology. Pharmacopsychiatry 11 (1978) 247-265.
Hilgard, E. R. and G.H. Bower: Theorien des Lernens I. Klett, Stuttgart 1973.
Hiltmann, H.: Kompendium der psychodiagnostischen Tests. Huber, Bern 1966.
Herrmann, W.M., R.J. McDonald and M. Bozak: A psycho-experimental model for the investigation of hormones as psychotropic agents. In: Itil, Laudahn, Herrmann (Eds.): Psychotropic action of hormones. Spectrum Publications, New York, Toronto, London, Sydney 1976, 79-120.
Herrmann, W.M., St. Kubicki, J. Röhmel, B. Streitberg: Vigilance classification based on the COMSTAT rule: Development, sample values and applications. Neuropsychobiology 17(1987) 105-117.
Herrmann, W.M., G. Winterer: Über die Elektroenzephalographie in der Psychiatrie. Nervenarzt 67 (1996) 348-359
Itil, T.M.: Relation between resting EEG (baseline activity) and pentothal-activated EEG. Electroenceph. clin. Neurophysiol.17 (1964), 451-472.
Itil, T.M.: Definition and Classification of Neuroleptics from the EEG Point of View. In: Bobon, D.P. (Ed.): Reprints of the Interdisciplinary Week on Neuroleptics, University of Liege 1969a, 167-169.
Itil, T.M.: Quantitative EEG and Behavior Changes after LSD and Ditran. In: Karczmar, A.G., Koella, W.P. (Eds.): Neurophysiological and Behavioral Aspects of Psychotropic Drugs. Charles C. Thomas, Springfield Ill., 1969b, 62-71.
Itil, T.M.: Quantitative pharmaco-encephalography. Use of computerized cerebral biopotentials in psychotropic drug research. In: Ititl, T.M. (Ed.): Modern problems of pharmacopsychiatry, Vol. 8: Psychotropic drugs and the human EEG, Karger, Basel 1974, 43-75.
Itil, T.M., L.G. Heinemann, A. Keskinder, P. Gannon, W. Hsu: Digital computer analyzed resting and sleep EEG. Investigations and clinical changes during molindone treatment. J. Psychiat. Res. 9 (1971),45-59.
Itil, T.M.: Quantitative Pharmaco-Electroencephalography. The Use of Computerized Cerebral Biopotentials in Psychotropic Drug Research. In: Modern Problems of Pharmacopsychiatry, 8. Karger, Basel 1974, 43-75.
Itil, T.M.: Computer EEG-Profiles of Antidepressants. In: Fielding, S., Lal, H. (Eds.): Industrial Pharmacology, Vol. II. Futura Publishing Company, Mt. Kisco, New York 1975, 319-351.
Itil, T.M.: Bioavailability and Bioequivalence of Psychotropic Drugs Based on Computerized EEG Measurements. Drugs. Exptl. Clin. Res. 1 (1-2) (1977) 251-257.
Itil, T.M., F. Güven, R. Cora, W. Hsu, N. Polvan, A. Ucok, A. Sanseigne, G.A. Ulett: Quantitative pharmaco-electroencephalography using frequency analyzer and digital computer methods in early drug evaluations. In: Smith, W.L. (Ed.): Drugs, Development and Brain Functions. Charles C. Thomas, Springfield III, 1971, 145-166.
Itil, T.M., D.M. Shapiro, M. Fink: Differentiation of Psychotropic Drugs by Quantitative EEG-Analysis. Agressologie 9, 2 (1968) 267-280.
Itil, T.M., D.M. Shapiro, W.M. Herrmann, W. Schulz, V. Morgan: HZI System for EEG Parametrisation and Classification of Psychotropic Drugs. Pharmakopsychiat. (1979), 4-19.

Kranda, K.: Factors influencing flicker sensitivity: A review. In: Bobon, Ott, Holmberg (Eds.): Critical flicker fusion frequency in man. Thieme, Stuttgart 1982.

Kugler, J., K.-J. Johannes, M. Laub, K. Tuluweit: Elektroenzephalographische Vigilanzbestimmung nach Amitriptylin-N-oxid. Arzneim.-Forsch. 28, 3 (1978) 475-479.

Künkel, H.: EEG-Spektralanalyse der Coffein-Wirkung. Arzneim.-Forsch. (Drug Res.) 26, 3 (1976a) 462-465.

Künkel, H., A. Luba, P. Niethardt: Topographic and Psychosomatic Aspects of Spectral EEG Analysis of Drug Effects. In: Kellaway, P., Petersen, J. (Eds.): Quantitative Analytic Studies in Epilepsy. Raven Press, New York 1976b.

Marjerrison, G.: Effects of Minor Tranquilizers on the EEG. In: Modern Problems of Pharmacopsychiatry. 8. Karger, Basel 1974, 149-157.

Matejcek, M., J.E. Devos: Selected Methods of Quantitative EEG-Analysis and their Applications in Psychotropic Drug Research. In: Kellaway, P., Peters, J. (Eds.): Quantitative Analytic Studies in Epilepsy, Raven Press, New York 1976.

Montanini, R., C. Ravasini: Psychopharmacologic Treatment in Relation with Electroencephalography. Med. exp. 5 (1961) 396-405.

Myrtek, M.: Psychophysiologische Konstitutionsforschung. Hogrefe, Göttingen, Toronto, Zürich 1980.

Ott, H.: The application of the method of limits in psychopharmacology. In: Ott, Kranda (Eds.): Flicker techniques in psychopharmacology: A CIPS-report. Beltz, Weinheim 1982.

Ott, H., R. Cristea, K. Fichte: Critical flicker-fusion frequency (CFF): the method of limits and the forced choice method. A comparison of pharmacoliability with amitriptyline, diazepam, methylphenidate, and placebo. **In: Bobon, Ott, Homberg (Eds.):** Critical flicker fusion frequency in man. Thieme, Stuttgart 1982.

Pauli, R., W. Arnold: Der Pauli-Test. Seine sachgemäße Durchführung und Auswertung. München 1951.

Pfeiffer, C.C., L. Goldstein, C. Munoz, H.B. Murphree, E.H. Jenney: Quantitative comparisons of the electroencephalographic stimulant effects of deanol, choline and amphetamine. Clin. Pharmacol. Ther. 4 (1963) 461-466.

Rao, C.R.: Linear statistical inference and its applications. J. Wiley and Sons, New York 1965, 487-493.

Rohen, J.W.: Funktionelle Anatomie des Nervensystems. Schattauer, Stuttgart, New York 1978.

Schmidtke, H.: Über die Messung der psychischen Ermüdung mit Hilfe des Flimmertests. Psycholog. Forsch. 23 (1951), 409-463.

Schumann, H.-J.: Pertofran bei Psychopathien. Med. Monatsschrift. 20, 6 (1966) 272-275.

Wittenborn, J.R.: Mechanical ability, its nature and measurement. II. Manual dexterity. Educ. psychol. Measmt. 5 (1945), 395-409.

Chapter 9

ラットにおける脳波および誘発電位変化による薬剤の分類
Classification of drugs with the aid of drug induced EEG and EP changes in rats
Frans Krijzer

この章は，動物における脳波変化を用いた薬剤分類に関する序論である。この項目は2つの側面から成る。すなわち，1）実際の分類結果，および2）薬剤の分類に使用される方法論についてである。

第1の側面は最も興味をひかないものに思える。なぜならすべての分類システムにおいてほとんどすべての薬剤が正しく分類されているので。最も興味をひかないという事実は，そのアプローチ法を考えると必然的な帰結である。抗うつ薬としての可能性があるあらゆる薬物が調べられ，それらに共通の特徴が抽出されたように，神経遮断薬，抗不安薬および精神刺激薬も同様の過程を経ている。これらの特徴は薬物の分類のために用いられ，抗うつ薬は単純にその分類等に該当しさえすればよい。このアプローチ法の具体例は後に示す。第2の側面は分類法としてこれまでに，そして現在も使用されている異なった方法である。基本的に，分類システムに至るために以下の3つの方法が用いられる：

1．脳の電気的活動の周波数帯域の変化
2．睡眠形態の変化
3．誘発電位パラメータの変化

最も使用されているのは，脳波の周波数成分の変化に基づく分類である。動物の脳波の周波数に基づいて薬物の分類を行おうとする最初の試みは，60〜70年代におけるJoyとKillam，Schallekとその共同研究者，GoldsteinとFairchildのグループの研究に遡る（Killam, 1962; Joy et al., 1971; Schallek et al., 1973; Goldstein, 1965; Fairchild et al., 1981）。これらの方法は振幅解析と呼ばれ，Drohocki（1948）によって開発された方法である。事実，これは周波数帯域が定義される以前の初期的分析方法である。この振幅解析はBlackmanとTuckey（1959）によって開発されたフーリエ解析に基づく周波数解析に取って代わられた。すなわち，高速フーリエ変換（fast Fourier transformation, FFT）である。振幅解析やフーリエ解析について説明することはこの導入部の範囲外である。"フーリエ解析を用いたアプローチ"はFrankenheim（1982）による他の研究者の間で用いられた。また，

Dimpfel, Krijzer, および Ruigt によっても用いられた（Dimpfel et al., 1992; Krijzer et al., 1993; Ruigt et al., 1993）。Dimpfel と Krijzer は，周波数の変化を薬物の特徴づけおよび分類の手段として使用した。Ruigt は，周波数成分を異なる睡眠段階の発生を決定するのに使用した。次いで，睡眠段階の発生の変化は，薬物の特徴づけおよび分類の手段として用いられた。Sarkadi ら（1993）は，全く異なるアプローチを用いた。彼らはラットの視覚誘発電位の中のあるパラメータに薬物がおよぼす影響を調べた。

　薬物を分類する上で，薬物による影響を皮質電図（ECoG）や誘発電位の自発的変化から独立して測定することはきわめて重要であり，これは後に示されるように種々の異なる方法で達成される。

　Dimpfel は，ラットを抑制（無動化）することなく脳波活動を長時間記録する方法を用いた。彼のアプローチの基本は，長時間の測定によって脳波の自発的変動が多少なりとも安定するというものである。オリジナルには，Dimpfel は人工呼吸管理下のラットを用いたが（Dimpfel et al., 1984; 1985），1986 年に無抑制ラットで皮質電図信号を記録装置まで送信するテレメータ装置を使用し始めた（Dimpfel et al., 1986）。ラットの前頭前野，網様体，線条体および海馬または視床に双極電極を埋め込み，手術後 2 週間の回復期間が与えられた。実験のセッションでは 2，3 回の基準脳波が 15 分間記録され，その後薬物を注入し，さらに 6～8 回の 15 分間の記録が行われた。4 秒毎に各記録チャンネルで 128Hz の抽出率で 0～35Hz の周波数帯域でパワースペクトルが計算され，15 分の時間単位で平均された。これらの平均パワースペクトルは 5 または 6 個の周波数帯域に分けられ（デルタ；シータ；アルファまたはアルファ 1 とアルファ 2；ベータ 1 およびベータ 2），2，3 回の基準記録時における各帯域のパワーの絶対値の平均を 100% と表現した。プラセボ，または薬物注入後のパワースペクトルにおいて，対応する周波数帯域からのすべてのパワー値はこの基準値のパーセントで表現された。同じ薬物量の実験結果は平均され，複数の薬物量が試された場合には，各々の脳記録部位や各々の周波数帯域で量・反応関係が計算された。この方法は，若干の修正を加えられつつ現在も多くの研究に用いられている。この方法の利点は，異なる実験の異なる薬物から得られた結果が容易に比較できることである。

　薬物反応とプラセボとの間の有意差検定のために，T 2 軌跡試験尺度に対する F 近似値がパワースペクトルの 6 つの周波数帯域から得られた結果の対数を基準として計算された。この多変量解析が 4 つの脳の領域で別々に計算された（Dimpfel and Spuler, 1990）。異なる薬物を区別するために，群の幾何学的重心が各々の薬物で計算された。重心の等価性の検定のため，多変量近似値 F 統計が，群の各ペアの 4 つの脳領域のデータから独立して計算された。得られた F 値は，薬物の群平均間における（統計学的）有意差のための記述指標として解釈される。さらなる判別解析の結果，異なる薬物群または薬物クラスの分離を幾何学的に示すグラフが得られた（図 4）（Dimpfel et al., 1986）。

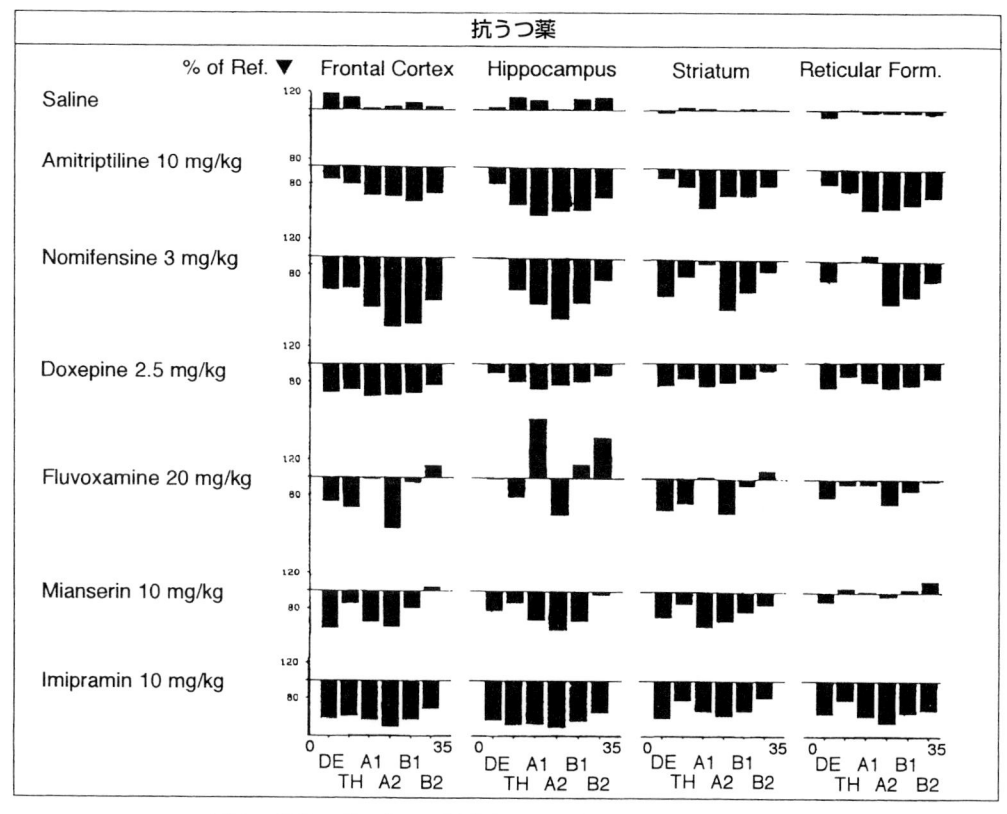

図1 抗うつ薬によって誘発された脳波周波数パターンの変化

　解析結果の例を図1（抗うつ薬），図2（神経遮断薬）および図3（精神刺激薬）に示す（Dimpfel et al., 1988, 1987）。すべての抗うつ薬で全誘導の全周波数帯域でのパワーの減少が特徴的で，振幅への影響には若干の違いが認められる。主な例外は fluvoxamine で，特に海馬領域で著明で，また mianserin は網様体にほとんど影響を及ぼしていない。図2に示す4つの神経遮断薬は一般にすべての誘導（記録部位）でパワーの増加を誘発した。最も特徴的なことは，皮質におけるシータ，アルファ1，ベータ1およびベータ2のパワーの増加，線条体でのシータおよびアルファ1帯域の増加，および網様体でのデルタ帯域以外のすべての周波数帯域のパワー増加であろう。精神刺激薬はすべての誘導におけるデルタ，シータ，アルファ2およびベータ1周波数帯域の減少が特徴的である。この特徴的な変化の記述は，ここには示されていない量・反応の影響に関するデータにも基づいている。

　Krijzer ら（1993）は，ゆっくりと回転するドラム（0.2rpm）を用いてラットを可能な限り一定の覚醒レベルに保った。この方法は，ヒトにおける安静時（Herrmann et al., 1993; Saletu et al., 1994）あるいは動的覚醒期（Itil et al., 1985）の脳波記録に用いられる方法の一種である。ラットを安定した覚醒レベルに保つこの方法は，Glatt（Glatt et al., 1983）およ

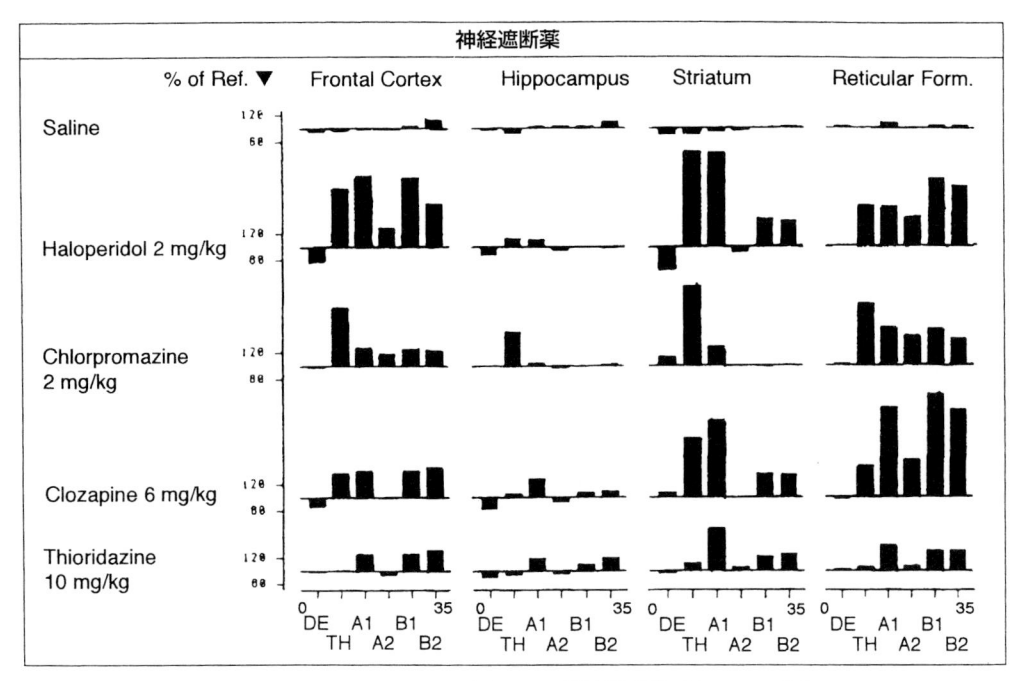

図2　神経遮断薬によって誘発された脳波周波数パターンの変化

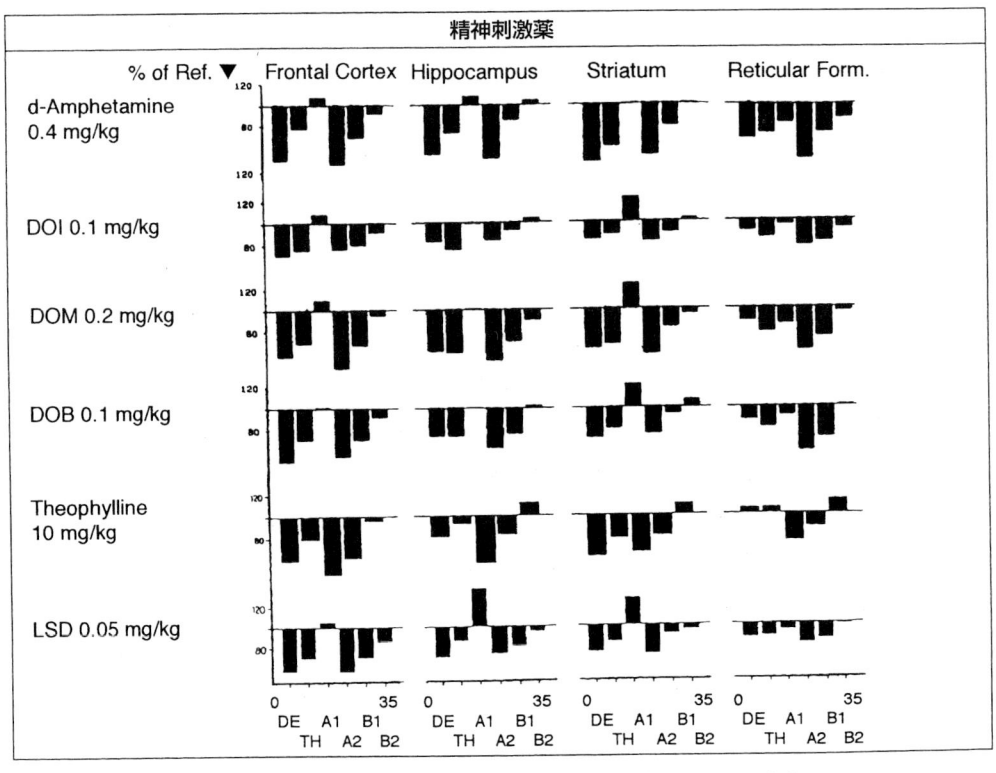

図3　精神刺激薬によって誘発された脳波周波数パターンの変化

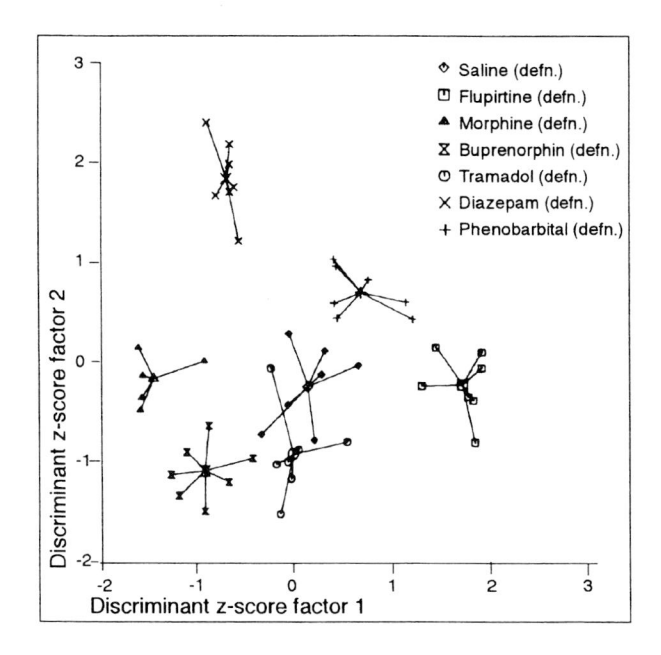

図 4 プラセボ，flupirtine，morphine，buprenorphin，tramadol，diazpam，および phenobarbital の注入後 35-50 分間の第 3 回注入後相からのデータに基づいた誘帰判別関数空間における幾何学的重心（中心の大きなシンボル）および個々の実験データ（小さなシンボル）の分布。横軸および縦軸：第 1 および第 2 判別関数によって定義される軸。

び Krijzer (Krijzer et al., 1983) の両者によってウィーンにおける IPEG コングレスで発表された。さらに，ラットは逆転した明/暗環境に置かれ，その結果（本来夜行性である）ラットの活動期がヒトの勤務時間と一致するようになった。Krijzer ら (1993) は，前頭および頭頂皮質に記録電極，またラムダ縫合にアース電極を置いたラットを用いた。頭頂部と前頭部では記録に差違があった。実験は，5 個のドラムが設置され，赤色かつ薄暗い照明と遮音が施された Faraday ケージの中で行われた。1 ドラムあたり 1 匹のラットが記録装置に接続された。記録の間のみ，ラットを可能な限り覚醒させておくためにドラムはゆっくりと回転した。各々の実験において 1 つまたはそれ以上の薬物の 4 つの量およびコントロールが 25 匹のラットで調べられた。これら 25 匹のラットは 30 匹のラット群の中から無作為に選択された（1 週間のうち毎日，他の 30 匹の群が使用可能であった）。ラットおよび治療（薬物注入）は 5 個のドラムで 5×5 のラテン方格デザインで無作為化され，5 匹の各群に各々の治療が施された。ラットは 1 週間おきに使われた。皮質電図記録は 6 分間行われ，薬物またはコントロールの腹腔内投与直前，および注入後 20 分と 45 分に記録された。皮質電図シグナルは 5.6Hz（3 dB ポイント，オクターブ当たり -6 dB，high pass）および 100Hz（3 dB ポイント，オクターブ当たり -24dB，low pass）でフィルターされ，200Hz で抽出された。パワースペクトルは 2.56 秒毎，6 分間の記録時間中 128 回計算された。記録時間内のすべてのパワースペクトルは平均化され，その結果ラット 1 匹あたり 3 つの平均パワースペクトルが作られ，各々が 256 本のスペクトル線を有した。window を動かし，5 本のスペクトル線を用いて薬物注入後および注入前での比率が計算された。

表1 精神作用薬 94/95 (Lundbeck) による,本研究で臨床的に使用された薬物

抗うつ薬	神経遮断薬	抗不安薬	精神刺激薬
Imipramine	Chlorpromazine	Chlordiazepoxide	Methylphenidate
Amitriptyline	Haloperidol	Meprobamate	Caffeine
Tranylcypromine	Chlorprothixene	Diazepam	Cocaine
Phenelzine	Clozapine	Oxazepam	Pipradrol
Desmethyl-imipramine	Thioridazine	Clonazepam	Phencyclidine
Nortriptyline	Loxapine	Clobazam	d-Amphetamine
Iprindol	Trifluperazine	Buspirone	Theophylline
Chlorimipramine	Molindone	Alprazolam	
Fluoxetine	Clopipazan	Zolpidem	
Mianserin	Fluphenazine	Flunitrazepam	
Nomifensine	Mezilamine	Nitrazepam	
Maprotiline	Pimozide		
Trazodone	Rispiridon		
Bupropion	Sulpiride		
Zimeldine	Sultopride		
Viloxazine			
Fluvoxamine			
Tianeptine			
Paroxetine			
Sertraline			

それゆえ,3つのパワースペクトルは各々252の比率〔商〕を持つ2つの"比率スペクトル"へと数を減じた。この比率基礎値補正に引き続き対数変換がなされた (Koopman et al., 1996)。これらの変換比率スペクトルは,ラテン方格法の分散分析の入力として用いられ,t検定がなされた。t値の"正常化",これにより自由度の数から独立することによりこれらのt値はn値に変換される。最終結果は薬物に固有の正規化プロフィールとして表現される。我々の初期の研究 (Krijzer et al., 1993) では,分類規定は臨床的に用いられている40種の抗うつ薬,神経遮断薬,抗不安薬および精神刺激薬の結果に基づいて発展した。これらの正規化プロフィールの結果のうち,薬物のクラス(視察に基づいたもの)に特徴的な正規化プロフィールのみが分類規定を決定する際に加えられた。新しいデータ群は臨床で用いられている55の薬物から得られた949の正規化プロフィールから成る(表1):抗うつ薬,抗不安薬,神経遮断薬および精神刺激薬の正規化プロフィールは各々390,188,257および114である。このデータは以下の3つに細分される:

a) 4つの薬物の分類に最良の bandlines を見出すための練習セット
b) その分類・判別のための bandlines の至適量を計算するための試験セット
c) "至適"な分類規定の達成度を決定する確認セット

この方法は異なるデータ群を用いることで以前の段階の正当化がなされ,分類規定の予測値の過大評価を避けることができる。この3分割法を用いて以下の取り決めがなされる:

1) 練習セットでは正規化プロフィールの数は4つの薬物クラスで同数でなければならない

表2 練習セット，試験セットおよび確認セット上の正規化プロフィールの分布

	Training set	Testing set	Validation set	Total
抗うつ薬	60	60	277	397
神経遮断薬	60	60	125	245
抗不安薬	60	60	67	187
精神刺激薬	60	24	24	108

Drug class	Waking		Sleep				Spindle
	awake	quiet	quiet	deep	pre-REM	REM	
抗うつ薬		↑↑↑				↑↑	
抗精神病薬			↑↑		↑		↑
精神刺激薬	↑↑						
抗不安薬			↑↑	↓			↑
睡眠薬		(↑)	↑↑	(↑)			
鎮静剤			↑		↓		

2) 各薬物クラス間で薬物毎の正規化プロフィール数は練習セットでほぼ同数でなければならない

3) テスト間での正規化プロフィール数は練習セットの中でのそれとほぼ同数でなければならない

4) 薬物クラス間で薬物毎の正規化プロフィール数はほぼ同数でなければならない

5) 残りの正規化プロフィールは確認セットに入れられる

このことを考慮に入れ，また2400の正規化プロフィールの練習セットを採用して薬物クラス毎の正規化プロフィールの数を示したのが表2である。3つの部分集合への割り当ては無作為に行った。

すべての正規化プロフィールは多変量正規分布するが，練習セット内では，薬物毎のプロフィールの数同様，薬物クラス毎の薬物の数も異なるので，Fisherの二次判別解析（QDA）が最良の分類結果を与える。練習および試験セット内でQDAを用いることにより，11のbandlinesで最適な経験的確率に到達することが明らかとなった。それゆえ，これら11のbandlinesを用いて判別式の法則が選択された。これら11のbandlinesに基づき，個別の正規化プロフィールが4つの薬物クラスの1つに属する経験的確率がこの判別法則によって計算され，25%の予測的確率が採用された。練習セット内で正規化プロフィールのパーセント補正分類は90%で，試験セット57%，確認セット59%，そしてすべてのデータセットで67%であった。合計のデータセットでは，補正分類の確率は抗うつ薬で61%，神経遮断薬で73%，神経遮断薬で61%，そして精神刺激薬正規化プロフィールで88%であっ

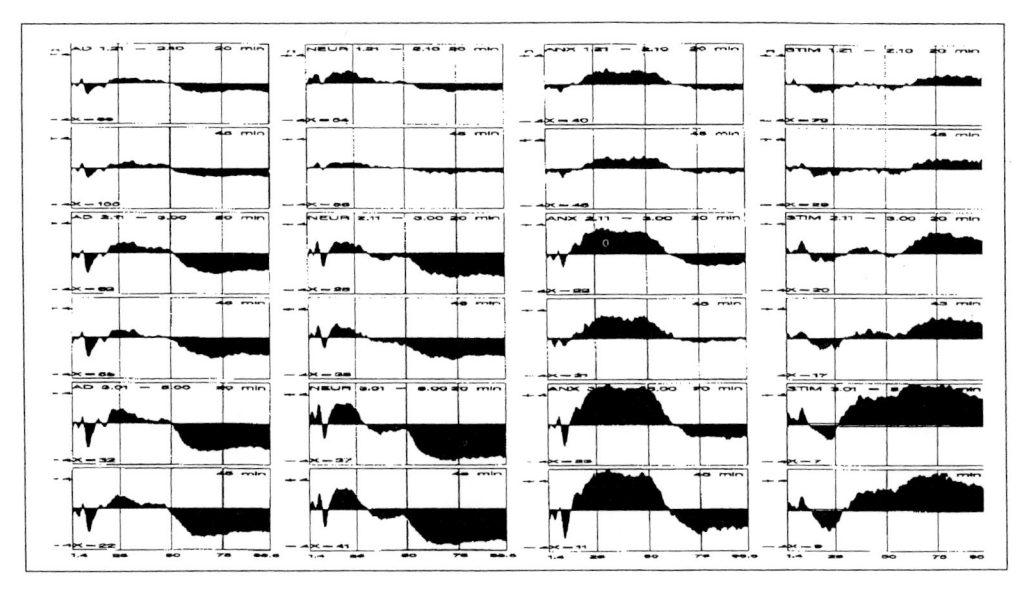

図5 median blackness（mb）として表現された皮質電図上同等の効果を有する3群の下位分類に基づく抗うつ薬(a)，神経遮断薬(b)，抗不安薬(c)，および精神刺激薬(d)の薬物のプロフィール

た。20の抗うつ薬のうち19が正しく分類され，11の抗不安薬のすべてが抗不安薬として分類され，15の神経遮断薬および7つの精神刺激薬すべてが正しく分類された。

このシステムの特徴はある薬物が"新種"の薬物として分類されうることである。このようなことは，ある薬物が"中枢神経作用性"だが，既存の薬物クラスの1つに適合しない場合に起こる。もちろん，既存の薬物クラスに当てはまらない薬物というものは最も興味深いものである。このため，割り当てられた薬物クラスの平均プロフィールに関する個別の正規化プロフィールの標準偏差が基準として用いられる。偏差が2以上の場合，分類の結果は"新種"と変更される。薬物が活性か否か推定するため，プロフィールのある種の"黒色部分"が計算される（Krijzer et al., 1993）。正規化プロフィールの変更された計算（対数変換）により，薬物の"黒色部分"は，活性であるためには1.04以上4.10以下でなければならない。

図5に抗うつ薬，神経遮断薬，抗不安薬および精神刺激薬の薬物クラスのプロフィールを示す。この目的のため，同じ治療薬物クラスからの薬物量で，かつ皮質電図に同等の効果を有する量が平均された。この図から各薬物クラスはラットの皮質電図に特別な効果を示すことがわかる：抗うつ薬クラスは8-17Hzのパワー値の減少という点で他のクラスと区別され，神経遮断薬クラスは10-25Hzのパワー値増加，抗不安薬は20-70Hzのパワー値増加，そして精神刺激薬は75-100Hzのパワー値増加という特徴を持つ。表1は異なる薬物クラスの正規化プロフィールに寄与している異なる薬物を示す。

少なくとも，抗うつ薬がこのように異なる神経薬理学的特徴を示すのは注目すべきことである。Imipramine と amitriptyline はモノアミン（ノルアドレナリンおよびドーパミン）の再取り込みを一次性に阻害する薬物グループに属し，viloxazine と maprotyline はノルアドレナリンの再取り込みを阻害する。また，CMI は fluvoxamine や fluoxetine 同様，セロトニン再取り込み阻害薬である；mianserin は多くの異なる受容体，なかでも 5 HT$_2$ 受容体に作用し，また，おそらく α$_2$ アドレナリン受容体阻害によりノルアドレナリンの代謝回転を増強している。Fluvoxamine と fluoxetine を例外としたすべての薬物は多少なりとも抗コリン作用を有する。Nomifensine は弱い抗コリン作用を有するドーパミンおよび NA の再取り込み阻害薬で，bupropion はドーパミンの再取り込み阻害薬である。抗精神病薬の場合はすべてドーパミン阻害薬であるため共通の皮質電図への効果があることは容易に理解できる。ベンゾジアゼピン拮抗薬と 5 HT$_{1A}$ 作動薬である buspirone が抗不安薬プロフィールに含まれる。しかし，我々は 5 HT$_{1A}$ 作動薬である 8-OH-DPAT, ipsapirone および flesinoxan が，buspirone およびベンゾジアゼピン拮抗薬がラットの皮質電図上におよぼす効果とほぼ同様の効果を持つことを観察している。

　20 の抗うつ薬の全 397 の正規化プロフィールのうち，51％は抗うつ薬，12％は神経遮断薬，15％は抗不安薬，10％は精神刺激薬，1％は新種と分類され，12％は分類不能であった。これはさほど悪い結果ではない，というのも，ある種の抗うつ薬（nomifensine, bupropion）は賦活作用があることが知られているし，他の薬物（fluvoxamine, fluoxetine, zimeldine, mianserin）は臨床的に抗不安作用があり，また，抗精神病作用を有するものもある。8種の抗精神病薬の 77 の正規化プロフィールのうち，64％は抗精神病薬と正しく分類され，3％は抗不安薬，5％は抗うつ薬，4％は精神刺激薬，4％は新種，そして正規化プロフィールの 20％は分類不能であった。8種の抗不安薬の 72 の正規化プロフィールのうち，72％は抗不安薬と正しく分類され，5％は抗うつ薬，4％は刺激薬，3％は新種，そして 16％は分類不能であった。精神刺激薬の 49 の正規化プロフィールのうち，79％は精神刺激薬と正しく分類され，7％は抗うつ薬，2％は抗不安薬，8％は新種，そして 4％は分類不能であった。

　抗うつ薬，神経遮断薬，抗不安薬および精神刺激薬の正規化プロフィールのいくつかの例を図 6 から図 9 に示す。

　Ruigt ら（1993）は，頭頂および後頭皮質からの双極誘導脳波記録，後頸筋からの筋電図記録，および動作感知器の記録に基づいた睡眠段階テクニックを用いた。睡眠段階は，脳波パワースペクトルの 5 つの周波数帯域（1-3, 3-6, 6-9, 9-20 および 20-45Hz）のパワー値，整流かつ積分された筋電図活動，および動作レベルに基づいて 2 秒毎の区分で決定された。Ruigt ら（1989）により開発された睡眠分類法を用いて以下の 6 つの段階（vigilance stages）が区別された：(1)動的覚醒，(2)静的覚醒，(3)静的睡眠，(4)深睡眠，(5)深徐波

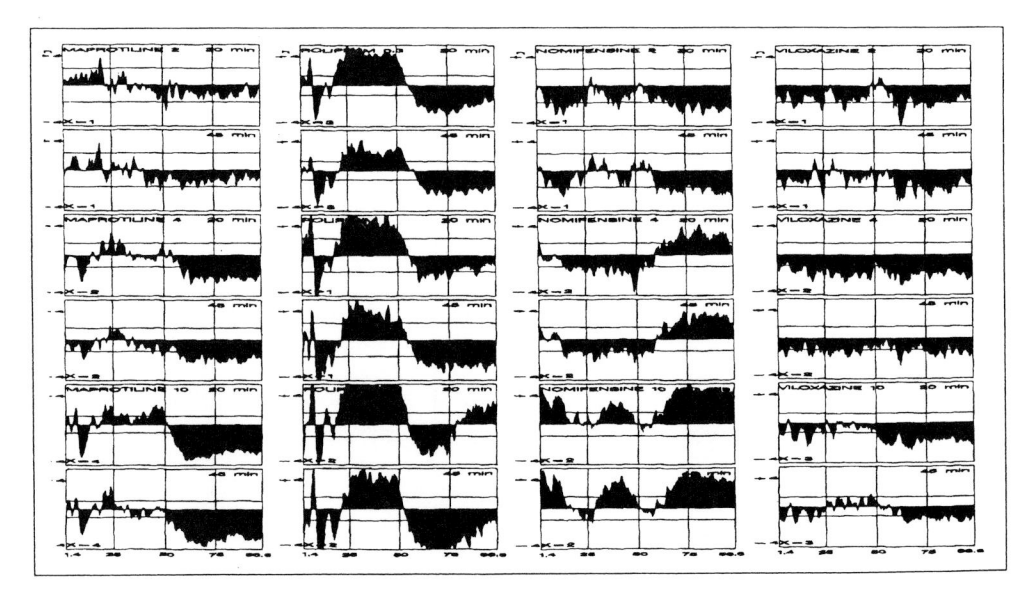

図6 抗うつ薬 maprotiline, iprindole, nomifensine および viloxazine の
正規化プロフィール（n = 2：異なる群のラットを用いた2つの独立試験の平均）

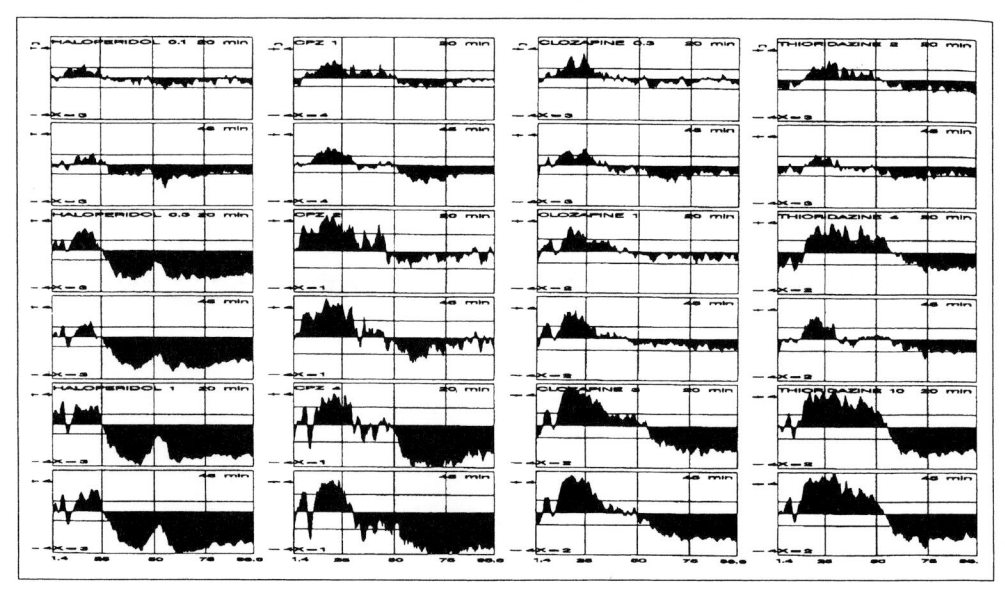

図7 神経遮断薬 haloperidol, chlorpromazine, clozapine および thioridazine の正規化プロフィール

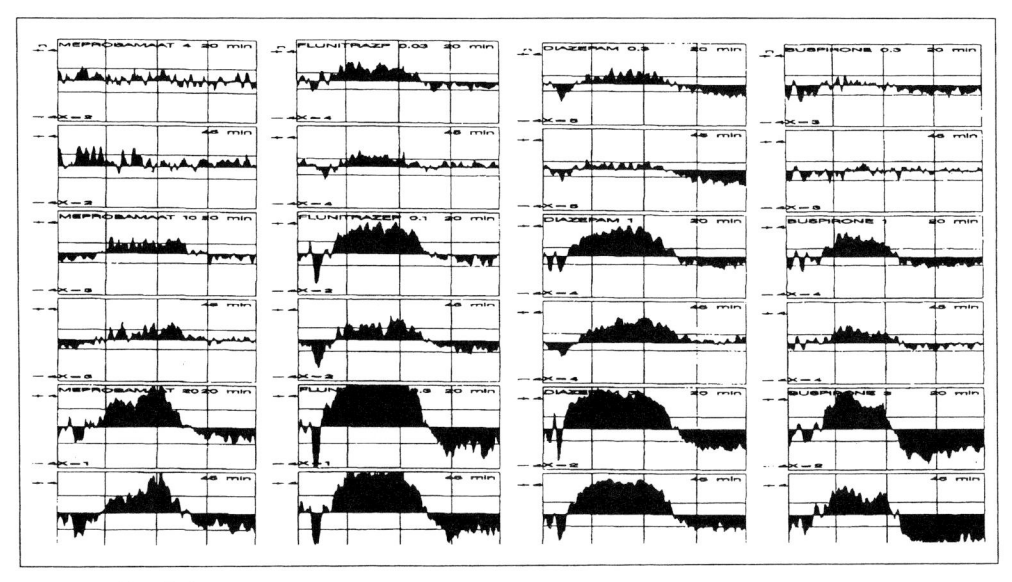

9. ラットにおける脳波および誘発電位変化による薬剤の分類　147

図8　抗不安薬 meprobamate, flunitrazepam, diazepam および buspirone の正規化プロフィール

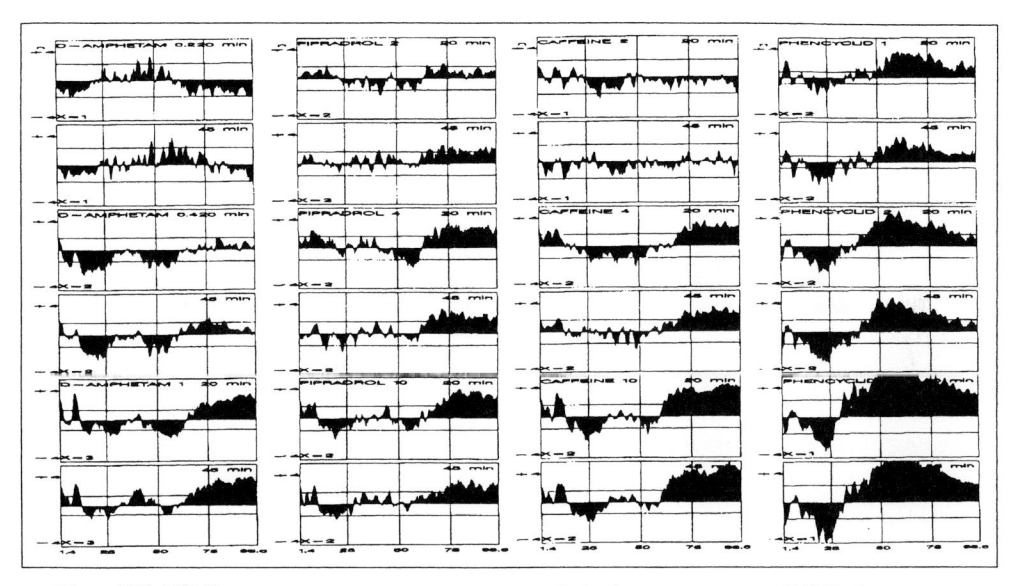

図9　精神刺激薬 d-amphetamine, pipradrol, caffeine および phencyclidine の正規化プロフィール

睡眠，および(6)レム睡眠。

動作指標（movement index）が動的および静的覚醒の鑑別に用いられ，また筋電図レベルが覚醒とレム睡眠との区別に役立った。それゆえ，2秒の解析度（resolution）を持つ睡眠図（ヒプノグラム）が作製された。各実験において32匹のラットが4群に分けられた。3つの薬物群（通常同一薬物の数種の投薬量）および1つのプラセボ群である。ラットは8つの記録用箱の4群に分けられた。各箱で4つのステンレス製ケージが用意された。1ケージにラット1匹が入れられ，記録装置に接続された。脳波は増幅され，バンドパスフィルタがかけられ（0.5および100Hzにて3dBポイント），128Hzで抽出され，エポックの持続時間は2秒であった。パワースペクトルは0.5Hzの解析度にて計算された。薬物は明時間（light cycle）の開始時に注入された。2-3週間のwashoutの期間がラットに与えられた。睡眠-覚醒パターンに薬物がおよぼす影響はヒプノグラムから得られるいくつかのパラメータによって評価されるが，その1つが30分間に各睡眠段階が占める比率である。この結果，睡眠段階毎の各薬物のプロフィールは時間によって変化する。異なる薬物クラスからの薬物の特徴的効果を表2に示す（Ruigt et al., 1993）。

表2から，抗うつ薬は静的覚醒期とREM睡眠期を強力に増加させる特徴があることが明らかである。抗精神病薬は，静的睡眠期の強力な増加，およびpre-REM睡眠および紡錘期の増加で特徴づけられる。精神刺激薬は，動的覚醒期の強力な増加が特徴である。抗不安薬は，静的睡眠期の強力な増加，深睡眠の減少，および紡錘波の増加で特徴づけられる。睡眠剤は，深睡眠の強力な増加，および静的睡眠とpre-REM睡眠のわずかな増加を誘発する。鎮静剤は，静的睡眠の増加，およびpre-REM睡眠の増加を誘発する。

薬物分類システム（抗うつ薬，抗精神病薬，刺激薬，睡眠薬およびプラセボ）を構築するために十分な数の選択された参考薬物がテストされねばならなかった。各々の睡眠クラスのため，Ruigtらは異なる睡眠期に対する薬物の影響の一時的な特徴を最も適切に調べるため，異なる時間枠を経験的に選択した。

最近，Ruigtらは，覚醒レベルの変化から独立した薬物誘発性の脳波変化を抽出することによって（Fairchild et al., 1981），およびこれらの変更を新しい薬物分類システムに応用することによって彼らの分類システムを修正している。脳波の周波数成分に対する薬物の影響を調べるため，Ruigtら（1989, 1993）は脳波パワースペクトラム（Fairchild, 1969; 1975）のうち睡眠レベル依存性の成分と非依存（独立）性成分を鑑別した。3つの視覚的に分類された睡眠期の4つの周波数帯域について正規正準判別解析（normal canonical discriminant analysis）がなされ，2つの睡眠レベル依存性正準変数と2つの剰余正準変数が決定された。

2つの剰余変数は睡眠レベル非依存性であり，その後，薬物の有無を独立変数として用いる2次正準判別分析が施された。この結果，脳波スペクトルパラメータの中で睡眠レベル非

表3 ラット睡眠-覚醒パターンにおけるプラセボと比較した薬物誘発性変化に基づく判別解析の learning set に寄与した向精神薬の分類

Drug	dose mg/kg i.p.	AD	APS	STIM	ANX	HYP	PLAC
抗うつ薬							
Amitriptyline	10	27			8	42	20
Imipramine	10	68			6	10	7
Desimi	4.6	98			1		
Clorgyline	3.2	72	1	3	3		5
Mianserin	10	62			10	6	14
Trazodon	32	73			3		12
Fluvoxamine	22	90	1		4	1	2
Zimeldine	10	47		1	10	14	13
Viloxazine	32	51	1		1		46
Bupropion	32	48		34	10	3	3
Nomifensine	3.2	60		37	1		1
抗精神病薬							
Haloperidol	0.32	3	62		13		13
Chlorpromazine	3.2	4	71		8	2	13
Thioridazine	10		46				44
Perphenazine	2.2	1	87		2	4	5
Chlorprothixene			22	100			
Loxapine	10		85		10		
Clozapine	4.6	3	85		3		7
刺激薬							
Amphetamine	0.46	20		58	2	10	4
	1	5		95			
Caffeine	10	5		75		2	6
	22			100			
抗不安薬							
Buspirone	3.2	48	10	1	33		2
Diazepam	0.32	1			17	26	50
睡眠薬							
Methaqualone	10	2			16	58	14
Thalidomide	3.2				4	67	16
	10	1			1	80	12
Phenobarbital	10	2			2	59	28

依存性変数に対する薬物の影響に関連した単独正準変数（薬物スコア）が得られる．この時点で（最終）結果はまだ得られていない．

　表3より，11の抗うつ薬のうち91％が正しく分類されていることがわかる．bupropion および nomifensine は明らかに賦活作用があり，また，bupropion, mianserin および zimeldine は若干の抗不安作用を有する．Amitriptyline, imipramine および zimeldine は催眠作用がある．7つの抗精神病薬はすべて正しく分類され，haloperidol と loxapine は弱い抗不安作用を有していると思われる．実際，本システムの信頼性は，抗不安薬および精神刺激薬においてはほとんど確認されていない．

表4　Sarkadiらによる薬物クラスのプロフィールの構成に寄与した薬物

抗不安薬	抗精神病薬	抗うつ薬	刺激薬
Diazepam	Chlorpromazine	Amitriptyline	Methylphenidate
Meprobamate	Haloperidol	Nialamide	TRH
Nitrazepam	Thioridazine	Fluoxetine	RGH-2202
Midazolam	Clozapine	Nomifensine	
Lorazepam			

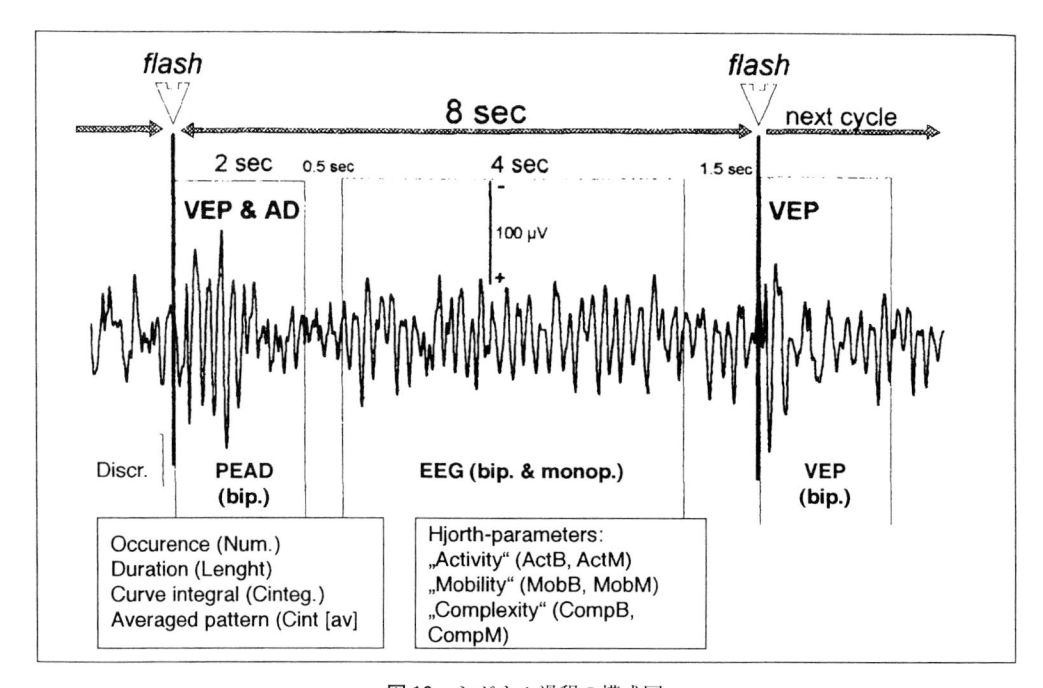

図10　シグナル過程の模式図
VEP＝視覚誘発電位，AD＝後発射，PEAD＝後発射後視覚誘発，bip.＝双極，monop.＝単極

　Sarkadiら（1992）は，ラット視覚誘発電位の形状の変化，および背景脳波活動の変化に基づく薬物分類システムを開発した。この見地からよく知られた研究はPollockらによって1978年に発表された。Pollockらは，彼らの実験でウサギを用いたが，薬物の分類および特徴の体系化には成功しなかった。しかし，Sarkadiと彼の共同研究者は，ラットを用いてこの試みに成功したかに見えた（1993）。ラットの各視覚皮質に2つの皿電極，前頭骨に2つの電極が取り付けられた。実験はマスキングノイズと薄暗い証明が施された鏡張りのチャンバーの中で行われた。アーチファクトのない背景脳波活動の断片と，潜時と波形が正しく対応している視覚誘発電位が分析の対象となった。誘発電位は，視覚野から単極および双極の両記録法により得られた。各測定は視覚誘発電位を光刺激誘発の後発射から鑑別するため，判別レベルの決定をもって開始した。45のアーチファクトのない周波が最初に処理され，

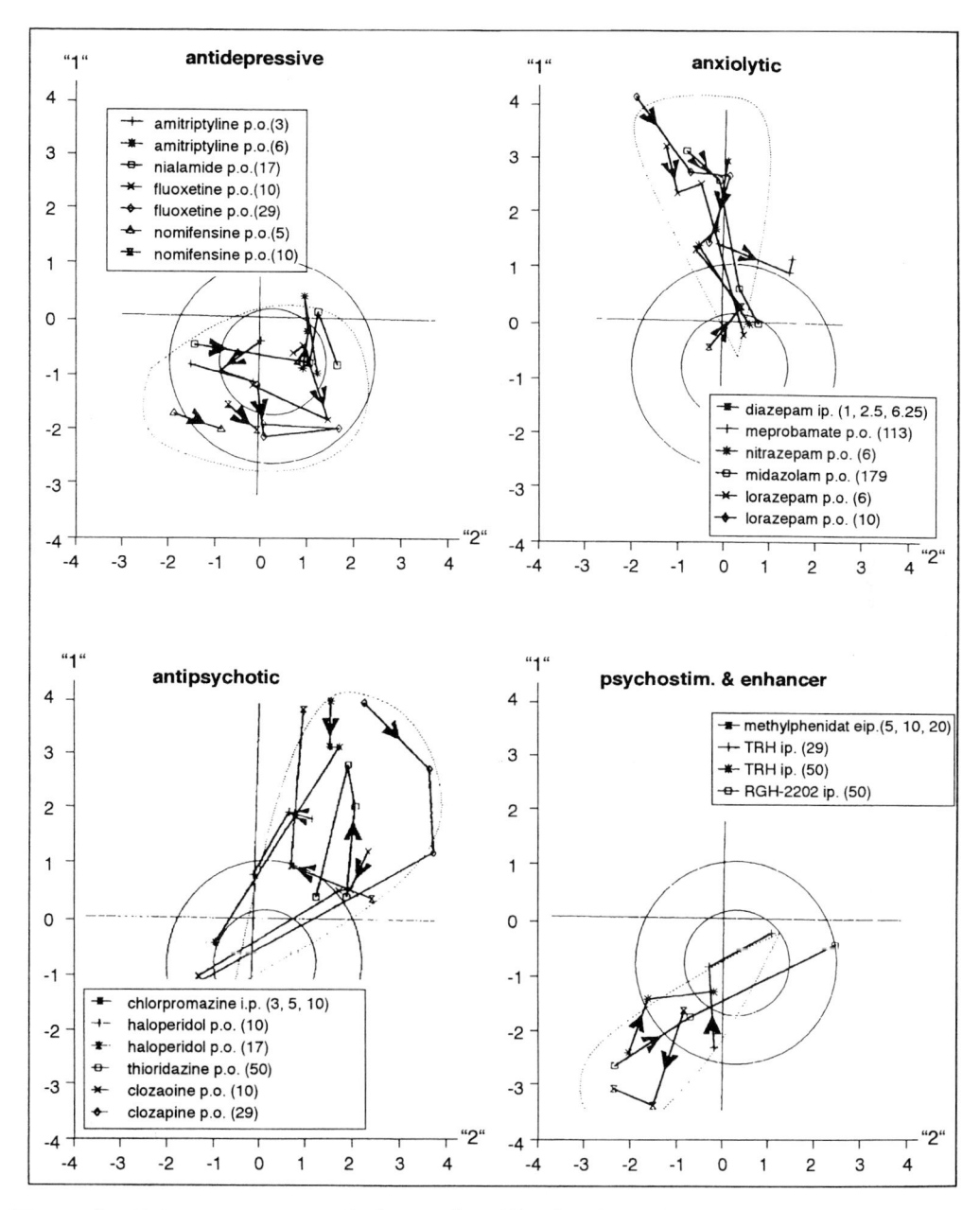

図11 t値の因子'1','2'および行動スコア差の計算に基づく4薬物クラスの用量時間効果のプロフィール。括弧内は薬物量。矢印は量または時間の増加を示す。円内は'無効果'領域。

その後薬物が投与された。各周波は，後発射（持続2秒）を伴う視覚誘発電位と背景脳波（持続4秒，光刺激誘発から2.5秒遅延）から成る（図10）。

各薬物で4つの視覚誘発電位パラメータ，6つのHjorthパラメータ，さらに5つの行動学的パラメータの平均スコアの差すなわち15の指標におけるペアt値が計算された。

Chlorpromazine, diazepam, chlordiazepoxide, meprobamate, phenobarbital, ethosuximide, imipramine, TRH, methylphenidate, pentylenetetrazol および penicilline でこれら15の指標が計算され，次いで指標毎にこれらすべての薬物について平均および標準偏差が求められた（M_{CRD} および SD_{CRD}）。加えて，因子解析（factor analysis）がこれら11の参考薬物の15の指標においてなされ，また，最初の2因子の加重価が定数として固定された（$F1_{CRD}$ および $F2_{CRD}$）。

新種薬物の量/時間効果の計算は，新薬の15の各指標から対応する M_{CRD} を減じ，さらにその値を対応する SD_{CRD} で割ることで成される。これらのいわゆる'正規化'指標は，対応する $F1_{CRD}$ および $F2_{CRD}$ で乗じ，（$F1_{CRD}$×正規化指標）と（$F2_{CRD}$×正規化指標）との和が因子1および2となる。

（宮里 洋，平松 謙一 訳）

文　献

Blackman RB., Tuckey JW.: The measurement of power spectra. Dover Publications, New York, 1959.
Bock PR., Pollock BW., Fuchs AM., Schmude v. D.: Modified method for recording cortical and subcortical visually evoked potentials in the conscious rabbit with chronically implanted electrodes. Drug Research 1975; 25: 1746-1755.
Bock PR., Pollock B., Schach S., Fuchs A., Lohaus R.: Classification of psychoactive drugs by visually evoked potentials in rabbits by means of multiple discriminant analysis. Drug Research 1976; 26: 1308-1320.
Dimpfel W., Spüler M., Nickel B.: Radioelectroencephalography (Tele-Stereo-EEG) in the rat as a Pharmacological Model to Differentiate the Central Action of Flupirtine from that of Opiates, Diazepam and Phenobarbital. Neuropsychobiology 1986; 16: 163-168.
Dimpfel W., Spüler M.: Dizocilpine (MK-801), ketamine and phencyclidine: low doses affect brain field potentials in the freely moving rat in the same way as activation of the dopaminergic transmission. Psychopharmacology 1992; 10: 317-323.
Dimpfel W., Spüler M., Wessel K.: Different neuroleptics show common dose and time dependent effects in quantitative field potential analysis in freely moving rats. Psychopharmacology 1992; 107: 195-202.
Drohocki Z.: L'integrateur de l'electroproduction cerebrale pour l'electroencephalographie quantitative. Revue Neurologique (Paris) 1948; 80: 619-624.
Drohocki Z., Goldstein L.: Arch. Sci. Physiol. 1957; 12: 59.
Fairchild MD., Jenden DJ., Mickey MR., Yale C.: Drug-specific EEG frequency spectra and their time courses produced in the cat by antidepressants and a benzodiazepine. EEG-Journal 1981; 52: 81-88.
Frankenheim J.: Effects of antidepressants and related drugs on the quantitatively analyzed EEGs of beagles. Drug Development Research 1982; 2: 197-213
Glatt A., Duerst T., Mueller B., Demieville H.: EEG evaluation of drug effects in the rat. Neuropsychobiology 1983; 9: 163-166.
Goldstein L., Beck RA.: Int. Rev. Neurobiol. 1965; 8: 265-312.
Herrmann WM.: Development and critical evaluation of an objective procedure for the electroencephalographic classification of psychotropic drugs. In: EEG in drug research, Ed.: Herrmann WM., Gustav Fischer Verlag, Stuttgart, 1982; pp 249-351.
Hjorth B.: The physical significance of time domain descriptors in EEG analysis. EEG-Journal 1973; 34: 321-325.
Hjorth B.: Time domain descriptors and their relation to a particular model for generation of EEG activity. In: CEAN, Computerized EEG Analysis, Eds.: Dolce G. and Kuenkel H., Gustav Fischer Verlag, Stuttgart, 1974, pp 1-18.

Itil, T., Menon GN., Dreyfus J-F., Bozak MM., Songar A., Lucadamoo F.: Central effects and effective dose determination of suriclone (double-blind, controlled, phase I safety and quantitative pharmaco-EEG study). Drug Development Research 1984; 4: 155-165.
Joy RM., Hance AJ., Killam KF.: Spectral analysis of long EEG samples for comparitive purposes. Neuropharmacol. 1971; 10: 471-481/483-497.
Killam EK.: Physiol. Rev. 1962; 14:375
Koopman PAR., Wouters PAWM., Krijzer F: Mean power spectra from pharmaco-electrocorticographic studies: relative baseline correction and log-transformation for a proper analysis of variance to assess drug effects. Neuropsychobiology 1996; (accepted for publication).
Krijzer F., Koopman P., Olivier B.: Classification of psychotropic drugs based on pharmacoelectrocorticographic studies in vigilance-controlled rats. Neuropsychobiology 1993; 28: 122-138.
Pollock B., Bock PR., Fuchs AM., Lohaus R: Visually evoked potentials in cortical and subcortical brain structures of conscious rabbits with chronically implanted electrodes. Drug Research 1976; 26: 327-334.
Ruigt GSF., Proosdij JN. van, Delft AML. van: A large scale, high-resolution, automated system for rat sleep staging. I. Methodology and technical aspects. EEG-Journal 1989; 73: 52-63.
Ruigt GSF., Engelen S., Gerrits A., Verbon F.: Computer-based prediction of psychotropic drug classes based on a discriminant analysis of drug effects on rat sleep. Neuropsychobiology 1993; 28: 138-154.
Saletu B., Gruenberger J., Linzmayer L., Semlitsch HV., Anderer P., Chwatal K.: Pharmacokinetic and dynamic studies with a new anxiolytic, suriclone, using EEG mapping and psychometry. Br. J. clin. Pharmac. 1994; 37: 145-156.
Sarkadi A., Ambrus A., Szporny L.: Classification of drugs based on visually evoked responses in rats. Neuropsychobiology 1993; 28: 160-176.
Schallek W., Kovacs J., Kuehn A., Thomas J.: Arch. int. Pharmacodyn. 1973; 206: 161-180.

Chapter 10

ヒトの睡眠（脳波）に対する薬物の作用

Effects on Drugs on Sleep-(EEG) in Humans

Hartmut Schulz

1. はじめに

　睡眠覚醒サイクルと睡眠構築は，中枢及び末梢の身体機構に対して受容的に，あるいは反応性に顕著な変化をおこす中枢神経系の自動制御過程の自発的な活動を反映する。睡眠と概日リズムの研究は，多岐にわたる身体機能の長期測定や周期的な行動の状態を解明するために，行動学的ならびに電気生理学的な方法を発展させてきた。この研究の結果は，生体機構を時間的に「区分化」することは，形態学的に鑑別することと同様に基本的に重要であることを示している。実験的なアプローチは，基礎的な現象と観察されたデータを睡眠調節モデルに統合させるために，理論的で手順を踏んだ考察によって補完される。睡眠，それは本質的に能動的で自己制御的な行動であるが，多くの異なった外界からの刺激や環境状態に反応したり，またそれらによって変化することがある。薬物は，実験的にもまた治療上も睡眠を変化させるために広く用いられている。そのほかに，これらの目的以外に使用される治療薬が，本来の目的とは異なって睡眠に影響を与えることもある。最後には，睡眠と睡眠行動を短期あるいは長期に変化させる不法な，あるいは快楽をもたらす薬物が種々ある。最も広く用いられているのがアルコールである。

　薬物は，睡眠調節機構に対する直接的な作用ばかりでなく，間接的にも非特異的に，あるいは選択的に，抑止的に影響して，睡眠を妨害することがある。以下に，主として薬物の脳波に与える影響を述べる。ここでは，脳波の活動自体が中枢神経系における標的となる変数として用いられているばかりでなく，脳波信号は行動の状態を示す指標としても利用されている。

2. 方　　法

2.1　睡眠記録（睡眠ポリグラフィ，PSG）

　ヒトの睡眠記録の基本的な技術は，RechtshaffenとKalesのマニュアル（1968）に著述されている。その後，ヒトの睡眠の観察と評価はKaracanら（1978），およびCarskadonとRechtschaffen（1989）により更新されている。睡眠記録の3つの基本的な電気生理学的変数は脳波記録（EEG），眼球運動記録（EOG），筋電図記録（EMG）である。心電図，呼吸，体温などの他の変数は付加的変数である。脳波電極は10-20法に基づいて配置される。睡眠段階のスコアは焦点性および局在性の脳波活動についての情報を必要としないので，2つの導出（C3-A2，C4-A1）のみが睡眠段階判定に使用される。ほとんどの睡眠脳波波形（spindles，K-complexes，頭頂部鋭波，鋸歯状波）は両側の中心部電極からの波形で十分に描出される。後頭極周辺で最も著明となるアルファ波の判定では問題となる可能性もある。アルファ波の出現が十分でない症例において，覚醒から睡眠への移行を決定しなければならない場合に，これが重大な問題となる（Jobert et al., 1994）。水平及び垂直方向の眼球運動はRechtschaffenとKales（1968）の方法，もしくは，別の電極配置，例えば全前頭部脳波の混入を視覚的に除去し，徐波睡眠（SWS）時の記録で眼球運動のチャンネルにおける活動性が高くないことを示す技法であるcommon mode rejection technique（Hord，1975）などによる眼球運動モンタージュを使用して測定する。眼球運動記録で急速及び遅い眼球運動，瞬目，開閉眼を記録できる。

　筋電図はオトガイ筋／オトガイ下筋の筋電図活動を測定するために顎もしくは顎の下方に双極性の電極を装着して記録する。筋電図の生体信号はレム睡眠中の筋緊張消失及び一過性の筋電図活動を観察する目的で使用される。

2.2　睡眠データの分析

　標準的な睡眠解析は，一人の判読者による視察判定である。コンピュータ技術の進歩とともに，自動解析技術も発展している。現在のところ，視察判定の主要な利点は，判定基準が標準化されており，異なる研究室からのデータが世界基準で比較できることである。視察判定の限界としては以下のようなものがある。(a)ある睡眠段階中の生体信号の生理学的な変化が大部分無視されるということ，例えば，徐波睡眠段階中にみられる脳波振幅の系統的で時間に依存した変化。(b)睡眠段階は，はっきりと限界が定まっていて移行する，明確に区分できるものとして呈示される。しかし，少なくともノンレム睡眠では，各段階間の移行はほとんどの場合なめらかに起こり区分することが容易ではない。(c)一晩全体の睡眠記録の脳波パターンを信頼性を持って完全に解析することは膨大な時間を要し，ほとんど不可能に近い。

表1　標準的睡眠パラメータ

標準的睡眠パラメータ	"睡眠構築（分，%）"
全体的睡眠パラメータ 　就床時間（TIB） 　睡眠時間（SPT） 　全睡眠時間（TST） 　睡眠効率（SEI＝TST/TIB×100） 　覚醒回数 　入眠後覚醒時間（WASO） 睡眠潜時 　入眠潜時（SL） 　REM睡眠潜時	覚醒時間 ノンレム睡眠段階1（S1） ノンレム睡眠段階2（S2） ノンレム睡眠段階3（S3） ノンレム睡眠段階4（S4） 徐波睡眠（SWS＝S3＋S4） 体動時間（MT） 睡眠周期 　ノンレム/レム周期の数 　ノンレム/レム周期の時間 　ノンレム/レム周期の内容

したがって，薬物が睡眠に与える影響は終夜睡眠ポリグラフ記録を手動判定したのでは不完全にしか評価できない可能性がある。

2.2.1　視察判定（睡眠段階判定）

視察解析者は，7つの異なる段階（覚醒，睡眠段階1，睡眠段階2，睡眠段階3，睡眠段階4，レム睡眠段階，体動時間）を睡眠ポリグラフ記録のエポックごとに割り当てる。1エポックの長さは30秒（紙送り速度毎秒10mm）もしくは，20秒（紙送り速度毎秒15mm）である。この解析の結果は睡眠図として図示されるか，数値として示され，そこから標準パラメータ（Williams et al., 1974; 表1）が計算される。Mericaら（1993）は睡眠の持続を定義する一連の追加的な変数を提案した。

2.2.2　自動解析

自動解析ではデジタル化された睡眠の生体信号を使用する。この情報により脳波及び脳波以外の信号を量的変数として扱うことができる。脳波からは背景活動が解析されたり，特異的な特徴（例：パターン）が抽出されたりする。脳波背景活動の解析としてはパワースペクトル解析（Dumermuth & Molinari, 1987），周波数-振幅分布解析（Feinberg & March, 1988），他の波形解析法などが使用される。背景脳波の自動解析により，睡眠中の生体信号を連続したものとして，例えば，脳波の徐波活動，おそらく，睡眠の深さの測定（Achermann & Borbely, 1987）などを取り扱うことができる。パターン認識法は，睡眠に対する薬物の影響の鋭敏な指標となるかもしれない脳波パターンの抽出に使用される。（Azumi & Shirakawa, 1982; Jobert et al., 1992）。

図1に，睡眠薬及び中枢神経活性のある物質の睡眠に対する影響を評価するいくつかの異なった方法を概括する。

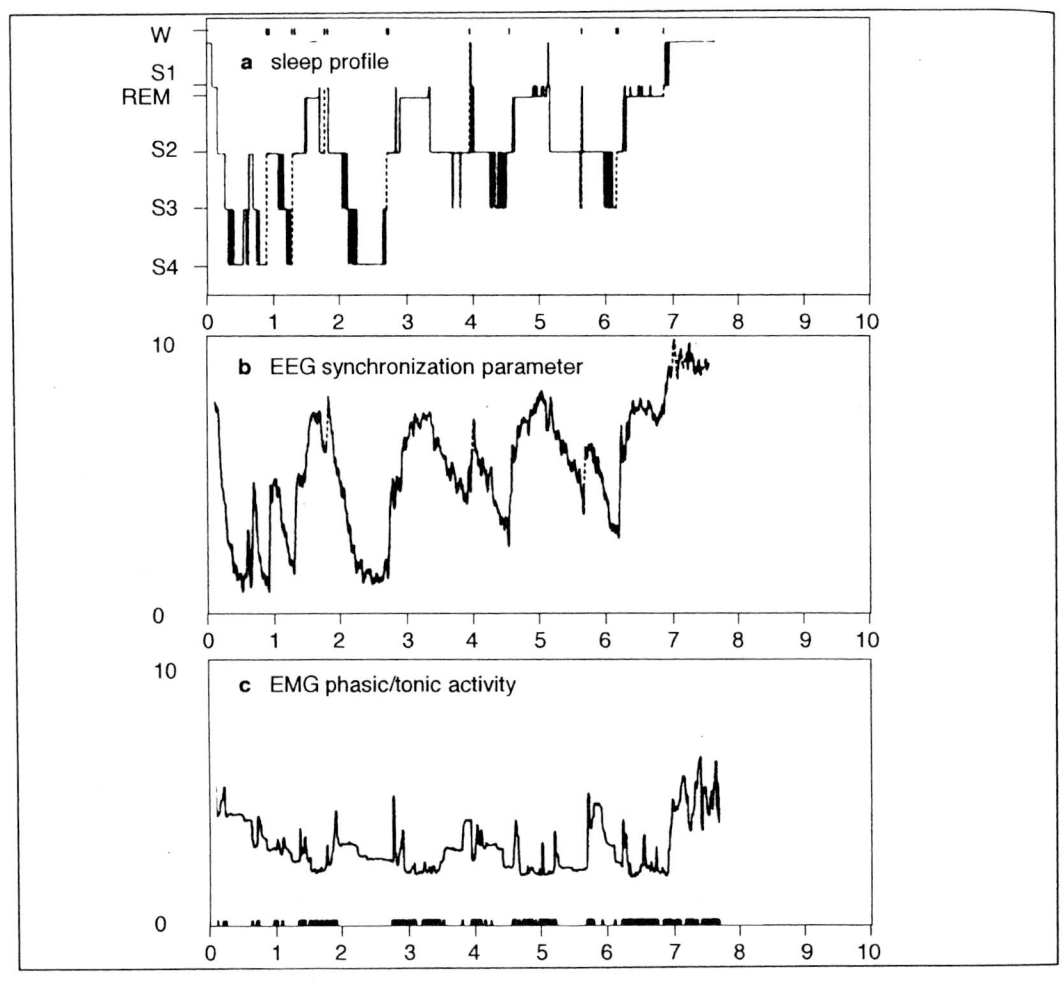

図1　一夜の睡眠記録の睡眠図と脳波および筋電図活動の自動解析

2.3　睡眠構築

　人間の被験者は，十分系統だっていて，予測可能な睡眠構築を示し，それは薬物により変化をうける可能性がある。このような変化は，巨視的にも微視的にも睡眠構築に影響を与える可能性がある。

　巨視的睡眠構築の特徴とは以下のようなものである。
1. レムとノンレム睡眠相の相互交代の24時間以下の（ultradian）周期性（cyclicity）。平均のレム-ノンレム周期の長さは，100分である。
2. 睡眠全体にわたるそれぞれの睡眠段階の分布の特徴は，第1（もしくは第2）睡眠周期で徐波睡眠がピークとなり，睡眠全体の時間経過と共に指数的に減少することである。徐波睡眠の比率は一晩全体の睡眠記録の前半より後半で減少し，一方，レム睡眠

は逆に後半に増加する。これは，主に夜の後半の睡眠でレム睡眠相の時間が延長することによる。

睡眠の微視的構造とは以下のようなものである。
1. ノンレム睡眠中の睡眠紡錘波やK-conplexなどの脳波パターン
2. レム睡眠中の鋸歯状波。
3. 脳波覚醒。覚醒は，ASDAの委員会では「シータ，アルファ及び紡錘波以外の16HZ以上の波を含む脳波周波数の急速な変化」として定義された。
4. レム睡眠中の眼球運動
5. 相性（Phasic）もしくは一過性の筋電図。

2.4 睡眠モデル

実験データは，睡眠覚醒周期と睡眠の内的構造をモデル化するのに使用されてきた。ここでは，睡眠覚醒の概日周期および睡眠調節に対する薬理学的影響を理解するのに有用な3つのモデルを呈示する。

2.4.1 睡眠調節における2プロセスモデル

2プロセスモデル（Borbely, 1982; Daan et al., 1984）は，睡眠調節の2つの基本的特徴に基礎をおいている。それは，(i)深部体温の最低点付近で眠気が最も強く，体温の最高点付近で最も眠気が弱いという概日構造（プロセスC），及び(ii)覚醒中に仮説的な睡眠欲求過程であるプロセスSが単調に増加するという恒常性調節，の2プロセスである。被験者が眠っている間の，睡眠中の徐波の指数的減少がプロセスSの減衰を現わしていると考えられる。多くの研究で睡眠中の徐波活動の量は直前の覚醒の長さに依存することが示されている。その結果が恒常性の調節の仮説である。モデルは，睡眠のタイミングと長さは概日プロセスに依存し，徐波活動が睡眠深度の機能を代表すると仮定している。プロセスSはプロセスCの概日性の閾値の間を変動する。上限の閾値は睡眠開始の閾値であり，下限の閾値は覚醒の閾値である。2つのプロセスSとCとの総和によって，眠気が決定されると仮定されている。

2.4.2 相補的作用モデル

相補的作用モデルは，HobsonとMcCarley（Hobson et al., 1975; Hobson et al., 1986）により作成されたモデルで，ultradian周期のノンレム-レムサイクルは，コリン系であるレム睡眠作動機構と，アミン系であるレム睡眠抑制機構の脳幹プロセスが相互に作用することに起因するとの仮定に基づいている。橋のオシレータは，コリン系のREM-on細胞とアミン系のREM-off細胞の数としてモデル化されている。REM-on細胞の数は，巨大細胞性被蓋野

表2

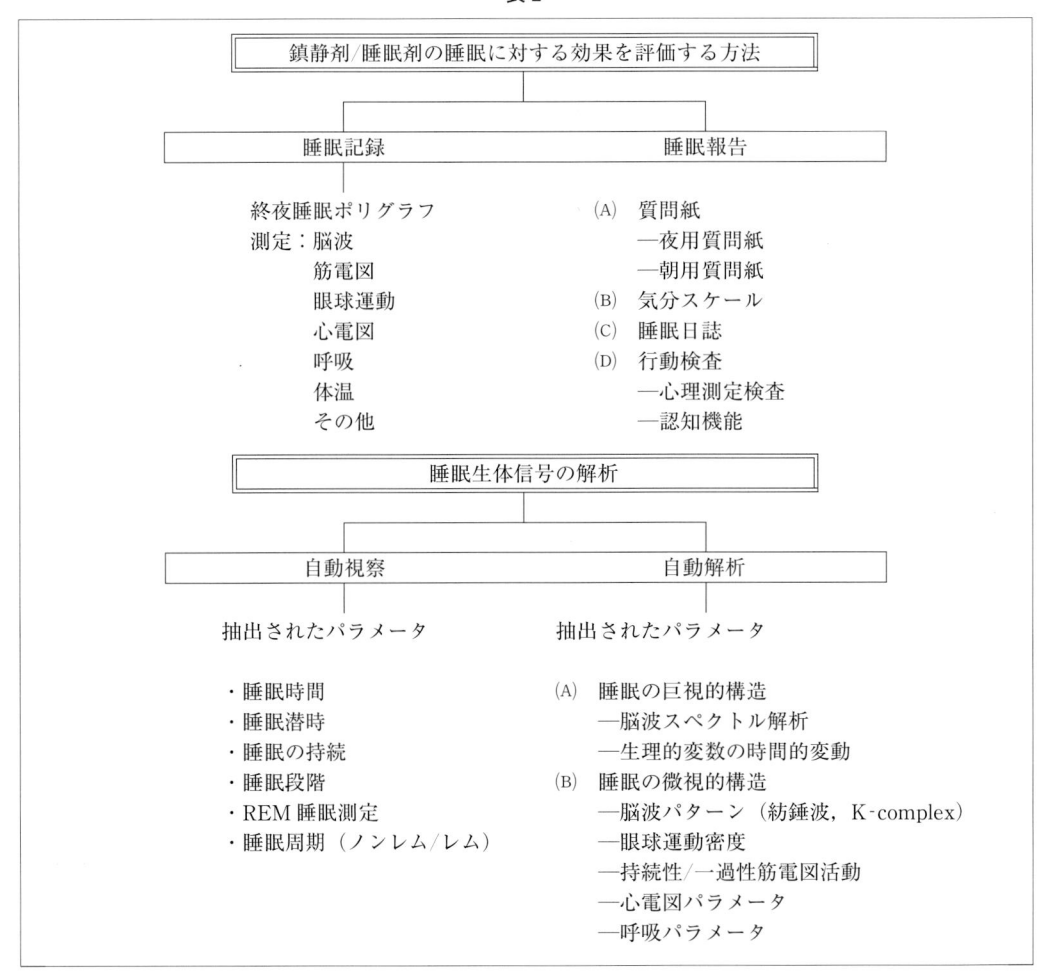

```
鎮静剤/睡眠剤の睡眠に対する効果を評価する方法
         |
    ┌────┴────┐
  睡眠記録    睡眠報告
```

睡眠記録:
終夜睡眠ポリグラフ
測定:脳波
　　　筋電図
　　　眼球運動
　　　心電図
　　　呼吸
　　　体温
　　　その他

睡眠報告:
(A) 質問紙
　　―夜用質問紙
　　―朝用質問紙
(B) 気分スケール
(C) 睡眠日誌
(D) 行動検査
　　―心理測定検査
　　―認知機能

睡眠生体信号の解析
　　┌────┴────┐
　自動視察　　自動解析

自動視察 抽出されたパラメータ:
・睡眠時間
・睡眠潜時
・睡眠の持続
・睡眠段階
・REM睡眠測定
・睡眠周期(ノンレム/レム)

自動解析 抽出されたパラメータ:
(A) 睡眠の巨視的構造
　　―脳波スペクトル解析
　　―生理的変数の時間的変動
(B) 睡眠の微視的構造
　　―脳波パターン(紡錘波, K-complex)
　　―眼球運動密度
　　―持続性/一過性筋電図活動
　　―心電図パラメータ
　　―呼吸パラメータ

(gigantocelular tegmental field) に位置しており,REM-off細胞は青斑核(ノルアドレナリン系)およびraphe(セロトニン系)に位置している。脳波の非同期を伴う状態であるレム睡眠の延長は橋へのcarbachol,これはコリン作動性物質であるが,このmicroinjectionにより誘発される。ヒトでは,レム睡眠はphysostigmine, arecholineその他のコリン作動性物質により出現が早まる(Jones, 1985)。このモデルは精神科的研究で,うつ病におけるレム潜時の短縮——これは典型的な生物学的特徴なのだが——をコリン系の過過敏性,あるいはアミン系の活性とコリン系の活性のアンバランスとして説明するときに広く利用される。

2.4.3 CRH/GHRHモデル

睡眠中には,種々のホルモンがそれぞれ特徴的な分泌パターンを示している。睡眠初期には,ヒト成長ホルモン(GH)の最大限に著明な分泌が起こる。一方,コルチゾールは睡眠

早期には少なく，睡眠後半で増加する。24時間以内の睡眠相をずらすことによって，GHの分泌は厳密に睡眠（もしくはベッド上での休息）と関連していることが示される。一方，コルチゾールの分泌は，睡眠の位相とは大きく独立しており，概日リズムに従っている（Weizman, 1976）。

さらに最近の研究では，神経ペプチドはホルモン分泌を開始させるだけではなく，睡眠の調節にも関係していることが示されている。コルチコトロピン放出ホルモン（CRH）と成長ホルモン放出ホルモン（GHRH）とは動物（Ehlers et al., 1986）及びヒト（Steiger et al., 1992）の睡眠脳波のパターンに異なった影響を与える。睡眠開始時周辺に少量のCRHを投与すると，徐波睡眠，成長ホルモンの分泌が減少し，コルチゾール分泌が増加する。正反対の効果がGHRHの投与後に観察される。2つの神経ペプチドは，末梢のホルモン分泌を介するのではなく，直接的に睡眠に作用しているという実験から得られた証拠がある。このように，神経ペプチドのCRHおよびGHRHは，睡眠初期の徐波睡眠のピーク，睡眠後半のレム睡眠の増加という電気生理学的に定義される睡眠パターンの調節に直接的に関係していると仮定されている。抑うつ状態の患者，高齢者に典型的に見られるこのような睡眠パターンの障害はGHRHの活性の低下及びCRHの影響が増大することに起因しているかもしれない。

睡眠調節における他の内分泌系の睡眠因子および免疫学的機構の影響はInouéとKrueger（1990）により概括されている。

2.5 睡眠の主観的経験

睡眠に対する薬物の影響は，客観的な電気生理学的方法もしくは睡眠質問紙，評価スケール，睡眠日誌といった主観的方法により測定される（注1）。鎮静薬/睡眠薬についての薬理学的研究では，前者の客観的な方法は健常対象での第I相試験および患者での第II相試験で主として使用される。この2つのタイプの試験での対象の数は少ない。一方，主観的方法は第I/II相研究では主として付加的（secondary）な変数として使用されるのに対し，対象数の多い第III相研究では主要な変数となっている。この例は，睡眠に対する薬物の効果が2つの全く異なった方法論で測定されることを示している。客観的方法と主観的方法を比較するにあたり，双方に方法論的な利点と限界があることを考慮すること，また2つの方法の間の関係を知っておくことは重要なことである。

注1：我国における睡眠薬の評価のガイドラインについては次の文献を参照されたい。
　1）三浦貞則他：新薬臨床評価のガイドライン．医薬品製造指針．日本公定書協会編．医事新報社，東京．pp162-178, 1990.
　2）菅野道：睡眠薬．続医薬品の開発，第8巻　薬効評価．中島光好編．廣川書店，東京．pp55-70, 1993.

睡眠記録における電気生理学的方法は，客観的（例，記録および解析についての標準化された手順）で，信頼性があり（睡眠検査室の環境が十分であると仮定して），睡眠と覚醒について，行動学的測定と電気生理学的測定が全体的に見て十分対応しているという意味では価値のあるものである。

主観的方法は，額面どおりではあるが，信頼性が低く客観的ではない。双方の方法で同時に集められたデータを比較すると，多くの場合相関は驚くほど低い（Baekland & Hoy, 1971）。Spiegel（1981）は抑うつ的，あるいは神経症的な性質（outlook）といった人格特徴が，症例が睡眠の質や朝の状態を述べる様式に影響するということを指摘した。

睡眠から被験者を覚醒させ，質問する場合，被験者は，電気生理学的に睡眠と定義されたエピソードを覚醒と意識している場合が数多くあることが知られている。ベンゾジアゼピン系睡眠薬の摂取後，睡眠段階判定上では覚醒段階の判定が明らかに減少しているにもかかわらず，報告された睡眠と記録された睡眠の間には大きな差異が残っていた（Mendelson, 1993）。Rotenberg（1993）のデータは，睡眠を取ったという認識は睡眠段階や睡眠周期だけではなく，夢を見たという体験も関連していることを指摘している。この観点からすると，GaillardとPhelippeau（1976）のような研究は特に重要である。これらの研究者は夢の質と量に対するflunitrazepamの影響を研究し，レム睡眠からの覚醒後の夢についての報告では感情的な内容が増えていることを発見している。

3. 睡眠に対する薬物の作用

3.1 鎮静薬/睡眠薬

Borbely（1992）は，鎮静薬/睡眠薬の効果をもつ物質について，次のような分類法を提案している。

- I. ベンゾジアゼピンレセプター作動薬に属する睡眠薬
- II. 古い睡眠薬：Chloralhydrate，バルビツール酸系睡眠薬，methaqualone
- III. 他の鎮静作用を有する精神薬理学的物質：精神安定薬，数種の向うつ薬，神経遮断薬，数種の抗ヒスタミン薬，clometiazol
- IV. "自然睡眠誘発物質"：Valeriana，L-tryptophane

3.1.1 ベンゾジアゼピン系睡眠薬

ベンゾジアゼピン系睡眠薬は，良好な臨床効果を持ちながら毒性が低いために現在も推奨できる睡眠薬である。ベンゾジアゼピンは，$GABA_A$レセプターの活性を変化すると推定されている。レセプター/クロライドチャネル複合体への薬物の効果には2つの主要な側面として，(i)親和性と(ii)固有の活性がある。ベンゾジアゼピンの効果は，アンタゴニストである

flumazenilにより遮断される。レセプターのpartialもしくはfullの作動薬の臨床効果は，レセプターへの親和性とレセプターのサブタイプへの選択性によって異なっている。しかし，GABA作動薬のmuscimolが睡眠を促進しないという知見があり，これはGABA仮説とは簡単には相容れない。

　ほとんどのベンゾジアゼピン系睡眠薬は，睡眠脳波に対して類似の効果を有する。ノンレム睡眠に対しては，徐波睡眠の減少（Kales et al., 1970a, b; Gaillard et al., 1973）を引き起こす。さらに近年の研究では，FFTとスペクトル解析により，この脳波振幅の減少作用が定量されている。Borbelyと共同研究者は彼らの研究から，GABA-ベンゾジアゼピン複合体に作用する全ての物質は基本的に，低周波数帯域（徐波活動，SWA）においてパワー値の減少を伴い，高周波のベータ帯域ではパワー値が増加するという同じ脳波パターンを示すと結論した（Borbely et al., 1983; 1985）。この仮定と同様に，Schulzら（1991）は，1mgのlormatazepamと7.5mgのzopiclone（GABA-ベンゾジアゼピンレセプター複合体に作用するcyclopyrrolone系薬物）で同様のスペクトル像が見られることを発見した。デルタ1（0.5-2.0Hz）帯域のパワーは変化せず，デルタ2（2.0-4.0Hz）帯域，シータ（4.0-8.0Hz）帯域およびアルファ（8.0-11.5Hz）帯域のパワーは減少し，ベータ1（11.5-15.0Hz）及びベータ2（15Hz以上）帯域のパワーは増強した。最も著明な減衰はシータ帯域で見られた。将来的に，SWAの減少効果の注意深い実験が2Hz以下および2Hz以上のパワーに対して効果を別々に測定して行われなければならない。ベンゾジアゼピンレセプター作動薬のSWA減少効果は，連続するノンレム睡眠を通して指数的に減少するSWA活動において，その時間的な分布を変化させるものではない。

　全てのベンゾジアゼピン系睡眠薬の脳波への一般的影響とは，睡眠紡錘波の数と密度の増加と，K-complex密度の減少である（Johnson et al., 1976, Hirshkowitz et al., 1982, Azumi & Shirakawa, 1982）。図2にlormetazepam（1 and 2mg），triazolam（0.25and0.5mg），flunitrazepam（1 and 2mg）のいずれかを一回投与した後の2つの睡眠脳波パターンの時間的分布を示す（Kubicki et al., 1987）。Lormetazepamの時に最も効果が弱く，flunitrazepamの時に最も著明であることがわかる。このことは，3種類の薬物の投与量は生物学的に同等ではないということを示している。我々のグループがコンピュータ化されたアルゴリズムを用いて，1mgのlormetazepamと7.5mgのzopicloneの睡眠段階2におけるK-complex及びシグマ睡眠紡錘波密度への影響を比較したとき，双方の薬物において同様の影響，すなわちK-complex密度の減少と睡眠紡錘波密度の増加（Jobert et al., 1992）を観察した。これらのデータは，GABA-ベンゾジアゼピンレセプターを介して作用する全ての物質が脳波の徐波活動とK-complex密度を減少させるばかりではなく，同時にシグマ睡眠紡錘波密度も増加させることを示している。これらの結果は，Naitohら（1982）によって提案されたように，一方では睡眠紡錘波の発生機構と，他方では頭頂鋭波，K-complex，徐波

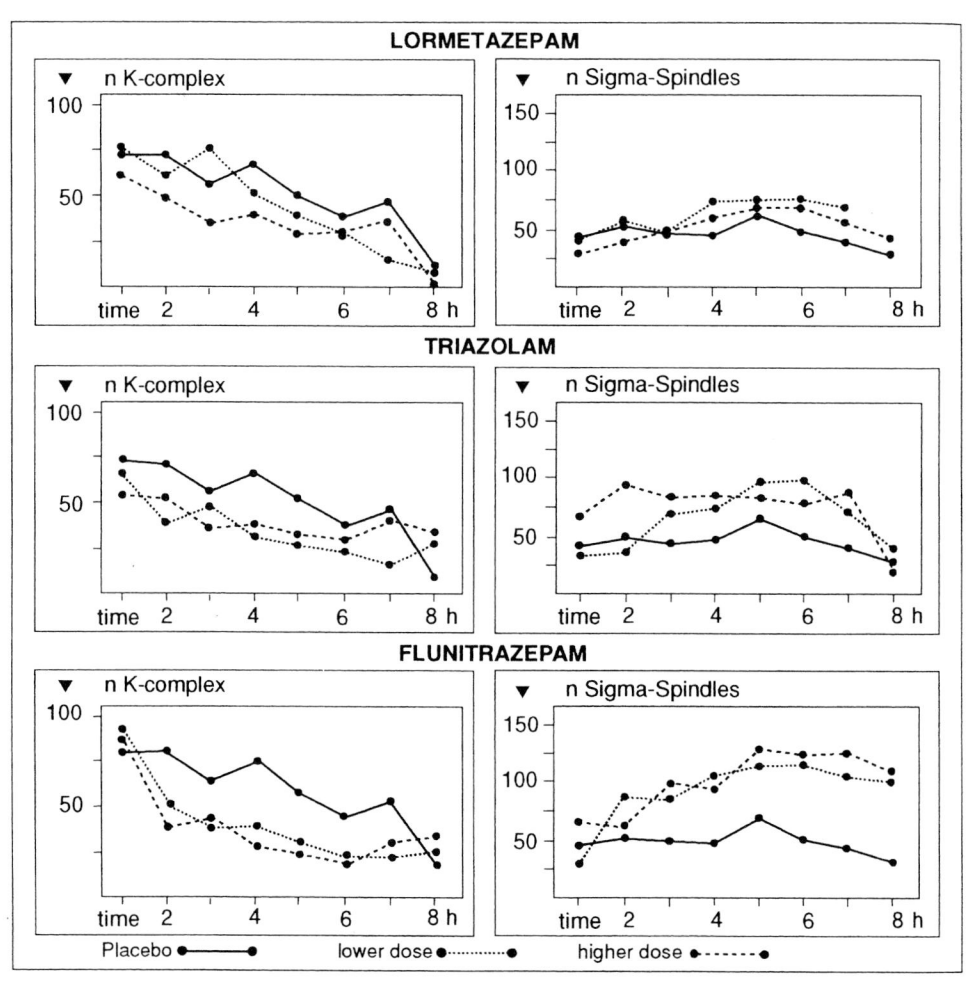

図2　3種のベンゾジアゼピン系睡眠薬がK-complexおよび睡眠紡錘波の一夜の経時的変化に及ぼす影響

の発生機構との間に拮抗的で力動的な関係があるという仮定とも矛盾しない。

　ほとんどのベンゾジアゼピン系睡眠薬は，臨床用量ではレム睡眠の長さには比較的小さな影響しか与えないが，一方，レム睡眠潜時は延長させ，夜間睡眠の中で，レム睡眠の分布の位相の変化を誘導する（Nicholson & Stone, 1980）。図3.1.1は3種のベンゾジアゼピン系睡眠の一回投与が，連続するノンレム／レム周期において，レム睡眠の時間的分布に与える影響を示す（Kubicki et al., 1987）。偽薬投与下で，最初の3，4睡眠周期の間にかけてレム睡眠の比率は増加する。第5周期のレム睡眠の低値は最後の睡眠周期が終了しなかったことによる。活性のある薬物投与下では，レム睡眠は夜間早期に抑制され，続いて夜間後半では一晩の間でのレム睡眠の反跳現象が見られる。レム睡眠出現の時間的なパターンが変化してもレム睡眠の総量の大きな変化は伴わない。このように，レム睡眠の場合，睡眠段階に対する薬物の影響の詳細な像を得るためには睡眠周期ごとの解析もしくは睡眠3分法が推奨される。

3.1.2 新しい非ベンゾジアゼピン系睡眠薬

Cyclopyrrolone 系の zopiclone と imidazopyridine 系の zolpidem はベンゾジアゼピン系睡眠薬と異なる化学構造を有し，新しく市場に登場した睡眠薬である。その $GABA_A$ ベンゾジアゼピンレセプター複合体に対する作用はベンゾジアゼピンよりも特異的である。Zolpidem は脳でオメガ1レセプターのサブタイプに作用する（Langer et al., 1988; Wieland et al., 1992）。睡眠段階の分布は，10 mg までの用量では健常睡眠者では変化を受けないが，レム睡眠潜時は 20 mg 以上の容量では延長する（Langtry & Benfield, 1990）。Blois と Gaillard（1988）は，健常例で睡眠段階2の増加を観察した。睡眠脳波スペクトルでは，低周波帯域のパワーが若年健常睡眠者で減少する（Brunner et al., 1991）（注2）。

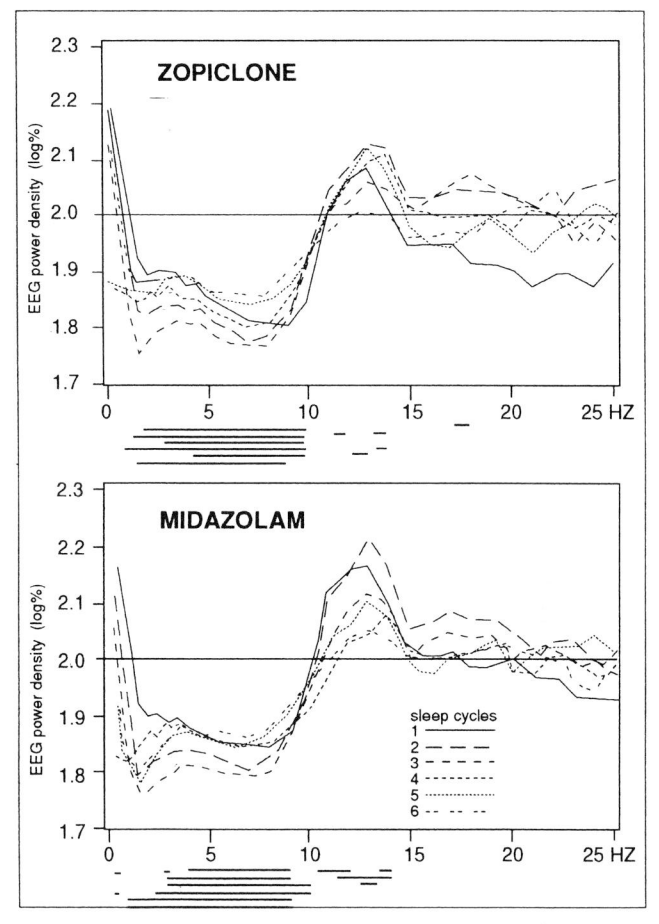

図3 非ベンゾジアゼピン（zopiclon）とベンゾジアゼピン（midazolam）の異なる睡眠周期の脳波 Power Density に対する影響

低周波帯域（シータとデルタ）での同様のパワー値の減少は，睡眠位相前進での若年健常睡眠者において zopiclone でも報告された（Trachsel et al., 1990; 図3を見よ）。睡眠前進スケジュールは健常睡眠者の入眠困難のモデルとして使用された。Okuma ら（1993）は，10 mg の zopiclone の健常例への単回投与は夜間のデルタ波（0.5-2.0 Hz）の総数を減少させ

注2：Blois らの試験では就床時間に制限なく，朝方の浅い睡眠の占める割合が多くなるので，睡眠段階2が増加し，また Brunner の試験では投薬後20分から記録しているため，半減期の短い薬物ではその作用が明確にならない可能性がある。これらを吟味した我々の試験では，zolpidem で徐波睡眠（睡眠段階3＋4）の増加（特に睡眠直後の150分間）がみられた。Zopiclone では睡眠段階2と徐波睡眠とが共に増加していた。1）Nakajima T, Sasaki T, Kannno O et al.: Life Sci. 67; 81-90, 2000, 2）Kannno O, Sasaki T, Watanabe H et al: Prog. Neuro-Psychopharmacol. & Biol. Psychiat. 24; 897-910, 2000

ず，1.0-1.5Hzのデルタ波の個数を多少減少させるのみであることを示している．

3.1.3 バルビツール酸系睡眠薬

バルビツール酸系睡眠薬はGABA$_A$レセプターに直接作用する．また，睡眠潜時を短縮し，入眠後の覚醒時間を減少させることにより睡眠作用を示す．バルビツール酸系睡眠薬は睡眠段階2を増やして徐波睡眠を減少させ，臨床用量でさえ最も著明にレム睡眠を抑制して眼球運動密度を減少させる．これはheptabarbital (Oswald et al., 1963)，phenobarbital (Hartmann, 1968)，pentobarbital (Kales et al., 1970a)でも認められた．レム睡眠時間の減少は，初回の薬物投与後から認められ，数日から1週間続く．突然の中断により，レム睡眠の反跳が起こる．レム睡眠が元の水準に戻るまでに数週間を要する (Oswald, 1968)．さらに，K-complexの数は，バルビツール酸系睡眠薬の治療中減少し，薬物中断後においても数日間は低いままである (Gaillard, 1989a)．このように，バルビツール酸系睡眠薬治療下の睡眠パターンは明らかに通常の睡眠パターンとは異なり，このことがここに分類された物質を睡眠薬としてすたれさせた多くの理由の1つである．

3.1.4 非バルビツール酸系睡眠薬

Chloralhydrate, glutethimide, metaqualone, methyprylone は，睡眠に対してバルビツール酸系睡眠薬類似の作用を持つ非バルビツール酸系睡眠薬である（図4）．これらの薬物は全て睡眠潜時を短縮して全睡眠時間を延長する．このうちのいくつかはレム睡眠時間を減少させ（chloral hydrate 以外），睡眠段階2を増加させる．徐波睡眠への影響は物質と研究により異なる (Goldstein et al., 1970, Kales et al., 1970a)．

3.2 向精神薬

多くの神経伝達物質系が睡眠及び覚醒の調節と関係しているので，モノアミン系の伝達に影響する薬物は睡眠に著明な変化を誘導する．

3.2.1 抗不安薬

精神安定剤（diazepam, clorazepate, meprobamete 他）は，ベンゾジアゼピン系睡眠薬類似の様式で睡眠プロフィールを変化させる．他の物質では，徐波睡眠とレム睡眠の減少が睡眠段階1の増加とともに報告された．睡眠脳波に対しては，全ての抗不安薬がベータ周波数帯域のパワーの増加を誘発する (Saletu, 1976)．これは，覚醒時における抗不安薬の類似の作用と同等のものである．

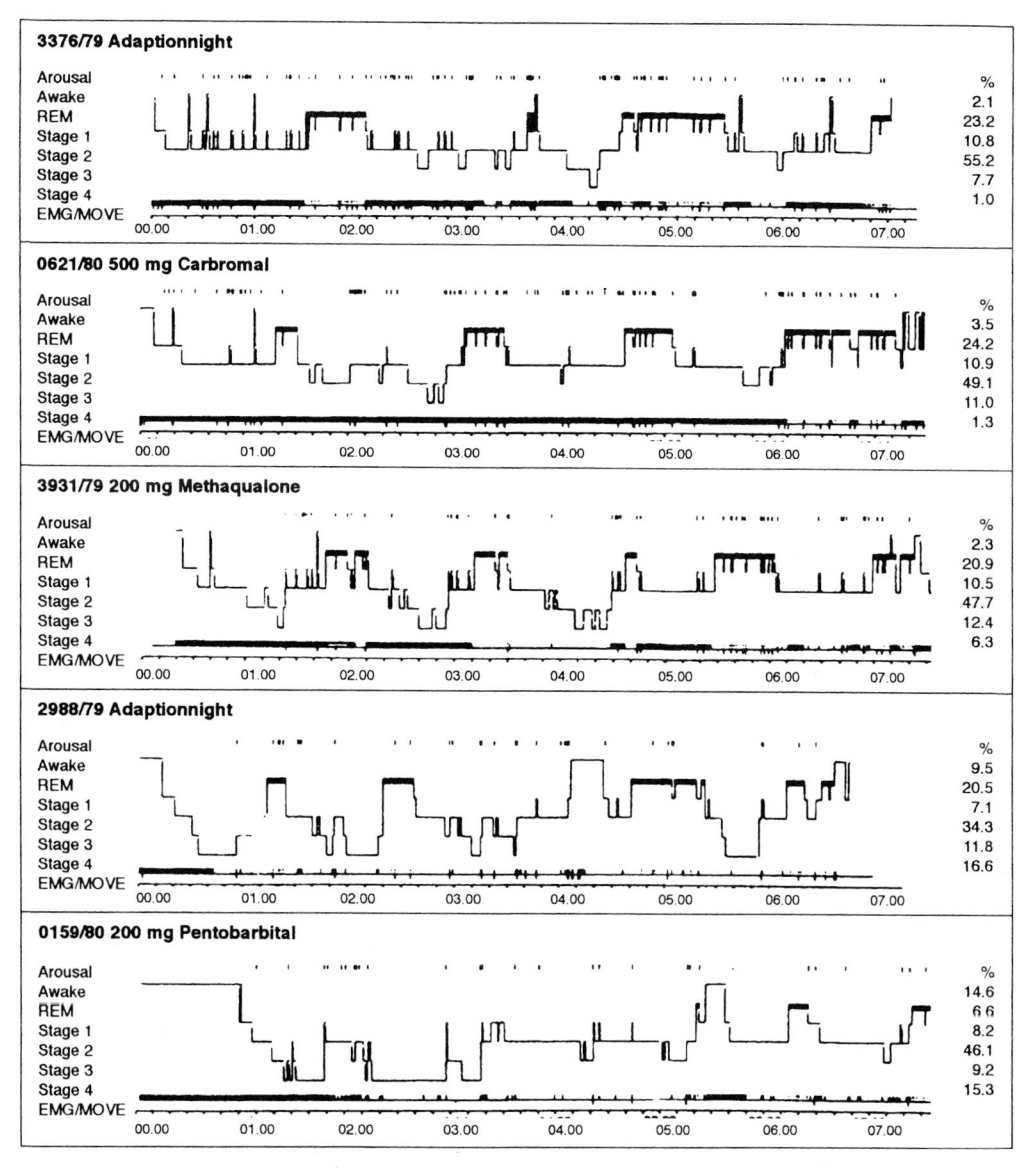

図4 睡眠に対する carbromal, methaqualone, pentobarbital の影響

3.2.2 抗うつ薬

　抗うつ効果を有する薬物の大部分はレム睡眠を抑制する。このことは，三環系抗うつ薬でも，さらに古い抗うつ薬でも，選択的MAO阻害薬でも明らかである（Wyatt et al., 1969）。MAO阻害薬による劇的なレム睡眠の抑制から，生物学的アミンの脱アミン代謝物がレム睡眠の開始に重要であるという仮説が導かれた。

　レム睡眠抑制効果は以下のような睡眠プロフィールとして出現する。(a)レム潜時の延長，および(b)レム睡眠時間の減少，である。このレム阻害効果の長さは薬物の種類及び投与量に

依存する．図5に，正常のPSGとclomipramineで治療中のうつ病患者のPSGの例を示す．両夜ともHausteinら（1986）の方法を用いて自動的に分析された．通常のultradianな睡眠リズム（レム睡眠とノンレム睡眠の交替）を示す健常例のPSGとは対照的に，治療中の場合はレム睡眠だけでなく，ultradianな睡眠リズムも実質上崩れている．睡眠後半にわずかに不完全なレム睡眠の萌芽が存在するのみである．Ultradianのレム/ノンレムサイクルの消失，および1回のエピソードのみの脳波の同期化よる置換，それに続く残りの睡眠のしっかりとした脱同期は自動解析法によってのみ図式化可能であり，一方睡眠段階プロフィールでは，この重要な情報は失われてしまう．この違いの原因とは，定義に基づく視察解析では脳波の睡眠段階間の変動が無視されてしまうということにある．

レム睡眠を抑制しない2種類の抗うつ薬，すなわちtrimipramine（Ware et al., 1991）とnefazodone（Sharpley et al., 1992）がある．この2つの例は，レム睡眠の抑制は，潜在的に抗うつ効果を有する薬物の典型的特徴ではあるが，基本的特徴ではないことを示している．

睡眠効率は，睡眠中の覚醒時間の比率を反映するが，これは，抗うつ薬が鎮静的（例：amitriptylin）か，賦活的（例：desmethylimipramin）かということに依存している．

3.2.3 神経遮断薬

神経遮断薬もしくは強力精神安定剤は睡眠潜時を短縮し，睡眠効率，徐波睡眠，レム睡眠およびレム睡眠中の眼球運動のバーストを増強する．これらの作用は，分裂病患者および健常被験者への単回投与後に見られた．

睡眠脳波（ノンレムおよびレム睡眠）では，デルタとシータ帯域のパワーは増加するが，アルファ及びベータ帯域のパワーは減少する．このことはSaletuら（1974）により，健常被験者に35mgのchlorpromazinを単回投与して示された．

3.2.4 精神刺激薬

Caffeine：caffeineは睡眠潜時を延長させるが，一方レム睡眠は5mg/Kgのクエン酸caffeineでは影響されない（Goldstein, 1964, Gresham et al., 1963）．

Nicotine：nicotineは睡眠中の猫に静脈内投与すると，脳波および行動上の覚醒を引き起こすが，ヒトでは，睡眠早期の記録で15mg/Kgの酒石酸nicotineの静脈内投与は影響が見られなかった（Domino, 1967）．

Amphetamines：amphetamineとmethylphenidate（Ritalin）は眠気を減少させる．レム睡眠時間はamphetamineもしくはmethylphenidateの投与後には大幅に減少する．臨床用量ではこの減少は50％以上である．長期投与中にレム睡眠の長さは徐々に正常に復し，中止によって著明に反跳性の増加をきたす（Baekeland, 1966; 1967）．Amphetamine様の物質はモノアミン放出作動物質であるという事実は，睡眠調節と覚醒にカテコールアミンが関与

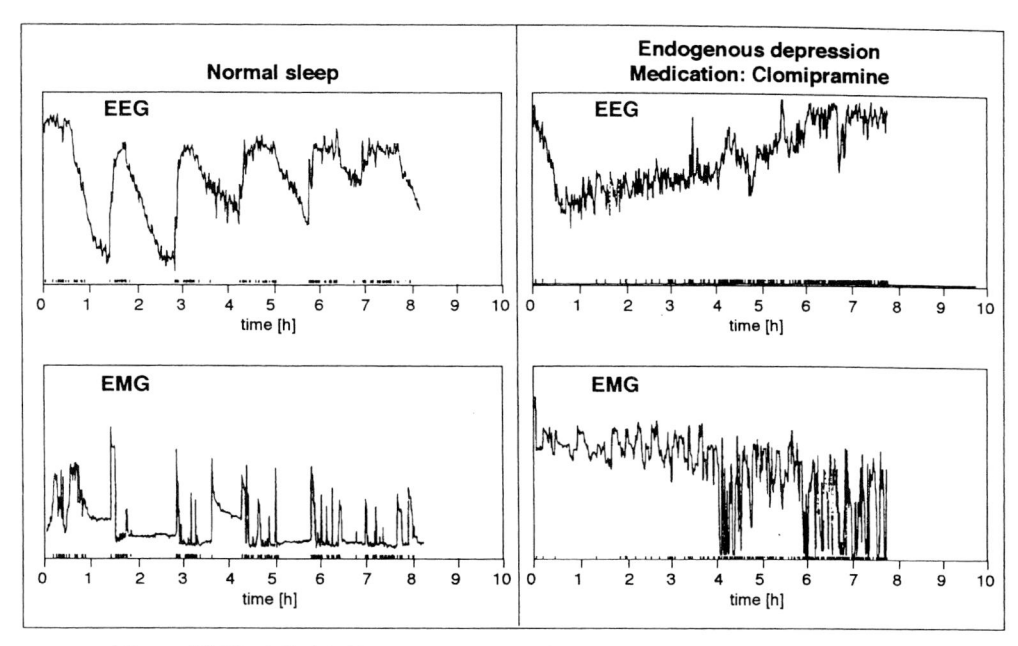

図5　正常睡眠と臨床用量のクロミプラミン使用中の睡眠時脳波および筋電図の比較

するという仮説を強く支持している。

3.2.5　アルコール

アルコールは睡眠導入を促進するが，その短い半減期のために，睡眠を維持するのにはあまり向いていない。少量のアルコール（3.5ozの飲料）は睡眠前半のレム睡眠を減少させるが，一方多量のアルコール（6ozの飲料）はレム睡眠抑制をさらに延長する（Knowles et al., 1968）。離脱後にはレム睡眠の反跳が起こるが，これが，振戦せん妄の幻覚の出現に関与しているであろう（Greenberg & Pearlman, 1967）。これらの結果はWilliamsとSalamy（1972），Zarcone（1978）によって概説されている。

慢性のアルコール消費では，重症の睡眠の分断化と徐波睡眠の減少とを伴う重大な睡眠の変化が起こる（Gross & Goodenough, 1968）。この影響は長く持続し，禁酒してもなお存在する。

3.3　メラトニン

メラトニンは，脊椎動物の松果体から分泌される主要な神経ホルモンであるが，睡眠覚醒周期の概日リズムの調整に関与している。暗期に分泌のピークが見られる律動的な生成と放出のために，メラトニンは生体内の時刻を制御する因子である"zeitgeber"と考えられている。

適当な時間にメラトニンを投与すると，内因性のメラトニンリズムの位相前進が起こる（Arendt et al., 1984）。外因性のメラトニン投与は時差ぼけ，交替勤務，視覚障害，加齢などが原因で障害され変化した概日リズムに対して有益な効果をもたらすことが明らかになっている。Dahlitzら（1991）やTzischinskyら（1993）は，夜に5mgのメラトニンを錠剤として投与し，睡眠相後退症候群（DSPS）の患者を治療した。メラトニンはこれらの患者の睡眠相を正常化し安定させる目的に適した治療薬であることが判明した（図6を見よ）。メラトニンの作用機序を明らかにするためにはさらに研究が必要である。現在のところ，睡眠覚醒の概日リズムの位相が変

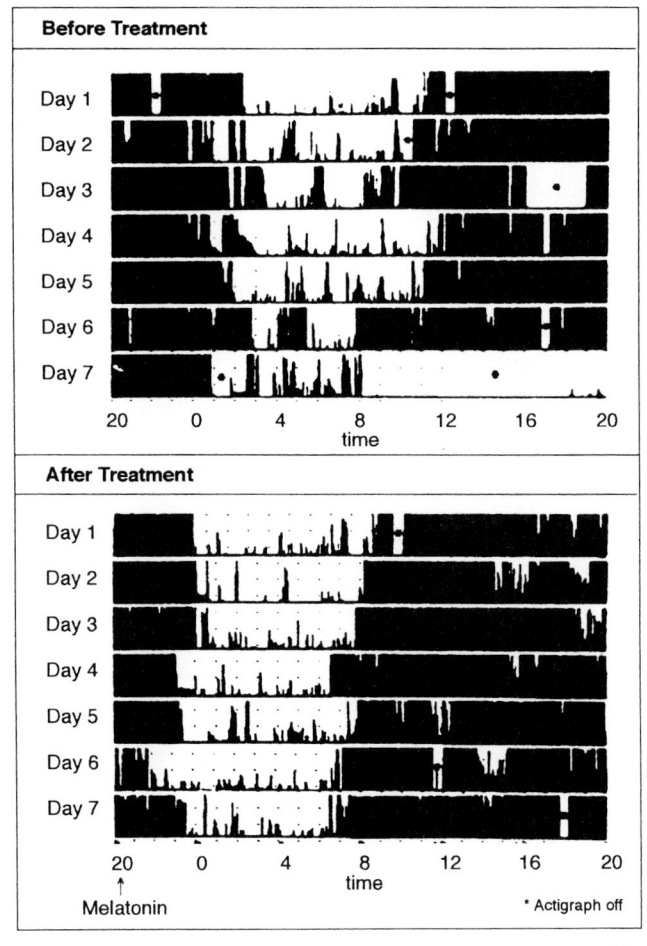

図6　メラトニン（5 mg）の夜の投与が睡眠覚醒周期に与える影響

化することに対してメラトニンがどの程度の作用をするのか，メラトニンの催眠作用はどの程度までそれが睡眠自体に対する影響であるかは明らかでない。この問いに答えるためには計量的な睡眠脳波研究が必要である。

4. 要　約

　睡眠覚醒周期および睡眠それ自体の複雑な調節は，異なった種類の薬物の中枢神経系への作用を評価するための鋭敏な道具となる。この章の最初の部分では，睡眠分析の方法と睡眠調節のモデルを提示した。第2の部分では，睡眠に対する薬物の影響を概説した。ほとんどの結果は睡眠ポリグラフの視察解析によるものである。近年，睡眠に対する薬物の影響は定量的脳波解析法でも評価されている（例：パワースペクトル解析，パターン認識技法）。こ

れらの方法は，睡眠に対する薬物の影響をより詳細に記述するものである。

(菅野 道 訳)

文 献

Achermann P, Borbély AA: Dynamics of EEG slow wave activity during physiological sleep and after administration of benzodiazepine hypnotics. Human Neurobiol 1987, 6: 203-210.
Arendt J, Aldhous M, Marks V: Alleviation of jet lag by melatonin: Preliminary results of controlled double blind trial Br Med J 1986, 292: 1170.
Arendt J, Borbély AA, Franey C, Wright J: The effects of chronic, small doses of melatonin given in the late afternoon on fatigue in man: A preliminary study. Neurosci Lett 1984, 45: 317-321.
ASDA Report. EEG arousals: Scoring rules and examples. A preliminary report from the Sleep Disorders Atlas Task Force of the American Sleep Disorders Association. Sleep 1992, 15: 461-469.
Azumi K, Shirakawa S: Characteristics of sleep spindle activity and their use in evaluation of hypnotics. Sleep 1982, 5: 95-105.
Baekeland F, Hoy P: Reported vs. recorded sleep characteristics. Arch Gen Psychiatry 1971, 24: 548-551.
Baekeland F: Pentobarbital and dextroamphetamine sulfate: Effects on the sleep cycle in man. Psychopharmacologia, Berl. 1967, 11: 388-396.
Baekeland F: The effect of methylphenidate on the sleep cycle in man. Psychopharmacologia, Berl. 1866, 10: 179-183.
Belyavin A, Nicholson AN: Rapid eye movement sleep in man: Modulation by benzodiazepines. Neuropharmacol 1987, 26: 485-491.
Blois R, Gaillard J-M: The effects of zolpidem on characteristics of normal human sleep. In Sauvanet JP et al (eds) Imidazopyridines in sleep disorders. New York: Raven Press, 1988, pp 375-376.
Borbély AA, Mattmann P, Loepfe M, Fellmann I, Gerne M, Strauch I, Lehmann D: A single dose of benzodiazepine hypnotics alters the sleep EEG in the following drug-free night. Eur J Pharmacol 1983, 89: 157-161.
Borbély AA, Mattmann P, Loepfe M, Strauch I, Lehmann D: Effect of benzodiazepine hypnotics on all-night sleep EEG spectra. Hum Neurobiol 1985, 4: 189-194.
Borbély AA: A two-process model of sleep regulation. I. Physiological basis and outline. Hum Neurobiol. 1982, 1: 195-204.
Borbély AA: Die Beeinflussung des Schlafes durch Hypnotika. In M. Berger (Hrsg) Handbuch des normalen und gestörten Schlafs. Berlin, Heidelberg: Springer 1992, pp.120-139.
Braestrup C, Nielsen M: Benzodiazepines receptors. In Iversen LL, Iversen SD, Snyder SH (eds), Handbook of Psychopharmacology. Vol 17. New York: Plenum Press 1983, pp 285-384.
Brunner DP, Dijk DJ, Münch M, Borbély AA: Effect of zolpidem on sleep and EEG spectra in healthy young men. Psychopharmacol 1991, 104: 1-5.
Carskadon MA, Rechtschaffen A: Monitoring and staging human sleep. In Kryger MH, Roth T, Dement WC (eds) Principles and Practice in Sleep Medicine. Philadelphia: WB Saunders 1989, pp 665-683.
Daan S, Beersma DGM, Borbély AA: Timing of human sleep: Recovery process gated by a circadian pacemaker. Am J Physiol 1984, 246: R161-R178.
Dahlitz M, Alvarez B, Vignau J, English J, Arendt J, Parkes JD. Lancet 1991, 337: 1121-1124.
Domino EF: Electroencephalographic and behavioral arousal effects of small doses of nicotine: A neuropharmacological study. Ann NY Acad Sci 1967, 142: 216-244.
Dumermuth G, Molinari I: Spectral analysis of the EEG. Neuropsychobiol 1987, 17: 85-99.
Ehlers CL, Reed TK, Henriksen SJ: Effects of corticotropin-releasing factor and growth hormone-releasing factor on sleep and activity in rats. Neuroendocrinology 1986, 42: 467-474.
Feinberg I, March JD: Cyclic delta peaks during sleep: result of a pulsatile endocrine process? Arch Gen Psychiatr 1988, 45: 1141-1142.
Gaillard J-M, Nicholson AN, Pascoe PA: Neurotransmitter systems. In Kryger MH, Roth T, Dement WC (Eds) Principles and Practice in Sleep Medicine. Philadelphia: WB Saunders 1989, pp 202-212.
Gaillard J-M, Phelippeau M: Benzodiazepine-induced modifications of dream content: the effect of flunitrazepam. Neuropsychobiol 1976, 2: 37-44.
Gaillard J-M, Schulz P, Tissot R: Effects of three benzodiazepines (nitrazepam, flunitrazepam and bromazepam) on sleep of normal subjects, studied with an automatic sleep scoring system. Pharmacopsychiatry 1973, 6: 207-217.
Gaillard J-M: Benzodiazepines and GABA-ergic transmission. Kryger MH, Roth T, Dement WC (Eds) Principles and Practice of Sleep Medicine. Philadelphia: WB Saunders 1989a, pp. 213-218.

Goldstein A: Wakefulness caused by caffeine. Arch exp Path Pharmakol 1964, 248: 269-278.
Goldstein L, Greadon J, Willard D, Goldstein F, Smith RR: A comparative study of the effects of methaqualone and glutethimide on sleep in male chronic insomniacs. J clin Pharmacol 1970, 4: 258-268.
Greenberg R, Pearlman C: Delirium tremens and dreaming. Am J Psychiat 1967, 124: 133-142.
Greenblatt DJ, Ehrenberg BL, Gunderman J, Locniskar A, Scavone JM Harmatz JS, Shader RI: Pharamacokinetic and electroencephalic study of intravenous diazepam, midazolam, and placebo. Clin Pharamacol Ther 1989, 45: 356-365.
Greenblatt DJ: Benzodiazepine hypnotics: sorting and pharmacokinetic facts. J Clin Psychiatry 1991, 52 (Suppl): 4-10.
Gresham SC, Webb WB, Williams R: Alcohol and caffeine: Effect on inferred visual dreaming. Science 1963, 140: 1226-1227.
Gross MM, Goodenough DR: Sleep disturbances in the acute alcoholic psychoses. Psychiat Res Rep 1968, 24: 132-147.
Hartmann E: The effect of four drugs on sleep patterns in man. Psychopharmacol 1968, 12: 346-353.
Haustein W, Pilcher J, Klink J, Schulz H: Automatic analysis overcomes limitations of sleep stage scoring. Electroencephal Clin Neurophysiol 1986, 64: 364-374.
Hirshkowitz M, Thornby JI, Karacan I: Sleep spindles: Pharmacological effect in humans. Sleep 1982, 5: 95-105.
Hobson JA, Lydic R, Baghdoyan HA: Evolving concepts of sleep cycle generation: from brain centers to neuronal populations. Behav Brain Sci 1986, 9: 371-448.
Hobson JA, McCarley RW, Wyzinski PW: Sleep cycle oscillation: reciprocal discharge by two brainstem neuronal groups. Science 1975, 189: 55-58.
Hord D: Common mode rejection technique in conjugate eye movement recording during sleep. Psychophysiol 1975, 12: 354-355.
Horne JA, Percival JE, Traynor JR: Aspirin and human sleep. Electroencephal Clin Neurophysiol 1981, 49: 409-413.
Inoué S, Krueger JM (eds): Endogenous sleep factors. The Hague, Netherlands: SPB Academic Publishing BV 1990.
Jobert M, Poiseau E, Jähnig P, Schulz H, Kubicki S: Pattern recognition by matched filtering: An analysis of sleep spindle and K-complex density under the influence of lormetazepam and zopiclone. Neuropsychobiol 1992, 26: 100-107.
Jobert M, Schulz H, Jähnig P, Tismer C, Bes F, Escola H: A computerized method for detecting episodes of wakefulnees during sleep based on the alpha slow-wave index (ASI). Sleep 1994, 17: 37-46.
Johnson LC, Hanson K, Bickford RG: Effect of flurazepam on sleep spindles and K-complexes. Electroencepahl Clin Neurophysiol 1976, 40: 67-77.
Jones D, Kelwala S, Bell S, Dube S, Jackson E, Sitaram N: Cholinergic REM sleep induction response correlation with endogenous major depressive subtype. Psychiatr Res 1985, 14: 99-110.
Kales A, Kales JD, Scharf MB, Tan TL: Hypnotics and altered sleep-dream patterns. II. All-night EEG studies of chloral hydrate, flurazepam, and methaqualone. Arch Gen Psychiatry 1970b, 23: 219-225.
Kales A, Preston TA, Tan T, Allen C: Hypnotics and altered sleep-dream patterns. Arch gen Psychiat 1970, 23: 211-218.
Kales A, Preston TA, Tan TL, Allen C: Hypnotics and altered sleep-dream pattern. I. All-night EEG studies of glutethimide, methyprylon, and pentobarbital. Arch Gen Psychiatry 1970, 23: 211-218.
Karacan I, Orr WC, Roth T, Kramer M, Shurley JT, Thornby JJ, Bingham SF, Salis PJ: Establishment and implementation of standardized sleep laboratory data collection and scoring procedure. Psychophysiology 1978, 15: 173-179.
Knowles JB, Laverty SG, Kuechler HA: Effects of alcohol on REM sleep. Quart J Stud Alcohol 1968, 29: 342-349.
Kubicki St, Haag-Wüsthof C, Röhmel J, Herrmann WM, Scheuler W: Der Einfluß von Lormetazepam, Triazolam und Flunitrazepam auf die schnellen Augenbewegungen, K-Komplexe und Schlafspindeln gesunder Probanden. Z EEG-EMG 1987, 18: 61-67.
Kubicki St, Herrmann WM, Ott H, Höller L: On the evolution of hypnotic drugs with EEG and psychological testing. In: Herrmann WM (ed) EEG in Drug Research. Stuttgart, New York: G Fischer 1982, pp 577-583.
Langer SZ, Arbilla S, Scatton B, Niddam R, Dubois A: Receptors involved in the mechanism of action of zolpidem. In Sauvanet JP et al (eds) Imidazopyridines in sleep disorders. New York: Raven Press 1988, pp. 55-70.

Langtry HD, Benfield P: Zolpidem. A review of its pharamcodynamic and pharamacokinetic properties and therapeutic potential. Drugs 1990, 40: 291-313.
Mendelson W.: Pharmacological alteration of the perception of being awake or asleep. Sleep 1993, 16: 641 646.
Mendelson WB, Gillin JC, Wyatt RJ: Alcohol, alcoholism and the problem of dependence. In Mendelson WB, et al (eds) Human Sleep and Its Disorders. New York: Plenum Press 1977, pp 131-146.
Merica H, Blois R, Bovier P, Gaillard JM: New variables for defining sleep continuity. Physiol Behav 1993, 54: 825-831.
Naitoh P, Antony-Baas V, Muzet A, Ehrhart J: Dynamic relation of sleep spindles and K-complexes to spontaneous phasic arousal in sleeping humn subjects. Sleep 1982, 5: 58-73.
Nicholson AN, Bradley CM, Pascoe PA: Medications: Effect on sleep and wakefulness. In Kryger MH, Roth T, Dement WC (Eds) Principles and Practice of Sleep Medicine. Philadelphia: WB Saunders 1989, pp 228-236.
Nicholson AN, Stone BM: Activity of the hypnotics flunitrazepam and triazolam in man. Br J Clin Pharmacol 1980, 9: 187-194.
Nicholson AN, Stone BM: Antihistamines: Impaired performance and the tendency to sleep. Eur J Clin Pharmacol 1986, 30: 27-32.
Nicholson AN: Hypnotics: Clinical pharmacology and therapeutics. In Kryger MH, Roth T, Dement WC (Eds) Principles and Practice in Sleep Medicine. Philadelphia: WB Saunders 1989, pp 219-227.
Okuma T, Kato M, Kajimura N, Shirakawa S, Okawa M: Quantitative analysis of the effect of zopiclone on sleep EEG of normal and schizophrenic subjects. Electroencephal Clin Neurophysiol 1993, 2: S1-S148.
Oswald I: Drugs and sleep. Pharmacol Rev 1968, 20: 273-303.
Oswald I: Melancholia and barbiturates: A controlled EEG, body and eye movement study of sleep. Br J Psychiatry 1963, 109: 66-78.
Rechtschaffen A, Kales A (eds). A Manual of Standardized Terminology: Techniques and Scoring System for Sleep Stages of Human Subjects. Los Angeles: UCLA Brain Information Service/Brain Research Institute 1968.
Rotenberg, VS: The estimation of sleep quality in different stages and cycles of sleep. J Sleep Res 1993, 2: 17-20.
Saletu B, Allen M, Itil TM: The effect of coca-cola, caffeine, antidepressants and chlorpromazine on objective and subjective sleep parameters. Pharmakopsychiatrie 1974, 7: 307-321.
Saletu B: Psychopharmaka, Gehirntätigkeit und Schlaf. Bibliotheca Psychiatrica, No. 155. Basel: S. Karger, 1976.
Sannita WG, Ferrillo F, Rodriguez G, Rosadini G, Salomone E: Phenobarbital: correlation between plasma concentration and quantitative EEG effects during chronic administration. ICRS Med Sci 1983, 11: 1042 1043.
Schulz H, Jobert M, Jähnig P: Macro- and micro-structure of sleep in insomniac patients under the influence of a benzodiazepine and a non-benzodiazepine hypnotic. In Racagni G, Brunello N, Fukuda T (eds) Biological Psychiatry, Vol. 1, Amsterdam: Elsevier, 1991, pp. 823-826.
Sharpley AL, Walsh AE, Cowen PJ: Nefazodone - a novel antidepressant - may increase REM sleep. Biol Psychiatr 1992, 31: 1070-1073.
Spiegel R: Sleep and Sleeplessness in Advanced Age. Lancaster: MTP Press, Falcon House, 1981.
Steiger A, Guldner J, Hemmeter U, Rothe B, Wiedemann K, Holsboer F: Effects of growth hormone-releasing hormone and somatostatin on sleeep EEG and nocturnal hormone secretion in male controls. Neuroendocrinol 1992, 56: 566-573.
Trachsel L, Dijk DJ, Brunner D, Kleine C, Borbély AA: Effect of zopiclone and midazolam on sleep and EEG spectra in a phase-advanced sleep schedule. Neuropsychopharmacol 1990, 3: 11-18.
Tzischinsky O, Dagan Y, Lavie P: The effects of melatonin on the timing of sleep in patients with delayed sleep phase syndrome. In: Touitou Y, Arendt J, Pévet P (eds) Melatonin and the Pineal Gland. Amsterdam: Elsevier 1993, pp 351-354.
Ware JC, Rose V, McBrayer R: The effects of nefazodone, trazodone, buspirone and placebo on sleep related penile erections (NPT) in normal subjects. Sleep Res 1991, 20: 91.
Weitzman ED: Circadian rhythms and episodic hormone secretion in man. Ann Rev Med 1976, 27: 225 243.
Wieland HA, Lüddens H, Seeburg PH: Molecular basis for different sites in -amniobutyric acid type A receptors. In: Mendlewicz J, Racagni G (eds): Target receptors for anxiolytics and hypnotics: From molecular pharmacology to therapeutics. Int Acad Biomed Drug Res Basel: Karger 1992, vol 3, pp 1-10.
Williams HL, Salamy A: Alcohol and sleep. In Kissin B, Begleiter H (eds) The Biology of Alcoholism. New York: Plenum Press, 1972, pp 435-483.

Williams RL, Karacan I, Hursch, CJ: Electroencephalography (EEG) of human sleep: Clinical applications. New York: Wiley, 1974.
Wyatt RJ, Kupfer DJ, Scott J, Robinson DS, Snyder F: Longitudinal studies of the effect of monoamineoxidase inhibitors on sleep in man. Psychopharmacologia, Berl. 1969, 15: 236-244.
Zarcone V: Alcoholism and sleep. In Passouant P, Oswald I (eds) The Pharmacology of the States of **Alertness. Oxford:** Pergamon Press 1978, pp. 235-252.

Chapter 11

薬物の動物睡眠脳波に及ぼす影響

Effects of drugs on sleep-EEG in animals

Gé S.F. Ruigt

*Sleep is when all the unsorted stuff comes flying out
as from a dustbin upset in a high wind* （William Golding）

1．はじめに

　睡眠－覚醒活動状態の変化が，脳波として記録される正常の脳電気活動パターンを決める主な生理学的因子である。深い睡眠中に記録される脳波（振幅の大きい徐波が特徴）を覚醒時に記録される速い小振幅の脳波と比較するとき，これは直ちに明らかになる。特定の睡眠段階に現れる様々な事象（例えば，睡眠紡錘波もしくはK複合波）を考慮すれば，これはさらに明白になる。睡眠の様々な段階と覚醒状態の間の変動は，脳の電気活動状態の変動と関連している。そのため，薬物のヒト脳波に及ぼす影響を研究する際には，脳波の"覚醒度ノイズ"を減らし，薬物影響シグナルを増すために，覚醒度レベルを統御することが極めて重要になっている。動物の様々な薬物脳波研究においても同様な配慮がなされるが，ヒトとは違い，動物に言葉で覚醒を指示することはできない。動物を覚醒させるには，一般的には，感覚刺激または強制的運動（例えば研究動物を回転する円筒中に入れる）によることが多い。

　しかし，薬物脳波研究を睡眠の領域へと拡げていけば，中枢神経系賦活薬物に関する薬理学的詳細がさらに明らかになるかもしれない。睡眠－覚醒サイクルにおける脳電気活動の変化は，脳神経化学上の劇的変化と一致する。大半の向精神性薬物は脳神経化学に直接に関与するため，薬物の中枢神経系に及ぼす影響は脳の活動状態に応じて変化するであろうと予想される。単なる覚醒状態以外の睡眠段階にまで薬物脳波研究を拡げることで，薬物と中枢神経系の相互関係についてさらに情報が得られるかもしれない。薬物作用の状態依存ということを考えれば，覚醒時脳波に同じような影響を持つ薬物にも，睡眠時脳波に及ぼす影響に基づいて分離可能なものがあるかもしれない。

　以上のことから，睡眠時脳波記録を含む動物薬物研究の様々な応用分野を予見することが可能である。第1に，覚醒度を統御した薬物脳波研究では，動物の睡眠脳波に関する薬物研

究が，「化合物は血液脳関門を通過して中枢神経系に影響するものなのかどうか」を明らかにするかもしれない。第2に，そのような研究は，向精神薬あるいは受容体に特異的薬物の特徴化，識別化に利用できるかもしれない。動物の薬物睡眠研究は，さらに，ある薬物がヒトの睡眠に及ぼす影響の可能性を示唆するかもしれないし，また睡眠の神経化学的研究にとっても重要になるかもしれない。最後に，動物の睡眠を，睡眠障害が中心になっている疾患の症候モデルとして使うことができる。これには，例えば，多くの精神障害がある（感情障害におけるレム潜時の短縮）。動物の薬物睡眠研究は，新開発薬物がこれらの睡眠障害の正常化につながるか否かの予測に役立つであろう。うつ病に関しては，観察される睡眠障害と病状の間には直接的な関係があると指摘されている。これは，ある薬物の睡眠に及ぼす影響は，その薬物に潜在する抗うつ作用の情報提供につながることを示唆する。一般的に抗うつ薬がうつ病患者に特徴的な睡眠障害を正常化するという事実によっても，このような研究法の価値は明らかである。

　しかしながら，脳波を使用する動物の薬物睡眠研究にはひとつの重大な弱点がある。睡眠状態は主として脳波を基準にして把握されるため，薬物の睡眠行動自体に及ぼす影響と睡眠状態の基底にある脳波に及ぼす影響とを峻別することが可能か否かは，ほとんど哲学的な問題になってしまう。とくに，睡眠が不連続なプロセスであるというよりはむしろ連続的なプロセスであると考えられてきているので，この問題は看過できない。この論文では，動物睡眠の生理学，神経化学，及び一般的特徴を概観した後でこの問題に触れ，その後，向精神薬の動物睡眠に及ぼす影響を手短に概説する。

2．動物睡眠の基礎

　ほとんどの生物は，冷血動物はもちろん温血動物も，体内時計の活動に従っているようである。この体内時計活動は，体温，筋肉活動，覚醒レベル，ホルモンその他の概日変化として表される。種により概日変化の頂点位相は昼間にあったり夜間にあったりする。進化系統樹上で大脳新皮質の発達が進むにつれて，明確な概日変化パターン（頭皮から記録される脳波に見られるような）が大脳活動の中に生まれた。哺乳動物については，このような脳波の変化は，睡眠状態と覚醒状態を区別したり，睡眠中のさまざまな細分段階（例えば，浅い睡眠，深い睡眠及びレム睡眠）を定義するために使われる。行動的には，動物睡眠は，ヒトと同じく，姿勢の変化や覚醒レベルの低下を伴う。また，昏睡や低体温不活性状態とは対照的に，すぐに覚醒させることができる。睡眠は極めて普遍的な生理学的現象であるという事実がありながら，その生存機能は，様々な仮説が出されてはいるが，いまだ謎のままである。種により睡眠の発現は，昼間もしくは夜間が主となるか（夜行性動物）；何回かに別れて発現するか（多相性），1日に1回であるか（単相性）；短時間であるか（草食動物は1日2〜

3時間），比較的長時間であるか（フクロネズミは20時間）；1回の睡眠が脳の半分に制限されているか（ネズミイルカとイルカ）；立ったままの姿勢であるか（馬と象），開眼状態のままであるか（牛）などである。

2.1 種に共通する一般的睡眠特性

睡眠－覚醒行動にはこのような差異があるが，全ての哺乳類（飛翔する種，水生動物を含め）に共通する睡眠特徴が存在する。第1に，哺乳類の睡眠は，その脳波特性を基準にして少なくとも2段階に分けられる。1つは，振幅の小さい速い脳波と筋緊張の消失に特徴のあるレム睡眠あるいは逆説睡眠である。もう1つの段階（ノンレム睡眠）は，振幅の大きい徐波に特徴がある。レム睡眠以外では，振幅の小さい速い脳波は覚醒時にも現れる。睡眠紡錘波は，鳥類を除く全ての哺乳類ではノンレム睡眠時に現れる。これは睡眠行動が鳥類と哺乳類とでは別個に発生したことを示唆するものである。第2に，全ての哺乳類はレム及びノンレム睡眠期を交互にくり返す周期構造を示す（ただしイルカは認知可能なレム睡眠を持たない例外である）。第3に，レム睡眠時には，一組の生理学的変化，例えば脈拍数，血圧値，呼吸数の増加や体温の調節障害が見られる。これに対して，ノンレム睡眠時には，脈拍数，血圧値，呼吸数は減少し，一方で成長ホルモン等のいくつかのホルモンが分泌される。最後に，大部分の動物は，その成長過程で加齢とともに睡眠量の減少を示す。睡眠期内においては，加齢とともにレム睡眠の占める割合が相対的に減少する（例えば，幼若なネコの場合，レム睡眠は全睡眠時間の90％を占めるが，成ネコではわずか15％である）。

2.2 ラット及びネコの睡眠

睡眠薬理学関係の大半の動物研究は，伝統的にラットとネコで行われてきているので，いくぶん詳細にわたってこれらの動物の睡眠パターンを述べることにも意義があると思われる。ラットは夜行性の動物で，実験室で使われる大部分のものが約十分間の短いレム／ノンレム周期を（時に短い覚醒期をはさんで）示す。レム睡眠（睡眠期の8-12％）は，脳波におけるシータ活動（6-9Hz）と筋緊張の消失に特徴がある。ノンレム睡眠は3段階に細分可能である：1）デルタ帯域（0.5-3Hz）内の高振幅徐波をもつ徐波睡眠（25-30％），2）静睡眠（quiet sleep）（20-30％）は覚醒時と徐波睡眠時との間の移行的段階で，脳波振幅に多様性が増し睡眠紡錘波の出現に特徴がある。行動面ではヒゲの動きを伴う（この段階は徐波睡眠1もしくはノンレム睡眠1と呼ばれてもよい），3）前レム睡眠（pre-REM sleep）（2-4％）は徐波睡眠とレム睡眠間の移行的段階で，睡眠紡錘波にその特徴がある（これは"中間段階"と呼ばれてもよい）。ネコには約30分の睡眠周期があり，レム睡眠（15％）―ネコの場合PGO波と関連している―以外にも，sigmoid cortex上に出現する睡眠紡錘波や全皮質導出部位での徐波活動優位に特徴のある深い徐波睡眠があり，さらには，浅い徐波睡眠

(15-20%)がある—これは低振幅徐波活動を背景にして前頭部ときに後側頭部導出部位に出現する睡眠紡錘波がその特徴である（Ursin and Sterman, 1981）。

2.3 脳波リズム

脳の3つの基本活動状態（覚醒，ノンレム，レム）の基底にある脳波の主要なパターンは，全種にかなりよく共通する類似点を持っているが，それでも大きな差異がさまざまな同位相脳波リズムの中には残っている。それは，睡眠状態及び覚醒状態にある様々な種の脳波中に認められる。8-13Hzのアルファリズムは覚醒時のヒトの大半（86%）の脳波に記録され，開眼状態では消滅する。これは非霊長哺乳動物にはみられない。非霊長哺乳動物では，しかしながら，他の同位相活動—例えばシータ活動（ウサギで4-7Hz，ラットで6-12Hz）—が覚醒時に見られる。ラットのシータ活動は，一方でレム睡眠と結び付き，他方では自発的/意図的性質の覚醒行動と結び付いているが，それは習慣的な覚醒行動中には見られない（Vanderwolf, 1992）。ネコのシータ活動は基本的にはレム睡眠時に見られる。さらに，ネコは覚醒時に感覚運動野で"期待リズム"を—例えば，目には見えていない獲物を予知して—示す。シータ活動は主として非霊長動物で研究されてきたが，サルとヒトの海馬におけるシータ活動の報告もある（Lopes da Silva, 1991）。速い35-45Hz振動が，静止して集中状態にあるネコで記録可能である（Rougeul-Buser et al., 1983）。さらには，睡眠時にいろいろな一過性の振動現象が起きることもある。この点に関して最もきわだっているのが紡錘波活動であり，これは種によって振幅，持続時間，振動数が異なる（イヌ 2-5Hz，ナマケモノ 6-7Hz，フクロネズミ 8-11Hz，霊長類 12-16Hz；Zepelin, 1994を参照）。

3. 動物睡眠行動の神経回路

日内周期活動の相のひとつとしての睡眠の発現は，視床下部の視交差上核内に位置する概日リズム振動体（circadian oscilator）によって統御されることが知られているが，この統御が実際にどのように行われるかはよくわかっていない。プロスタグランジンのような内因体液性因子や睡眠ペプチドが，この統御に重要な役割を果たしているようである（Inoue and Krueger, 1990を参照）。睡眠性向の概日リズム振動体による統御以外では，睡眠要求は，先行覚醒期間を考慮する恒常性統御機能によっても影響を受ける。

3.1 覚醒状態とレム睡眠

睡眠/覚醒行動の神経統御及び睡眠脳波現象の生起にかかわる神経回路（調節）の多くが，ネコを使った数十年にわたる広範囲な調査研究で明らかにされてきている。この調査研究は，MoruzziやJouvet, Steriade, Sterman, HobsonとMcCarleyのグループによっ

て，局部的な脳病巣や頭蓋内電気刺激，さらには生体内外での細胞内/細胞外単一細胞記録を用いて行われたものである。初期の実験でも既にこれらのプロセスにおける脳幹の中枢的役割が強調されていた。ネコの網様体賦活系の刺激が行動喚起を生みだした。これは，おそらくは，視床ニューロンの活性化とそれに起因する大脳皮質領域の広い活性化によって生み出されたものである（Moruzzi and Magoun, 1949）。これに関与する脳幹部位が，中脳−橋連結部にある2つの被蓋細胞集合体である pedunculopontine tegmental nucleus（PPT）と laterodorsal tegmental nucleus（LDT）に位置にあることが後に判明した。その後，前脳基底から生じるコリン作動性大脳皮質インプットも覚醒状態の維持には重要であることが発見された。前脳基底の障害は，ラットでは脳皮質の徐波活動を生起した（Buzsaki et al., 1988）。これは，この領域の持つ賦活的役割を示唆する。しかしながら，ネコの刺激研究に基づいて，この部位に催眠特性があるとする研究者もいるが，それはおそらく視床下部の lateral preoptic 領域の活動に刺激に誘発された変化が起きたためである。この領域は，Jouvet のグループによって hypnogenic structure と命名された（Sallanon et al., 1989）。

レム睡眠の生起や休止は，尾側橋内のコリン作動性 REM-on 細胞と脳幹の raphe 及び青斑核内のアミン作動性 REM-off 細胞の相補的関係によって統御されていることがわかった（Steriade and McCarley, 1993 を参照）。レム睡眠は，電気生理学的には覚醒状態とは異なる。事実，脳幹のモノアミン作動性細胞は覚醒状態では活性であるが，レム睡眠時はほぼ完全に不活性である。これは，覚醒状態でもレム睡眠時でも活性を保つコリン作動性/グルタミン酸作動性ニューロンとは対照的である。

3.2 同調活動を示す細胞

大脳皮質へ投射している視床ニューロンでの生体内/細胞内研究が明らかにしたところでは，これらの細胞は，初期の睡眠紡錘波を含む睡眠段階からデルタ波が支配的なより深い睡眠段階へと向かって連続的に過分極化していく（Steriade et al., 1993）。視床内のこれらの細胞は，下部の脳幹中枢と脊髄から大脳皮質へと向かって流れる感覚情報の主要な入り口を成している。視床皮質細胞の連続的過分極化は，意識の喪失や感覚刺激に対する覚醒閾の上昇と関連している。この過分極化したポテンシャルにおいて，内向的陽イオン流が活発化し，それが一時的低閾カルシウム流と相俟って，低周波（1−2 Hz）の細胞膜潜在振動を生むと考えられている。皮質視床の一連の酵素触媒反応がこれらの振動視床ニューロンを同調させて，その律動を皮質脳波にデルタ波として表す。ゆえに，デルタ波は本質的に単一部位で生みだされるのではなく，視床皮質視床的な反射性をもつ神経ループ（環状回路）内で生まれるものである。覚醒状態下では，脱分極性下行性皮質視床インプットがこの遅い振動を妨げる。睡眠は，視床網様ニューロンにおける持続的な GABA 作動性 IPSP 発射が関連しており，これがさらに視床皮質細胞内でカルシウム棘波を引き起こし，ついで皮質の錐体細

胞内でEPSPが起きる（Steriade et al., 1990）。視床ニューロンの過分極のレベルに応じて，紡錘波（Vm＝－60mV）もしくはデルタ波（Vm＝－65mV）が，皮質視床インプットの活性化を受けて生みだされる可能性がある。この２つの電気生理学的現象は両立しえない。紡錘波の発生がデルタ波の出現を妨げることが明らかにされているからである（Nunez et al., 1992）。コリン作動の活性化は，紡錘波及びデルタ波の両方を抑える。視床に対する間脳橋コリン作動性インプットの活性化は，ニコチン受容体を通して網様視床ニューロンを過分極化することにより，紡錘波発生元を抑制し，またムスカリンＭ２受容体を通して視床皮質細胞を分極化することにより，デルタ波発生元を抑制する（Steriade et al., 1993）。

　非霊長哺乳類の海馬のシータリズムは，大脳辺縁系のさまざまなペースメーカーニューロン内でのカルシウム依存性振動によって生みだされるものであり，おそらくはseptum内の神経回路によって相が固定化されている（Lopes da Silva et al., 1990）。海馬のシータ活動は二種類の神経伝達系からの求心性インプットに依存している。それらはseptumからのコリン作動性インプットと中脳からのアトロピン耐性／セロトニン作動性インプットである（Lopes da Silva et al., 1990）。シータリズムは，脳幹網様系の刺激によっても出現する。

3.3　レム睡眠期における筋緊張の消失

　徐波睡眠中は，神経細胞発火が減少することが判明している。これは，数個の中枢部（たとえば，nucleus tractus solitariusや前脳基底の数カ所）を除くほぼ全ての脳内で見られる。これは，睡眠が，少なくとも徐波睡眠は，脳の休息状態であるとする仮説に合致する。ノンレム睡眠中には大脳メタボリズムの大幅な減少のあることも，大脳血流研究やデオキシグルコース研究で観察されている。レム睡眠中には神経活動はほとんどの脳部位で，覚醒時と同程度まで再度上昇する。レム睡眠のこの活動的な脳状態の間，行動上の運動活動が生じないように，運動ニューロンは過分極し，抑制系の入力が増えることによって強力に抑制されて，その結果，筋緊張は消失する（Chase, 1983）。ネコにおける局所破壊実験によって，レム睡眠中の筋緊張消失には，橋網様体と青斑核（peri LC alpha）が重要な役割を担っていることがわかっている（Sakai, 1984）。強い興奮性の活動が，レム睡眠中にも起こり，時にこの抑制系に打ち勝って，眼球運動と筋のjerksをレム睡眠中に生じさせる。レム睡眠中に生じる運動系の抑制と興奮の起源については，いまだによくわかっていない。

4．動物における睡眠の神経化学

　グルタミン酸やグリシンを除くほとんどの神経伝達物質は，睡眠覚醒の調節，あるいは睡眠構成の制御になんらかの関与をしている。Wauquierら（1985），ZoltoskiとGillin（1994）やKales（1995）が優れた総説を書いている。

4.1 アセチルコリン

レム睡眠の出現に，アセチルコリンが主たる役割を演ずることは，数々の実験によって証明されている。脳幹の中のコリン性のニューロン（REM-on細胞）は，レム睡眠中に高頻度で発火するのに対して，ノルアドレナリン作動性とセロトニン作動性ニューロンはレム催眠中は休止している。脳橋の中にコリン性誘発剤を注入するとラット（Gnadt and Pegram, 1986）あるいはネコ（Baghdoyan et al., 1987）にレム睡眠が出現するが，これはおそらく橋網様体賦活系のムスカリンM2受容体の活性化を介している。しかしニコチン受容体もまたその役割を果たしているとも言われている（Velasquez-Moctezuma et al, 1989, 1990）。このコリン作動性レム誘発は，ムスカリン拮抗剤によって妨げられる場合もありうる。橋被蓋の中のコリン作動性細胞の大きな2つのグループの障害，すなわちLDTとPPTの障害はレム睡眠を抑制する。ヒトに対してのコリン作動性誘発剤の，直接的あるいは間接的な作用もまたレム睡眠を誘発する。これは例えば，コリン作動系アゴニストによるレム促進があるためにコリン作動系過敏性が存在すると考えられるうつ病の患者の中枢コリン作動系の感度を決定するテストとして使うことができる。そして，それはレム出現潜時を短縮させることに関係しているかもしれない（Gillin et al., 1991）。

アセチルコリンは，レム睡眠中の役割の他に，覚醒状態（wakefullnesswaking）の保持にもまた大きな役割をもつかもしれない。MoruzziとMagoun（1949）の独創的な仕事で「ascending reticular activating system（上行性網様体賦活系）（ARAS）」の概念が紹介された後，いくつかのグループが，橋被蓋の中のコリン作動性PPT/LDT領域をARASの重要な解剖学上の領域であることを見いだした。ネコのPPT/LDTのコリン作動性ニューロンは，覚醒状態およびレム睡眠中に高頻度で発火しているが，視床に多く投射している。視床では，それらは視床ニューロンを脱分極し，デルタ波とspindleを発生させる内在性視床皮質ネットワークの抑制をもたらす。その一方，覚醒状態の特性である40Hzのリズムを増強する。前に述べたように，海馬シータリズム（hippocampal theta rhythm）というラットにおける覚醒状態とレム睡眠の特性もまた重要なコリン作動性の基本特徴を持っている。その一方，LDT/PPTニューロンは覚醒状態で増加したセロトニン（5-HT）とノルアドレナリン（NE）によって抑制される。同様に，LDT/PPTの障害は，睡眠や覚醒状態中の大脳皮質抑制をもたらしはしない（Jones and Webster, 1988）。大脳皮質の活性に関する他の重要なコリン作動系は，基底核をもつ前脳基底部であり，そこからコリン作動性線維が皮質に広がっていく。これらのニューロンは，網様体からコリン作動性線維が上昇することにより興奮させられ，大脳皮質ニューロンを脱分極する。それによって，おそらく皮質レベルで視床－皮質の徐波とぶつかり，回路を形成しているのであろう。上に記されたように，前脳基底部の障害は徐波をもたらし，vigilanceの低下をもたらす（Buzsaki et al., 1988）

4.2 ノルアドレナリン

最も多くのノルアドレナリンを供給する Locus Coeruleus（LC）の単一細胞を用いた研究では，ノルアドレナリンニューロンの活動は半覚醒状態の間は高く，ノンレム睡眠の間は中間程度で，レム睡眠中はほとんど静寂の状態にあることが示された（Aston-Jones and Bloom, 1981）。LC 領域の障害についての研究により，LC はレム睡眠において不可欠なものではないことがわかっている（Jone et al., 1977）。Catecholamine を reserpine，あるいは合成阻害剤 methyl-para-tyrosine のような薬剤で枯渇させる研究は，catecholamine 系がレム睡眠の発現に必要であることを示している。（Wauquierer, 1995 参照）。

アルファ 2 アゴニストの clonidine を LC に局所投与することで，LC 発火は減り，レム睡眠は抑えられる（Svensson et al., 1975）。これらの効果はアルファ 2 拮抗剤 yohimbine で拮抗される（Putkonen et al., 1977）。一方，一般的なベータ受容体拮抗剤の propanolol のネコ橋網様体への局所投与は，レム睡眠を増加する（Tononi et al., 1989）。

これらの局所投与研究の結果は，しばしば全身投与研究の結果と食い違っている。この不一致のひとつの理由はおそらく，ノルアドレナリンニューロンをコントロールする細胞体・樹状突起の自己受容体が，局所投与で主に刺激されるのに対して，アゴニストの全身投与は目標の細胞の後シナプス受容体を刺激するからであろう。ラットとネコにおける clonidine の末梢投与は，深いノンレム睡眠とレム睡眠を抑えて spindles が多い drowsiness を増加する（Kleinlogel et al., 1975; Wauquier, 1995）。それはネコにおいてはアルファ 2 拮抗剤の phentolamine によっては拮抗されなかったということである（Wauquier 1995）。アルファ 1 アゴニストの methoxamine は，ネコ，ラット，そしてイヌにおいてレム睡眠と徐波睡眠（slow wave sleep）を減少させる。ラットにおいて，アドレナリン作動性拮抗剤の azepexol と clonidine の末梢投与後，および parazosin と yohimbine 投与後は，レム睡眠が抑制された（Ruigt et al., 未公表）。アルファ 1 アゴニストとアルファ 2 拮抗剤は覚醒状態を増加させ，一方，アルファ 1 拮抗剤とアルファ 2 アゴニストは覚醒状態を減少し，睡眠あるいは drowsiness を増加するように思われる。ベータアドレナリン作用薬の末梢からの投与は，睡眠と覚醒状態にとって大きな影響は無いように思われる。

4.3 セトロニン

Jovet（1972）は，セロトニンは睡眠の誘導と維持を司る主な神経伝達物質であると最初に仮定した。これは，ネコでは，背側縫線核〔dorsal raphe nuclei（DRN）〕の electrolystic lesion，あるいは parachlorophenylalanine（PCPA）によるセロトニンの枯渇により，不眠が起こるという事実に基づいている。PCPA により誘発された不眠は 5-HT 前駆物質 5-hydroxytryptophan の投与で元に戻すことができる（Jouvet, 1969）。このセロトニン仮説は，

同じグループがDRNのcoolingによるセロトニンニューロンの完全なる抑制が催眠作用をもつことを観察したことから，見なおしがなされた（Cespuglio et al., 1979）。FornalとJacobs（1988）は，さらに，DRN中のセロトニンニューロンの活動は，覚醒状態の間は高く，徐波睡眠中は低く，レム睡眠中は一層低いということを発見した。これは，セロトニンが覚醒状態における神経伝達物質であることを示唆している。Jouvetのグループの最初の実験データとあわせると，睡眠の必要性の形成を神経制御する上でセロトニンが役割をもつことが示唆される。おそらく，睡眠の要因を合成する視床下部ニューロンの活性化が関与しているであろう。睡眠中，セロトニン系の抑制はレム睡眠を発生しうる。数年前から，セロトニン受容体サブタイプと結合する多くの異なるタイプのG-蛋白質が，薬学的にも遺伝的にも同定されてきている。特異的なアゴニストあるいは拮抗剤はまだすべてのサブタイプについてわかっていないが，いくつかの研究は，睡眠と覚醒において，異なるセロトニン受容体の関連を薬理学的に分析してきている。8-OH-DPATによる5-HT_{1A}受容体の活性化は，低用量で睡眠を促進するが，これはDRNの中の自己受容体の活性化によるものと思われる。これは，DRNへの8-OH-DPATの直接注入が睡眠を促進するという事実によっても支持されるが，8-OH-DPATは高用量では覚醒を増加する。これは恐らく神経終末のシナプス受容体の活性化によるものと考えられる（Monti et al., 1994）。ラットおよびヒトにおけるいくつかの研究は，ritanserin, cinansorinそして他の複合物による5-HT_{2A}受容体拮抗作用によって，ラットとネコにおいては徐波睡眠が，ヒトにおいては睡眠段階3と4が増加することを示している（Dugovic, 1992参照）。一方，5-$HT_{2A/2C}$誘発剤DOMとDOIの混合は行動を活性化する。選択的5-HT_{2C}拮抗剤SB2006a46aは，レム睡眠を減少し，安静覚醒状態を増加させる。これは，8-OH-DPATの高用量の作用に相当する（van Proosdij and Ruigt, 1994）。セロトニン5-HT_3受容体は，受容体と結合したG-蛋白質ではなくligand-gated ion channelであり，これは睡眠や覚醒の抑制に決定的なかかわりを持ってはいない（Adien, 1992）。

4.4 ドーパミン

線条体内ドーパミン注入は過度の活動を導き（Benkert and Kohler, 1972），線条体の損傷はアキネジア（無動症）と，行動反応の欠如を導く（Jones et al., 1973）。すなわち，ドーパミンは覚醒状態ではなく，運動性活動の増加に関連する活動的覚醒（active wakefulness）をもたらす。コカインやGBR 12909のようなドーパミン再取り込み阻害剤，あるいはアンフェタミンのようなドーパミン放出剤は，行動活性化を導き，それはしばしばヒトでは多幸感に，動物では常同症に関連する。

このような興奮剤を薬物常用者から取り去ることは，彼らに長期にわたる睡眠という反動をもたらすのが一般的である。ドーパミンニューロンの発火は，睡眠と覚醒状態を通して安

定しており，ドーパミンは睡眠覚醒周期の調節に関わりがないと考えられる。ドーパミンの発火は，目的を持った大きな体動の間は増加するが，注意時には減少して反応抑制をもたらす（Jacobs, 1985）。ドーパミンの刺激的特性は，おそらくシナプス後膜のドーパミン受容体を介して現れるのであろう。なぜならば，ラットにおいて，D_2ドーパミンアゴニストのアポモルフィンの低用量でシナプス前に作用する用量を投与すると，覚醒が減少して眠気が増加する。イヌでは，逆の用量依存性が，D_2ドーパミン拮抗剤 pimozide で観察された（Warquier, 1985; 1995）。

4.5 ヒスタミン

抗ヒスタミン薬は，その鎮静作用でよく知られている。脳室内ヒスタミン投与は，明らかな覚醒効果が見られる。睡眠と覚醒時におけるヒスタミンの神経調節の役割を，これらのデータははっきりと示している（Monti et al, 1985; Monti, 1995）。ラット脳内ヒスタミンレベルは，明期（睡眠中）でピークを示すサーカディアンリズムを有している。一方，ヒスタミンの同化及び異化作用酵素活性は暗期（覚醒）でピークを示す。鎮静作用をもつ初期のほとんどの抗ヒスタミン薬は，またセロトニン作動性，ノルアドレナリン作動性，あるいはコリン作動性の干渉作用も有していた。このため，抗ヒスタミン薬が，鎮静作用を本当に発揮しているのかの評価が困難であった。最近，受容体サブタイプに特異的な薬剤が開発された。ヒスタミンH1アゴニスト 2-thiazolylthylamine は覚醒を増加し，一方，H1拮抗剤 perylamine の前処置はこの作用を妨げる。ヒスタミンH2拮抗剤 cimetidine と ranitidine はヒトにおいて vigilance を低下させない（Nicholson, 1985）。我々は，ラットにおいては，選択的H2拮抗剤 zolantidine を与えた後，睡眠－覚醒行動に変化を見いだしていない。H3拮抗剤 thioperamide は覚醒状態を増加する一方，H3アゴニスト (R)-a-methylhistamine は覚醒とレム睡眠の代わりに徐波睡眠を増加する。H3受容体は，異受容体として，カテコールアミンとコリンの神経終末で前シナプス性に位置している。より新しい末梢性に作用する抗ヒスタミン薬が開発された。これは血液脳関門を超えないので睡眠に影響を与えない。ヒスタミンの賦活作用は，電気生理学データに一致している：

・H1とH2受容体を介した視床ニューロンの脱分極作用（McCormick, 1992）
・ヒト大脳皮質スライスの皮質ニューロンの脱分極（Reiner and Kamondi, 1994）
・H1受容体を介した内側中隔核コリン作動性ニューロンの脱分極
・興奮性増加をもたらすH1受容体を介して，ヒスタミンによって生ずる海馬スライスのゆっくりした後過分極（Reiner, 1995）

ヒスタミン拮抗剤は，たとえH1拮抗剤が著しく主観的な眠気を増し，うとうとする眠りを増やし，日中の行動に支障があるとしても，ヒトの覚醒量に対して比較的軽い作用をもっている。そこで Nicholson（1985）は，ヒスタミン系については，睡眠や覚醒状態の調節よ

りも覚醒時の vigilance のレベルにもっと関心を払うべきであると結論している。

4.6 アデノシン

プリン受容体の遮断はおそらく，カフェインの睡眠妨害効果の基礎となっているであろう。これは，ラットにおいて，アデノシンを脳室内投与するか，または，代謝的に安定しているアデノシンアナログ（L-PIA and NECA）を静注すると，ノンレム睡眠をもたらしたという事実によって支持されている（Radulovacki and Virus, 1985）。このアデノシンの効果は，親和性の高いアデノシン A1 受容体を介して現れ，また，後続するアデニルシクラーゼの抑制と，前シナプス終末へ流れ込むカルシウムの抑制が，神経伝達物質の放出を抑制すると推定されている（Radulovacki, 1995）。しかしながら，NECA が，ラットにおいて強い睡眠作用をもつことは証明できなかった。カフェインが明らかに興奮剤であることは知られているが，低用量（1 mg/kg）では穏やかな睡眠作用があることを我々は観察している。アデノシン先駆物質である S-adenosylhomocysteine（Sarda et al., 1982）とアデノシン脱アミノ抑制剤 deoxycoformycin（Radulovacki and Virus, 1985）はノンレムとレム睡眠の両方を増加させると報告されている。

4.7 GABA

$GABA_A$ 受容体は，5量体の ligand-gated ion channel であり，ベンゾジアゼピン系とかバルビツール酸系のような現在入手可能な睡眠薬のターゲットである。これらの鎮静催眠作用とは別に，ベンゾジアゼピンは種々の程度の抗不安作用，抗けいれん作用，麻酔作用，および筋弛緩作用がある。これらのすべての作用は，GABA-receptor-ionophore complex における chloride ionflux の調整によると考えられている。これらの複合体の薬理学的作用の違いは以下のような要因によって生じていると考えられる。

・受容体での作用の違い（full agonists, partial agonists, antagonists, inverse agonists）
・受容体のさまざまな統合部位への親和性の違い
・受容体の様々なサブユニットに対する親和性の違いで，細胞によって異なるかもしれない

16のサブユニットは大きく5つのクラス（α, β, γ, δ, ρ）に分けられている。これらの中のγサブユニットのようなもののいくつかは，ベンゾジアゼピンの感受性に関して重要な物質であることがわかっている。

$GABA_A$ モデュレータの催眠と麻酔作用は，CNS の抑制の増強をもたらす GABA 作動性神経伝達によると考えられている。GABA 作動性神経伝達の増強は，視床の紡錘波の出現を促す。これはベンゾジアゼピン投与下のもとでの睡眠脳波の特徴の1つである。ベンゾジアゼピンは一般に軽いレム睡眠を増加し，徐波睡眠を減らす。

4.8 睡眠物質

眠りを引き起こす内在的物質があり，これは覚醒時に蓄積し，また睡眠を開始し維持するものである。眠気は，その前の覚醒の長さと比例して強くなるという古くからの観察から，睡眠物質が存在するという考えが生まれた。この分野の優れた総説は，InouéとKrueger (1990) と，Inoué (1995) によって書かれている。内在的に睡眠を促すための物質の製造はおそらく，睡眠そのもののように，概日リズムによってばかりではなく，ホメオスターシス調節メカニズムによってもコントロールされている。現在のところ，睡眠を司る物質として何ひとつ断定されていないし，睡眠を促す重要な物質はないのかもしれない。しかし，まだ知られていないメカニズムに影響を与えるこれらの物質は，睡眠を促すことに対して何らかの役割をもつ (Drucker-Colin et al., 1985)。これまでに睡眠物質として考えられてきたものには，以下のものがある。(1)ペプチド。例えば，デルタ睡眠誘発ペプチド (DSIP，ヒトでの有効性が議論されている)，gluthathione (神経性解毒物質の可能性あり；Inoué，1995参照)；corticotropin-like intermediate lobe peptide (CLIP，覚醒中にセロトニンにより視床下部で製造されると思われる睡眠物質，Cespuglio et al., 1992参照)，insulin, somatostatin, angiotensin, a-MSH。(2)neuroendocrine regulators。例えば，GHRH，GHRF，TRH, prolactin, ACTH。(3)satietyに関連するペプチド。例えば，CCK-8, bombesin。(4)サーカディアンホルモンとペプチド。例えば，メラトニン。(5)ヌクレオシド。例えば，ulidine, 睡眠促進物質 (SPS) の活性成分。(6)プロスタグテンディン。例えば，PGE_1とPGE_2は用量依存性に睡眠の減少をもたらす一方，PGD_2とPGE'sは，ラットやサルの脳室に注入された時，強力な睡眠促進物質となる。(7)immuno-modulators。例えば，muramyl peptides (MP) (睡眠を奪われた動物のCSFから分離されたfactor Sの主成分)，inteduerlekin IL-1, TNF, インターフェロンα_2。睡眠は，免疫反応において重要な急性期効果に関与すると推定される。しかし，これらの免疫に関する因子が，普通の健康な睡眠においてどのような役割を果たしているかはわかっていない。

上記のリストは完全なものからは程遠い。睡眠が多数の機能をもつこと，そしてそのために多数の神経機構が睡眠と覚醒の調節機序にかかわることを考慮すると，近い将来，他の睡眠物質候補が登場するかもしれない。

5. 動物の睡眠に影響を与える幻覚剤（向精神薬）

動物の睡眠に対する薬物研究は伝統的にネコやラットで行われてきたが，研究グループによってはイヌとかウサギのような他の種で行っている (Wauquier et al., 1985)。

我々の研究室では，たくさんの数のラットにおける睡眠研究のための大きな脳波記録シス

表1 種々の向精神薬がラットの睡眠覚醒行動に及ぼす影響

		Wakefulness		Sleep				
		Active	Quiet	Quiet	Deep	Pre-REM	REM	Spindle
Drug Class	antidepressants		↑↑				↓↓	
	antipsychotics			↑↑		↑	↓	↑
	stimulants	↑↑						
	anxiolytics			↑↑	↓		↓	↑
	hypnotics				↑↑			
	sedatives			↑		↑		

1つの薬剤について，報告が一致している影響を示した．言い換えれば，空欄の個所は，その薬剤が影響を及ぼさないという意味ではない．

テムを開発し，数年前から数多くの臨床的に有用な向精神薬の研究が可能になった（Ruigt et al., 1989a, b; 1993）。これらの研究は，種々の向精神薬は，睡眠−覚醒行動においていろいろなパターンの変化に関わっていることを示した。種々の向精神薬の，ラットの睡眠に対する主な変化のうち，最も特徴的な効果だけを表1に示している。しかしながら，多くの向精神薬の睡眠に対する作用は，用量に強く依存している。例えば，mianserinや他のいくつかの抗うつ薬では，低用量の時に明らかな催眠効果が見られ，高用量の時に特有な抗うつ作用が現れる。

5.1 抗うつ剤

ラットでは，抗うつ剤はレム睡眠を減少させる。このレム睡眠の抑制は，起こるかもしれない深睡眠の減少よりも強くかつ常に起こる。深い徐波睡眠に関わる抗うつ剤の効果は，さまざまである。例えば，amitriptyline投与後は著しく増加する。Fluvoxamine投与後は，短期間の減少に続いて反跳性に増加する。Clorgyline投与後は減少し，その後の増加はない。抗うつ剤は，更にラットの睡眠−覚醒行動に対する効果をもとに，anxiolytic（buspirone）とstimulant（nomifensine, bupropion）に分けられるであろう。ラットの抗うつ剤投与後のレム睡眠抑制は，レム睡眠潜時の増加が見られ，一般に安静覚醒の増加も見られる。睡眠障害は，うつ病患者に一般的に見られる。Thiseyは，中途覚醒の増加，徐波睡眠の減少，寝つきの障害，早朝覚醒，最初のレム潜時の短縮とレム睡眠の増加をあげている。レム睡眠の変化は診断目的に使われ，病気の重症度にも結び付けられている（Berger and Riemann, 1993）。ヒトにおいては，ラットの場合のように，抗うつ剤はレム潜時を延長し，レム睡眠を朝方の方に移動し，それによってうつ病患者の睡眠パターンを正常化する。ラットで見られたような，抗うつ剤が安静覚醒状態を増加させることが，ヒトでも見られるかどうかは明らかではない。

5.2 抗精神病薬

抗精神病薬の最大の特徴は，紡錘波（静睡眠と前レム睡眠）の増加である。安静覚醒状態のわずかな増加は見られるかもしれない。それは haloperidol と loxapine ではよくある。しかし，ほとんどの抗精神病薬は，安静覚醒状態を減少させる。深睡眠は，多くの抗うつ剤でみられる最初の減少とその後の速い回復とは異なり，減少して徐々に回復することが多い。レム睡眠はおそらく減少するであろうが，これは常に深睡眠の減少に平行している。ヒトでは，鎮静作用はほとんどの dopaminolytic な抗精神病薬による治療の一般的な特徴の1つである（Soldatos and Dikeos, 1995）。

5.3 興奮剤（刺激剤）

Purinergic xanthines（カフェイン），ドーパミン放出薬（amphetamine, methylphenidate, pemoline, aminorex），そしてドーパミン再取り込み阻害薬（コカイン，GBR 12909）のような興奮剤は，ラットでは，他の睡眠や覚醒段階の代わりに活動的覚醒を増加させる。興奮剤効果が消失した後は，普通の睡眠－覚醒行動の急速な回復が一般的に見られ，時に，安静覚醒と深睡眠の反跳現象が伴う。

5.4 睡眠薬

ラットの睡眠－覚醒行動については，次の2つの間に区別がつけられるべきであると考えられている。
 1．紡錘波が優位の静睡眠（quiet sleep）を増加する薬剤
 2．深睡眠を増加する睡眠剤

上記の1.は，ベンゾジアゼピン系とバルビツール酸系の大多数を含む，睡眠剤の最大かつ一番よく知られているグループで，これらは覚醒状態の代わりとしてのみならず，深い徐波睡眠の代わりとしても静睡眠を増す。これらの薬剤は多量の投与でしばしば麻酔薬や抗けいれん剤として使われる。主にこの作用は，GABA 作動性増強を介して筋緊張抑制を増強すること，またこれによって CNS の神経活動を弱めている。上記の2.のグループは本質的に違っていて，ラットにおいて徐波睡眠を増加させる特徴を有している。このグループに属するのは少数の睡眠剤で，代表的なものは thalidomide である。徐波睡眠を増加させる作用をもつ向精神薬には，抗うつ剤（低用量の ammitriptyline, imipramine, lofepramine, clomipramine, amozapine, dothiepine），低用量のD3アゴニスト quinpiro, 抗ヒスタミン剤である cyproheptadine （これはまた anti-serotonergic の特性を持っている），promethazine がある。慢性不眠症患者の治療のためのベンゾジアゼピンの使用がますます議論の対象になっているので（Kryger et al., 1994 参照），例えば徐波睡眠を増やすような薬を用いた他の

治療作戦を考慮することも無駄ではない。

5.5 抗不安剤

現在使用されている抗不安剤もまた，2つの主なグループに分類できる。1）上記の鎮静睡眠効果をもつベンゾジアゼピン系抗不安薬。2）buspirone のような 5-HT_{1A}（partial）受容体アゴニストは，抗不安作用のみならず抗うつ作用も有する。5-HT_{1A} アゴニストは，静睡眠の増加をもたらす。これは，抗うつ剤の特徴である安静覚醒の増加とレム睡眠の減少に関連している。一方，ベンゾジアゼピン系抗不安剤は安静覚醒状態の増加を伴わない静睡眠の増加をもたらす。

5.6 薬剤によって誘発される動物の睡眠における変化を基盤にした向精神薬の分類

ヒトでは，健康なボランティアと精神病患者の両方の睡眠に対する多くの向精神薬の効果が報告されている。ある種の向精神薬は，ヒトの睡眠に特有な作用があると認められているにもかかわらず（例えば，レム睡眠は抗うつ剤投与後は変化する），薬剤を分類するためにこのようなデータを使おうとする研究はごく少数である。ヒトの薬物睡眠研究についての数少ない報告の1つは，Itil ら（1974）による多くの向精神薬に関連する睡眠研究の meta-analysis である。彼らは，薬剤によって睡眠効果に違いがかなりあることを報告した。しかし，彼らはまた，特異な薬剤によると考えられる，睡眠変化の特徴も記した。ヒトの睡眠に対する薬効の安定したデータベースの確立は困難であるため，この報告は観察にとどまっており，ヒトの薬剤による睡眠のデータについての十分な統計分析は今のところない。最近，Chris Idzikowski は，薬剤分類研究の基盤として使用されるかもしれない，ヒトの薬物睡眠研究の hyponogram のデータベース作りのプロジェクトを始めた（私信）。ヒトの場合と同じように，薬物睡眠分析に基づいた動物による薬剤分類研究は極めて少なく（Kleinlogel, 1982; Polc et al., 1979），そして，そのように分析された薬剤の数も，多くは抗うつ剤の特性の分析と発見に向けられているため，一般的に少ない。広域の向精神薬をスクリーニングすることのできるラット自動睡眠分析装置を使って，我々は数年間かけて大規模な向精神薬分類システムを開発した。（Ruigt et al., 1993）。

上述したように，分類された向精神薬ごとにラット睡眠－覚醒行動の変化に特有なパターンがみられる。しかし，同じ薬剤分類に属する薬が同じ睡眠変化をもたらすわけではない。例えば，抗うつ剤では，深い徐波睡眠と，活動的覚醒状態に対する異なった作用が見られるかもしれない。しかしこのような違いはさておき，ラット睡眠に対する薬剤分類ごとに特異的な特徴を認めることができ，また，この特徴は薬剤判別に使うことができるかもしれない。薬物睡眠データをもとにした薬剤判別操作は，様々なタイプの判別分析のような旧式な統計手順の適用によるか，あるいは，例えばニューラルネットワーク・パラダイムで行われ

るような非線形分類アルゴリズムによってなしうる。判別分析では，薬剤分類はその治療法によって既に定義づけられているので，判別分析は統計学上のクラスター分析よりも適切である。だが一方，動物の薬剤睡眠データのクラスター分析では，ヒトの治療可能性についての特異的クラスターの意味と適合性を評価するのはかなり困難である。

5.6.1 判別分析

種々の向精神薬分類から限られた数の向精神薬について薬物睡眠作用の線形判別分析を行うと，抗うつ剤，抗精神病薬，および刺激剤は，ラットの24種の睡眠変数を用いることによって，お互いに，また，プラセボとも区別できる。まず，同一のデータ集合を，判別分析の学習セットとして，また，この手段の効果を見るためのテスト集合として用いた（表2）。このデータ集合は，ジャックナイフ法を適用してテスト集合として使うことができた。この場合，反復によって，個々の薬物実験は判別機能の計算のために除去され，その後，学習集合から除外された実験データを分類するためにデータ集合として使う。この最初のデータ集合では nootropics をプラセボとして分類した。睡眠薬，抗不安薬，抗けいれん薬は，かなり重複している。Nomifesin, bupropion, あるいは zimelidine のような刺激性の抗うつ薬は，抗うつ薬と刺激剤の両方で得点している。睡眠薬として分類されている抗うつ薬 amitriptyline は false negative に入っているが，その強力な徐波睡眠促進作用を考えると当然といえる。抗精神病薬については，clozapine を含むほとんどの薬剤がきちんと得点していたが，10mg/kg で睡眠−覚醒行動の最低限の変化を示す thioridazine だけは抗精神病薬として検出されなかった。既知の参考薬剤の大きなテスト集合にこの判別機能を使用すると，最初の学習集合と同等の良好な分類結果が得られた（表3）。抗うつ薬は良く識別されており，睡眠薬（nortriptyline, imipramine, nortriptylineviloxazine），刺激剤（mazindol, nomifensin, bupropion），抗不安薬（fluoxetine, clomipramine, pargyline, nialamide），および抗精神病薬性（amoxapine）抗うつ薬に分類することができた。結果は明らかに用量依存性であり，その薬剤が低用量で徐波睡眠を促すのであれば睡眠薬として，また，高用量で安静覚醒状態の増加と共にレム睡眠を減少させるのであれば抗うつ薬として分類された。抗精神病薬と刺激剤も明確に分類された。False positive の抗うつ薬は，phosphodiesterase 抑制剤の rolipram（Ruigt, 1992 参照），psychotomimetic でセロトニンアゴニストの LSD, ドーパミン D3 アゴニストの quinpirole とコリン性アゴニストの oxotremorine であった。これら3つの薬剤に抗うつ作用があることを支持するいくつかの議論があるが，oxotremorine については，コリン性増強は，一般にうつ病の症候の悪化に関連しているので最も驚かされる（Davis et al., 1987）。

判別機能において，それぞれの薬剤の睡眠変数に対するウエイト（要因負荷）の置き方は，分類の考えを反映するように思われた。例えば判別機能において，抗うつ薬は，安静覚

醒状態の早期の増加と，レム睡眠の持続的な減少に対して高いウエイトを有していた。抗精神病薬は静睡眠の増加に関連しており，また，刺激剤は活動的覚醒の増加に対して高い要因負担を有していた。

　薬品の分類を5つ（抗うつ薬，抗精神病薬，刺激剤，鎮静抗不安薬，そしてプラセボ）に減らすことと，1つの分類ごとの関連向精神薬の数を増加することにより，私たちは1つの薬品に対しての正確な分類の平均パーセントを80-90％にまで上げることができた。この分析により，最初のデータセットの睡眠変数は24から133へと増加した。しかし，判別機能を計算する前に，私たちは睡眠変数を制限した。にもかかわらず，そのうちのいくつかは，4つの変数のlinearな組合せである規準判別分析によっても（表4a），あるいは，54の変数からなる前進選択法によっても（表4b），高い相互依存性を示した。

5.6.2 人工的ニューラルネットワーク

　判別分析とは対照的に，人工的ニューラルネットワークは，変数間のlinearとnon-linearの基本原理に基づいて薬剤分類を判別することができる。さらに，ニューラルネットワークは判別分析よりもかなり大きな数の変数の入力を可能にするので，もし変数の数が大きすぎ

表2　ラット睡眠－覚醒パターンにおける薬物誘発性変化（プラセボを含む）に基づいた性別分析のための学習集合による向精神薬分類

compound	dose (mg/kg ip)	AD	APS	STIM	ANX	HYP	AC	PLAC
Antidepressants (AD)								
amitriptyline	10	12			3	41	13	31
imipramine	10	54			8	8	18	12
desimipramine	4.6	92			3		4	1
protriptyline	3.2	23	24		27	1	11	14
clorgyline	3.2	41		3	10	2	36	8
mianserine	10	51	1	1	25	6	2	13
trazodon	32	69		1	2		24	3
fluvoxamine	22	71	12		3	1		12
zimelidine	10	18		35	7	1	30	9
viloxazine	32	47			8	9	1	35
bupropion	32	44		46	4		1	4
nomifensine	3.2	33		59	5	1		3
Antipsychotics (APS)								
haloperidol	0.32	2	48		17		17	15
chlorpromazine	3.2	3	43		6	29	10	8
thioridazine	10	16	18		13	12	19	20
perphenazine	2.2		41		16	14	18	10
chlorprothixene	22		58		15	1		25
loxapine	10		58		8	3	31	1
clozapine	4.6	3	68		7		20	1
Stimulants (STIM)								
amphetamine	0.46	22		50	8	9	4	8
	1	14		86				
caffeine	10	2		73	1		13	10
	22	2		83	14			

compound	dose (mg/kg ip)	AD	APS	STIM	ANX	HYP	AC	PLAC
Anxiolytics (AXL)								
buspiron	3.2	**54**	14	22	8		2	5
	3.2	25	1		**35**	1	**32**	5
diazepam	0.32	2			1	15	13	**63**
	0.32	9	1		11	8	10	**60**
Hypnotics (HYP)								
methaqualon	10	6	3		25	7	7	**52**
thalidomide	3.2				2	**34**	4	**60**
	10		2		4	**47**	5	**42**
phenobarbital	10	6			3	21	3	**68**
Anticonvulsants (AC)								
diazepam	10	11	17	6	18	6	21	20
diphenylhydantoin	32	25	5		9	10	**26**	26
valproate	46	**35**	10		16	5	13	20
SUMMARY								
antidepressant		**46**	3	12	9	6	12	12
antipsychotic		3	**48**	0	12	8	16	11
stimulant		10	0	**73**	6	2	4	5
anxiolytic		23	4	6	14	6	14	**32**
hypnotic		3	1	0	9	**27**	5	**56**
anticonvulsant		24	11	2	14	7	**20**	22

数値は，事後確率（％）を示す．データは，ジャックナイフ法によって得られた．後者の方法では，薬剤数が限られているために信頼性が低いので注意が必要である．

表3　表2の学習集合から計算された判別機能による向精神薬のテスト集合の分類

ANTIDEPRESSANTS

compound	dose (mg/kg ip)	AD	APS	STIM	ANX	HYP	AC	PLAC
clovoxamine	3.2	**40**	2		10	21	7	20
clovoxamine	10	**61**	11		8	5	8	7
mirtazapine	2.2	12			14	33	4	**37**
mirtazapine	4.7	**40**	12		8	10	16	15
mirtazapine	10	**70**			18	1	6	5
iprindole	10	26			13	18	3	**38**
iprindole	22	**53**			20	10	2	17
iprindole	46	**78**			6	1	12	3
desipramine	1	**61**			7	14	1	17
femoxetine	10	**41**			15	9	12	23
protriptyline	10	**89**			2		8	1
viloxazine	10	**30**			13	5	23	29
zimelidine	15	**89**			8		2	1
amoxapine	3.2	**64**			4	17	7	8
amoxapine	10	31	**40**		9	5	11	3

Tab. 3 continued:

compound	dose (mg/kg ip)	AD	APS	STIM	ANX	HYP	AC	PLAC
alaproclate	32	53		16	22			9
nomifensine	2.2	68		12	9	6	1	4
nomifensine	4.6	54		44	2			
mazindol	3.2	63	8	21	7		1	1
bupropion	32	57		33	2		5	3
citalopram	32	49		12	11	5	2	22
clomipramine	10	49			29	3	11	8
clomipramine	22	68	11	1	10	2	5	3
fluoxetine	10	50			30	4	3	12
pargyline	10	12	2		36	4	7	38
nialamide	10	19			20	37	4	20
nialamide	32	39		2	22	17	10	9
imipramine	4.6	33	1		2	41	7	15
maprotiline	10	32	3		6	41	4	14
nortriptyline	10	33	13		2	40	7	5
average		49	3	5	12	12	6	13
s.e.m.		4	1	2	2	2	1	2

ANTIPSYCHOTICS

compound	dose (mg/kg ip)	AD	APS	STIM	ANX	HYP	AC	PLAC
haloperidol	0.1	4	17	13	23	1	4	38
haloperidol	0.32	2	70		14		6	8
chlorpromazine	1	2	24		12	28	14	20
chlorpromazine	3.2	2	63		5	17	8	4
chlorprothixene	2.2	2	27		9	22	15	26
chlorprothixene	4.6	2	69		3	1	19	6
clozapine	3.2	1	35		5	23	7	29
flupenthixol	2.2	19	37		21	4	8	10
thioridazine	22	11	47	1	25	3	6	8
molindon	15	15	6		59		18	1
trifluoperazine	10	1	33		9	9	42	6
loxapine	3.2	18	31		3		47	1
average		7	38	1	16	9	16	13
s.e.m.		2	6	1	4	3	4	3

ANXIOLYTICS

compound	dose (mg/kg ip)	AD	APS	STIM	ANX	HYP	AC	PLAC
buspirone	2.2	15	7		34	10	32	3
ipsapirone	1	17	3		33	15	19	14
ipsapirone	3.2	32	16		29	6	14	2
ipsapirone	10	39	14		42		5	1
meprobamate	100	9	15		28	18	5	25
meprobamate	220		32		9	40	1	1
oxazepam	1	8	4		17	20	7	44
oxazepam	3.2	2	16		34	21	19	7
oxazepam	10	12	12		8	11	46	11
average		15	13		26	16	16	12
s.e.m.		4	3		4	4	5	5

Tab. 3 continued:

compound	dose (mg/kg ip)	AD	APS	STIM	ANX	HYP	AC	PLAC
STIMULANTS								
cocaine	10	**61**		13	11		2	13
cocaine	32	26		**63**	1	9		3
HYPNOTICS								
phenobarbital	32	8	21		**30**	15	19	7
thalidomide	3.2	1	1		25	29	8	**37**
zolpidem	10	26	**29**		14	28	1	3
ANTICONVULSANTS								
diazepam	3.2	1	9		9		**80**	2
MISCELLANEOUS								
flesinoxan	3.2	22	2		**70**		2	3
flesinoxan	10	**54**	14	1	15		14	2
rolipram	0.32	**83**		14	2		1	1
NAN 190	10		**96**		2	2		
phencyclidine	2.2	24	10		10	**28**	8	21
promethazine	1	4	2	1	13	**37**	17	26
PLACEBO								
(n=118 expts.)								
average		9.0	2.1	0.3	16.2	14.3	8.7	**49.3**
s.e.m.		4.2	3.4	1.4	4.3	3.3	5.7	6.3

SUMMARY	AD	APS	STIM	ANX	HYP	AC	PLAC
antidepressant	**49**	3	5	12	12	6	13
antipsychotic	7	**38**	1	16	9	16	13
stimulant	26	0	**63**	1	9	0	3
anxiolytic	15	13	0	**26**	16	16	12
hypnotic	12	17	0	23	**24**	9	16
anticonvulsant	1	9	0	9	0	**80**	2
placebo	9	2	0	16	14	9	**49**

数値は，平均事後確率（％）を示す．

れば不安定になる．したがって，我々は，21種の睡眠変数と4種の薬剤分類（7種の抗うつ剤，8種の抗精神病薬，3種の興奮剤，及び12種のプラセボ）についてフィードフォワード・バックプロパゲーション型ネットワークを使ったパイロット研究を行った（Ruigt et al., 1992）．同じデータについて，判別分析も行った．結果は，表5に示したように明らかに違っていた．抗うつ剤は判別分析によってより良く検出されたが，抗精神病薬は人工的ニューラルネットワークによる方がより良く検出された．この違いは，刺激剤とプラセボとの間ではずっと小さかった．判別分析はプラセボ分類に優れていたが，ニューラルネットワークは刺激剤分類に優れていた．分析における睡眠変数の数の増加はニューラルネットワークの作業をはるかに改善し，また，予想されたように，判別分析のスコアを低下させた．標準的

表4 ラット睡眠—覚醒パターンにおける薬物誘発性変化（プラセボを含む）に再び基づいた，向精神薬の新しい学習集合の判別分析

a

SUMMARY	AD	APS	SED	STIM	PLAC	n =
antidepressant (AD)	**80.4**	5.1	3.2	1.3	10.1	158
antipsychotic (APS)	10.4	**68.9**	6.6	0.0	14.2	106
sedative-anxiolytic (SED)	12.2	9.5	**46.0**	0.0	32.4	74
stimulant (STIM)	13.3	0.0	0.0	**80.0**	6.7	15
placebo (PLAC)	9.9	8.8	6.2	0.7	**74.5**	274

最初の113の睡眠変数は，演繹的に，規準識別分析によって4つの規準変数に絞られた。数値は，各分類にあてはまるラットの百分率を示す（最短のMahalanobis距離に基づく）。データは，ジャックナイフ法によって得られた。

b

SUMMARY	AD	APS	SED	STIM	PLAC	n =
antidepressant (AD)	**84.8**	5.7	1.9	0.6	7.0	158
antipsychotic (APS)	4.7	**83.0**	1.9	0.0	10.4	106
sedative-anxiolytic (SED)	6.8	5.4	**73.0**	0.0	14.9	74
stimulant (STIM)	6.7	0.0	0.0	**86.7**	6.7	15
placebo (PLAC)	5.8	5.8	4.4	0.4	**83.6**	274

aと同じ。ただし，最初の113の睡眠変数は，演繹的に，前進選択法によって54の変数に絞られた。これらの分析に用いられた薬剤（mg/kg i.p.）は，以下のとおりである。
AD：alaproclate (32), amitriptyline (15), bupropion (32), clomipramine (10), clorgyline (2.2), desipramine (3.2, 10), fluoxetine (10), imipramine (4.6), iprindol (22), maprotiline (32), mianserin (10.15), moclobemide (22), nomifensin (2.2), nortriptyline (10), Org 4428 (22), phenelzine (10), protriptyline (10), Remeron (10, 22), trazodon (32), and zimelidine (15)；
APS：butaclamol (1), chlorpromazine (3.2), chlorprothixene (2.2, 4.6), flupenthixol (1, 2.2), haloperidol (0.32, 0.46), loxapine (3.2), perphenazine (2.2), thioridazine (10, 22) and trifluoperazine (1).
SED：buspiron (3.2), chlordiazepoxide (1, 3.2), clonazepam (0.32), diazepam (3.2), flunitrazepam (1), meprobamate (220), oxazepam (3.2), pentobarbital (10), phenobarbital (10) and zolpidem (10).
STIM：amphetamine (1), cocaine (32).

統計分類法とニューラルネットワーク分類は本質的にそれほど違っているので，もし両方の分類法が同じ方向を示しているならば，新しい向精神薬の治療効果についての予想価値は高いであろうと言えるかもしれない。しかし，この点はまだ実証されていない。

6．睡眠脳波に及ぼす薬物の影響

　動物における薬物脳波研究の重要な問題は，条件付けられたヒトの脳波とは対照的に，実験動物の脳波は行動の自発的変化に伴うvigilanceの変化により影響を受けるということである。例えば，treadmill paradigmを利用することによって，動物の覚醒度を一定に保って，この問題を回避しようとする人もいるかもしれない（Glatt et al., 1983; Krijzer et al., 1983, 1986, 1987, 1993）。このような試みの問題は，睡眠・覚醒という脳活動の背景にある

表5 判別分析 (A) とフィードフォワード・バックプロパゲーション型ニューラルネットワーク分析 (B) によるラット薬物睡眠データの比較分析

A. Discriminant analysis

SUMMARY	AD	APS	STIM	PLAC	n =
antidepressant (AD)	**88**	0	6	6	48
antipsychotic (APS)	26	**36**	2	36	59
stimulant (STIM)	22	0	**67**	11	24
placebo (PLAC)	8	2	0	**90**	86
	144	38	75	143	

B. Neuronal network analysis

SUMMARY	AD	APS	STIM	PLAC	n =
antidepressant (AD)	**64**	3	27	6	48
antipsychotic (APS)	9	**60**	9	22	59
stimulant (STIM)	33	0	**67**	0	24
placebo (PLAC)	11	5	4	**80**	86
	117	68	107	108	

ニューラルネットワークは，21の入力ニューロン，それぞれ5つのニューロンからなる2つの隠れ層，および，4つの出力ニューロンで構成された。トレーニングの許容量は0.05にセットされ，シグモイド関数が用いられた。これらの分析に用いられた薬物 (mg/kg i.p.) は，以下のとおりである。
AD：alaproclate (32), desipramine (4.6), imipramine (10), nomifensin (2.2), phenelzine (10), viloxazine (32) and zimelidine (15)；**APS**：chlorprothixene (4.6, 22), flupenthixol (1), haloperidol (0.32), perphenazine (2.2), thioridazine (22) and trifluoperazine (1, 3.2)；**STIM**：caffeine (10, 22) and cocaine (32).

脳波に及ぼす影響から，動物の睡眠-覚醒行動に及ぼす薬剤の影響を切り離してしまうことである。この問題は重要である。睡眠-覚醒行動は脳波所見によってかなり特徴づけられるので，種々の睡眠段階を特徴づける脳波パターンに大きな違いが存在するのである。

6.1 視察判定による睡眠脳波

睡眠に対する薬物の影響，及び睡眠段階に特徴的な脳波に対する薬物の影響を分析するために，我々は，薬物投与前後の安静覚醒と静睡眠の代表的視察判定脳波所見における電位スペクトルについて，3つの薬剤 (buspiron, haloperidol, flunitrazepam) の影響を調べた。Haloperidolとbuspironは，両方ともこの覚醒段階に影響を与えたが，視察判定された覚醒段階のパワースペクトルに影響を与えなかった。Flunitrazepanは，安静覚醒を増やし，その脳波にも影響を及ぼした。すなわち，シータパワーの増加と，シータピークの移動に伴って高周波帯域 (10-40Hz) のパワーの増加がみられた。

Flunitrazepamの影響は，haloperiolとは対照的で，buspironのように睡眠段階に依存しており，静睡眠のデルタパワーを著しく低下させた。一方，haloperidolとbuspironは安静

覚醒のスペクトラムに影響を与えなかった。Flunitrazepamはまた静睡眠のデルタパワーを減らし，10Hz以上の高周波帯域のパワーを増やした。これは，睡眠を含む脳活動に薬物脳波研究を広げることによって，種々の薬剤を特徴づけたり分類するのに使われる薬理学的情報が得られることを示している。様々な睡眠段階が隠されている脳波に対する薬物効果と，睡眠に対する薬物効果とを分ける問題への正式なアプローチは，ネコ睡眠脳波に対する薬剤の作用を研究したFairchildら（1969, 1971, 1975）によって成功した。彼らは，連続した2つの判別分析から成り立っている手順を開発した。第1の規準判別分析は，視察判定された代表的な睡眠段階の脳波周波数帯域について行われた。その結果，いくつかの睡眠段階依存性の規準変数がわかった。これは，すべての睡眠段階依存性変化を包含していた。また，睡眠段階とは独立した残りの規準変数もわかった。そこで後者の変数は，第2の規準判別分析に用いられた。ここでは，薬剤使用していてもいなくても，睡眠依存性変数として用いた。その結果，脳波スペクトル・パラメータにおいて，睡眠段階とは独立した変化に及ぼす薬物の影響に関連する1つの規準変数が判明した。

　これをやや修正した方法で，我々は，amphetamineとphenobarbitalのラット睡眠－覚醒行動とその脳波に及ぼす影響を検討した。第1に，高周波帯域はほとんど睡眠段階と独立していた。すなわち，phenobarbitalは睡眠段階判定アルゴリズムに影響を与えなかった。Phenobarbitalは安静覚醒と深睡眠の睡眠段階独立規準変数に影響を与えたが，レム睡眠の変数には影響を与えなかった。このことは，phenobarbitalは睡眠段階判定アルゴリズムに影響を与える可能性があるということである。これ以外にも，phenobarbitalは，残りの睡眠段階独立規準変数にもはっきりとした影響を与えている。一方，amphetamineでは，睡眠段階出現様式の大きな変化が，安静覚醒，深睡眠，及びレム睡眠の睡眠段階依存性あるいは独立性の規準変数の有意な変化を伴わずに観察された。このように，amphetamineは，種々の活動状態の背景にある脳波に対して明らかな変化を及ぼすことなく，主として睡眠－覚醒行動のコントロールに影響を与えると思われる。

6.2　自動判定による睡眠脳波

　多くの既知の基準となる薬物に対して，我々は下記の手順によって，種々の睡眠段階と安静覚醒の脳波スペクトルにおける薬物誘発性変化を検討した。すなわち睡眠－覚醒行動を自動的に2秒毎に6つに分類した：活動的覚醒，安静覚醒，静睡眠，深睡眠，前レム睡眠，及びレム睡眠（Ruigt et al., 1989a, b）。それぞれの薬物について，十分な基準睡眠脳波記録は，治療下（薬剤／プラセボ）での睡眠脳波記録の1日前に行われた。脳波パワースペクトルは治療中記録の各睡眠段階について計算し，治療前記録スペクトラムとの相対的変化として表わした。正規化されたspectral t-profileを作り出す128個の0.5Hzバンドごとに，薬物およびプラセボ治療グループの間で，t-検定が行われた。様々な薬物の睡眠脳波スペクト

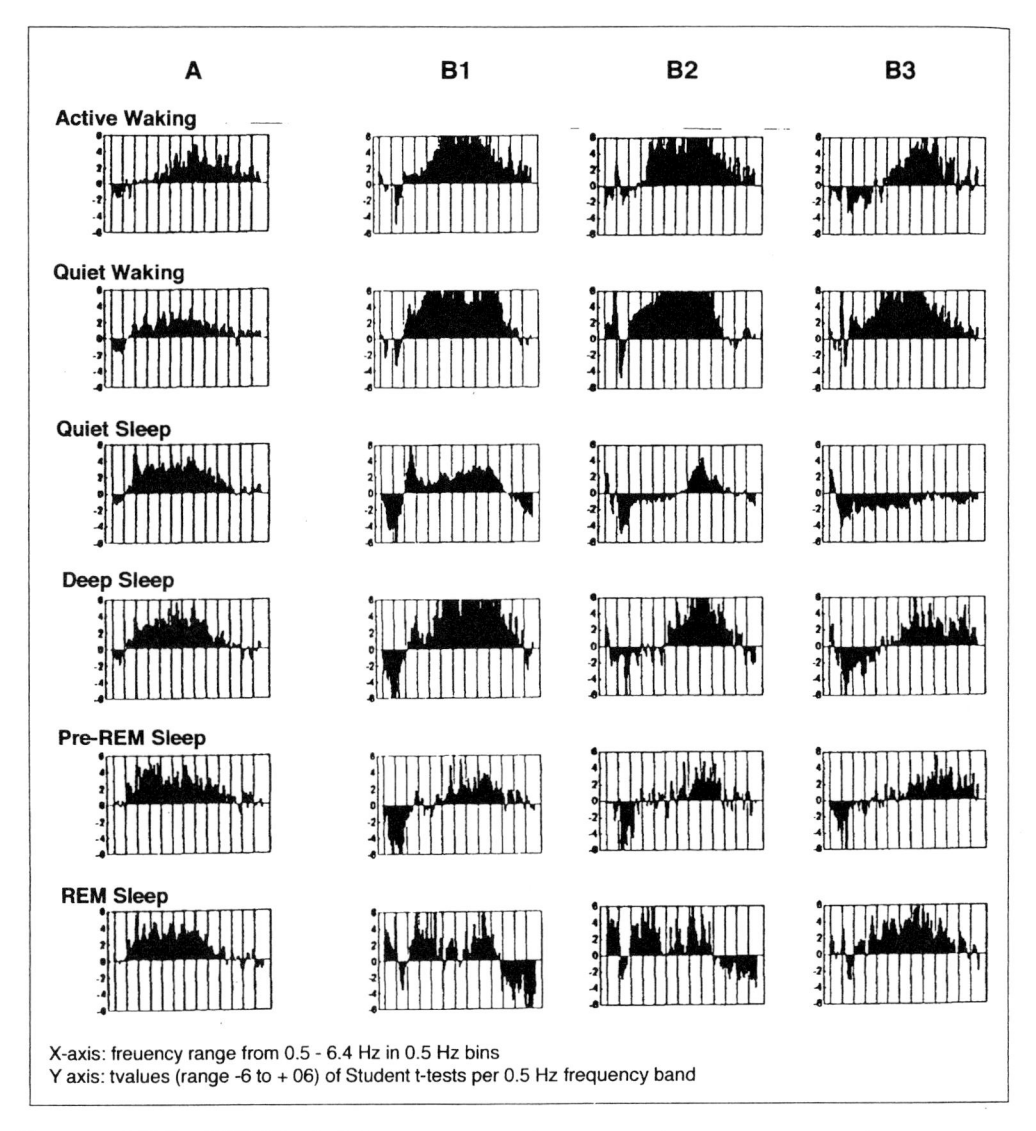

図1 ラット睡眠－覚醒段階における A. alphaxalone（4.6mg/kg s.c.），B1. flunitrazepam（1mg/kg i.p.），B2. adinazolam（22 mg/kg s.c.），および B3. thiopental（10mg/kg s.c.）の spectral t-profile に及ぼす影響。

ルを調査した場合，最も際立った所見の1つは，各種の睡眠段階や覚醒によってスペクトル変化のパターンが著しく違ったことである。このことは，既に，視察判定睡眠段階のスペクトルに対する buspiron と haloperodol の作用で述べており，ほとんどの薬剤で確かめられた。しかし注目すべき例外があった。例えば，alphaxalone である（図1A）。Alphaxalone はさておき，他の $GABA_A$ 受容体作動薬が，静睡眠以外の全ての睡眠と覚醒について，20Hz から 50Hz の周波数帯域でパワーを増加した（図1B）。

脳波からみた睡眠行動と睡眠段階特有のパワースペクトルとに対する向精神薬の作用のあ

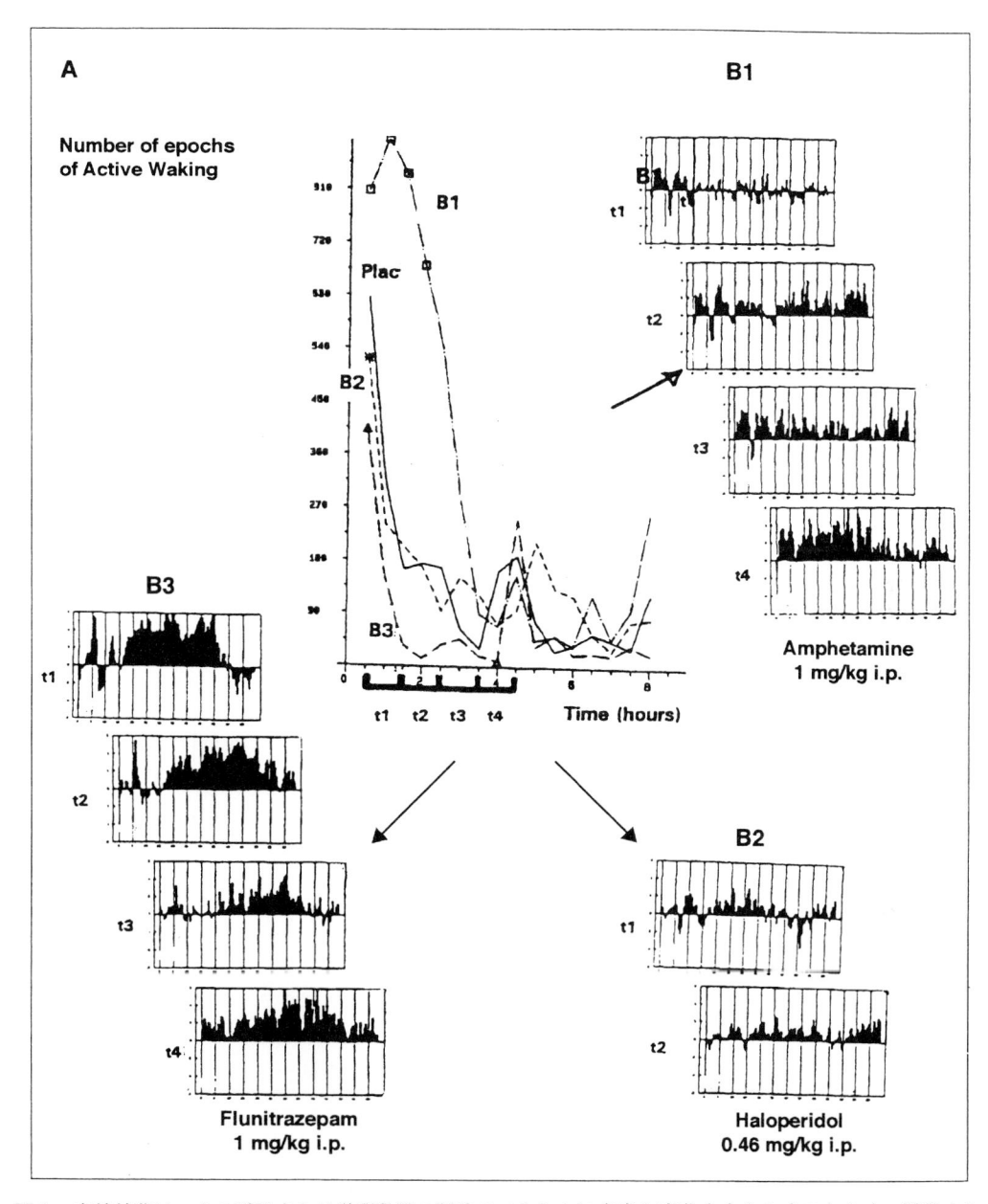

図2 向精神薬は，その睡眠または覚醒段階の脳波スペクトルに有意な変化をもたらすことなく，睡眠または覚醒段階の出現を促進したり，抑制したりする可能性がある。Flunitrazepam は，活動的覚醒を変化させないが，活動的覚醒の spectral t-profile において著しい変化を示す。

いだに，いくつかの不一致がありうる。まず，視察判定睡眠段階分類でも述べたように，薬物は，脳波スペクトルに有意な影響を与えることなしに，睡眠段階や覚醒段階の出現を強く促したり抑制したりする可能性がある。例えば，amphetamine 投与後，行動はほとんど完全に活動的覚醒が優位になるが，その脳波スペクトラムパターンは正常の場合と比べて有意

な変化が見られない（図2B1）。同じことが haloperidol にも言え，はっきりとした脳波スペクトル変化なしに活動的覚醒が減少する（図2B2）。しかし，flunitrazapam 投与後は，スペクトルパワーのはっきりとした増加が，5Hz 前後及び 10～50Hz 帯域に見られるが，活動的覚醒はほとんど変化しない。我々の装置における活動的覚醒は脳波パラメータによらず体動の有無で判断されるため，活動的覚醒からのスペクトルは，睡眠脳波段階判定アルゴリズムへの薬物作用によってもたらされるアーチファクトではない。ほとんど全ての向精神薬について，スペクトル変化は20Hz以上の周波数幅で見られるが，これは睡眠段階分類には使われない。これらの高周波数帯域でのスペクトルパワーは，プラセボ投与下の種々の睡眠段階の間ではほとんど変動しない。睡眠段階に特異的な脳波パワースペクトルに対する向精神薬の作用について，種々の向精神薬ごとに一般的特性を引き出そうとするのは，時期尚早である。しかし，図1と図3は，それぞれの向精神薬分類からの薬物についてのスペクトル変化の間に，睡眠段階に依存する違いがあることをはっきりと示している。

　現在のところ，スペクトル変化は，薬物の一般的特性よりも個々の薬剤の薬理学的メカニズムをよく反映している。しかしながら，薬物分類に関するスペクトル変化のはっきりした1つのパターンが見いだされている。抗うつ薬では，0～5Hzのスペクトルパワーの増加と，6～10Hzと30～64Hzのパワーの減少で成り立っている特別なスペクトル変化のパターンが，レム睡眠の脳波で認められることがある（図4）。効果の大きさは fluoxetine, mocolobemide と DMI の慢性投与では小さくなり，remeron や mianserin ではより小さくなる。抗うつ薬の場合のレム睡眠の脳波スペクトルパターンの特徴は，amphetamine の場合のレム睡眠脳波 t-profile とは鏡像をなしており，haloperidol, benzodiazepines, anaesthetics そして ketanserin を含む他の薬剤の場合のレム睡眠の脳波 t-profile とは明らかに異なっている。これまで覚醒時期に焦点をあててきた薬物脳波学の観点から言えば，活動的覚醒時期の脳波スペクトルに対する向精神薬の作用が，深睡眠や静睡眠の脳波スペクトルに対する作用に比べて一般的に小さいというのは興味深い。この所見は，現在のところ，テストされた全ての抗うつ薬にはっきりと現れている。睡眠段階に特異的なパワースペクトルに対する薬物作用からさらに得られた情報が，薬物分類アルゴリズムを向上させるのに役立つかもしれない。このアルゴリズムは，現在のところ睡眠変数のみに基づいている。例えば，oxotremorine は睡眠変数に基づく分類システムを用いると，明らかに false positive の抗うつ薬として分類されるが，レム睡眠の脳波スペクトルについては，oxotremorine は抗うつ薬とは完全に異なった作用を示す。すでに説明したように，これらの研究に睡眠段階自動睡眠判定装置を使用する時の固有の問題の1つは，当該の薬剤がプラセボ下で一匹ずつのラットにそれぞれ合わせた睡眠段階アルゴリズムを変えてしまう可能があることである。この問題が出現しないようにするには，3つの方法がある。第1に，Fairchild ら（1975）によって提案されているように，データの薬物依存性変動から睡眠段階依存性変動を分離するため

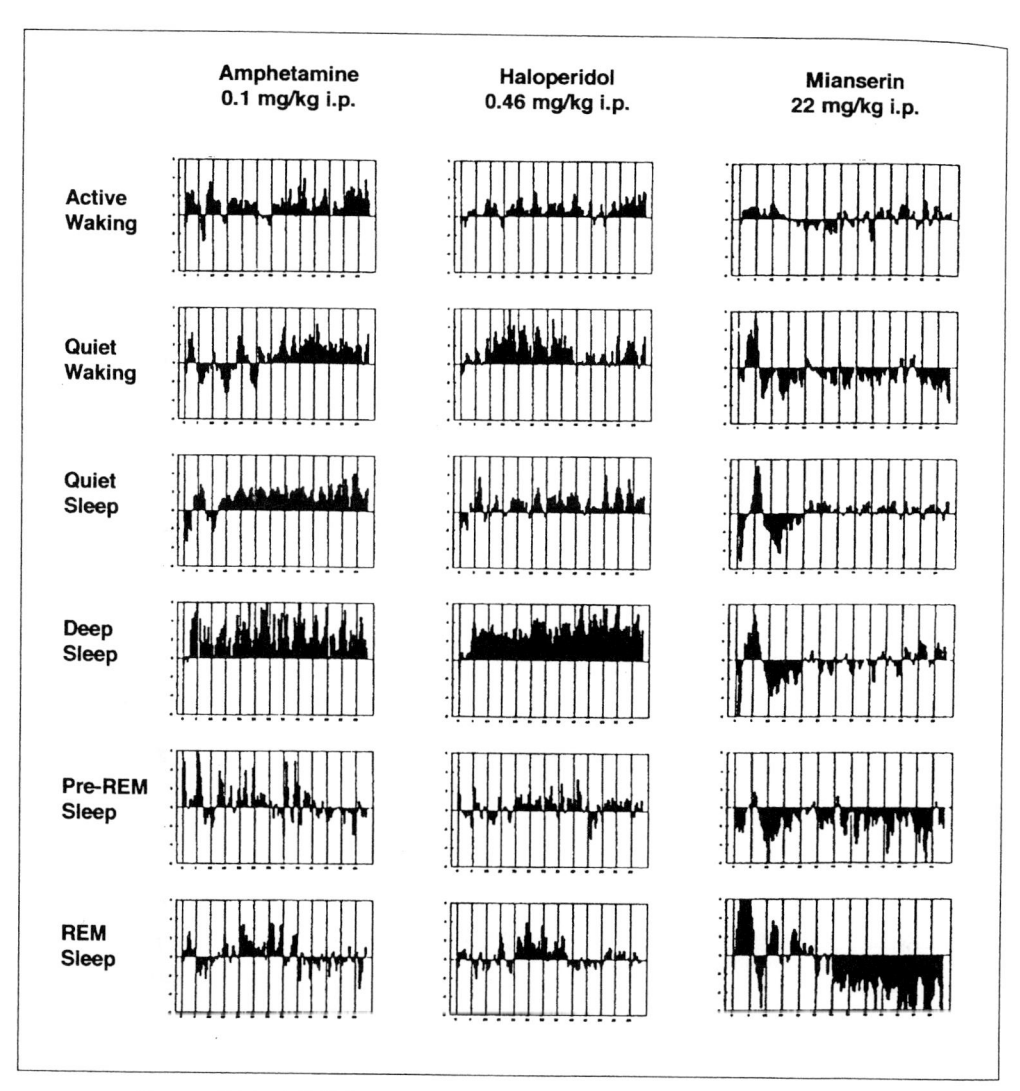

図3 3種類の向精神薬が6段階の睡眠-覚醒状態の spectral t-prfoile に及ぼす影響（投与後1.5-2.5時間の記録）。詳細は図1を参照。

に，連続的な規準判別分析のセットを使用することである。これには，周波数帯域にその作用を探し出せなくても，薬剤の作用を代表する単一の変数にたどりつくという有利な点（または不利な点）がある。第2の方法は，活動的覚醒に関して既述したように，vigilance の段階を明確にするために脳波以外の他の決定要素を使用することである。第3の方法は，多数の脳波誘導を用いることである。1つの誘導は睡眠分類に使用し，他の誘導は種々の睡眠段階に対する薬剤のスペクトルへの作用を研究するために使用することができる。我々は，睡眠段階判定のために parieto-occipital 導出を，また，その比較のために frontal 導出を使用し，oxofremorine についてそのような1つの実験を行った。図5からもわかるように，

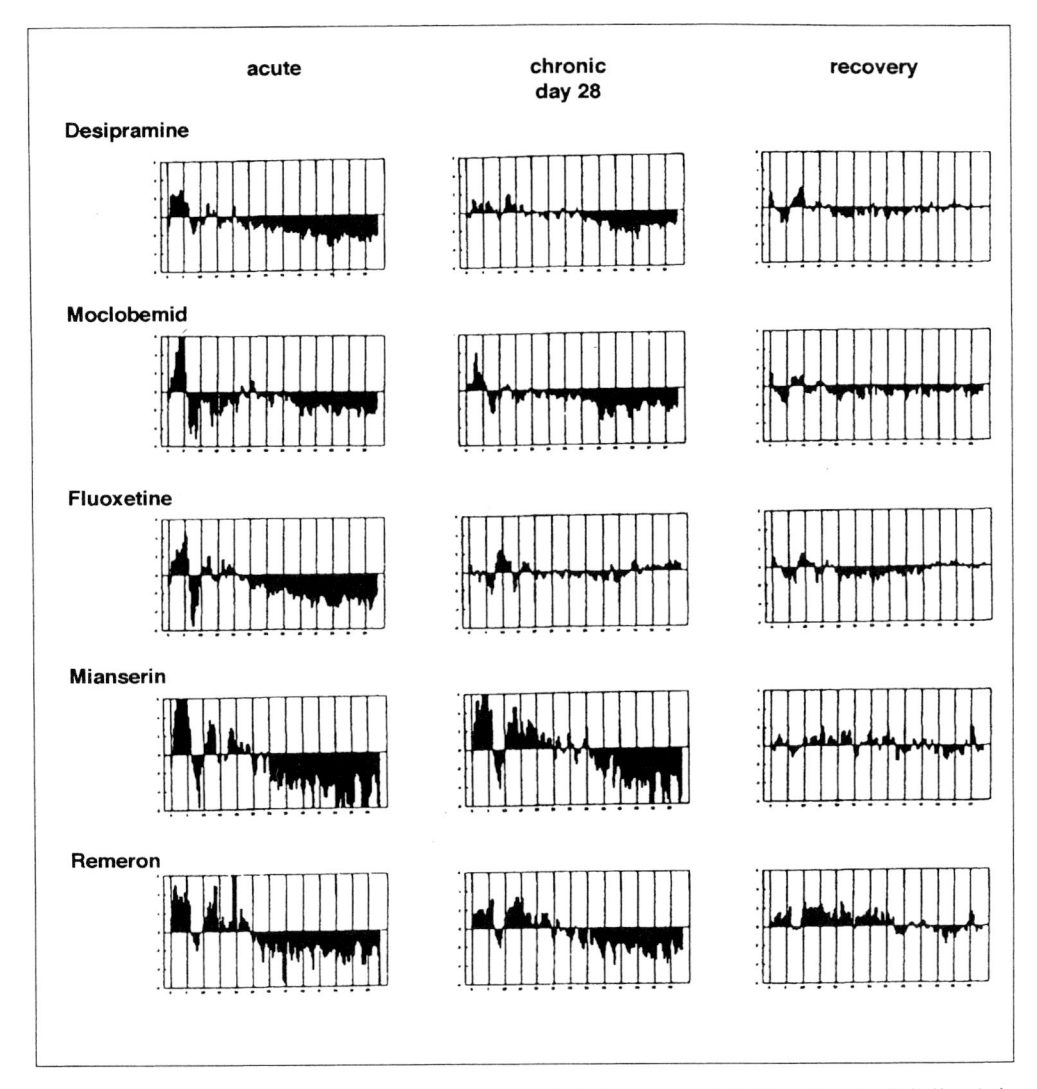

図4 抗うつ薬がレム睡眠の spectral t-profile に及ぼす影響（2:00-3:00 の記録）。左は初回投与後，中央は慢性投与中の第28日目，右は最終投与後48時間目の spectral t-profile である。すべての抗うつ薬は毎日 22mg/kg s.c. で与えられたが，DMI は 3.2mg/kg s.c. で与えられた。詳しくは図1を参照。

静睡眠の脳波スペクトルに対する薬剤の作用は両方の導出に対して同様に現れたが，活動的覚醒と安静覚醒のスペクトルについては，導出間に大きな違いが見られた。これは，睡眠段階に特異的な脳波スペクトルパラメータに対する薬剤の作用にも部位的な違いがあることを示している。

別な方法としては，薬物投与下で睡眠段階自動睡眠判定装置の結果をただ受け入れるというのがある。しかし，例えば深睡眠中のデルタパワーの減少のように，ある睡眠段階が他の睡眠段階に分類されてしまうようなかたちで，薬剤がある睡眠段階においてその特徴的な脳

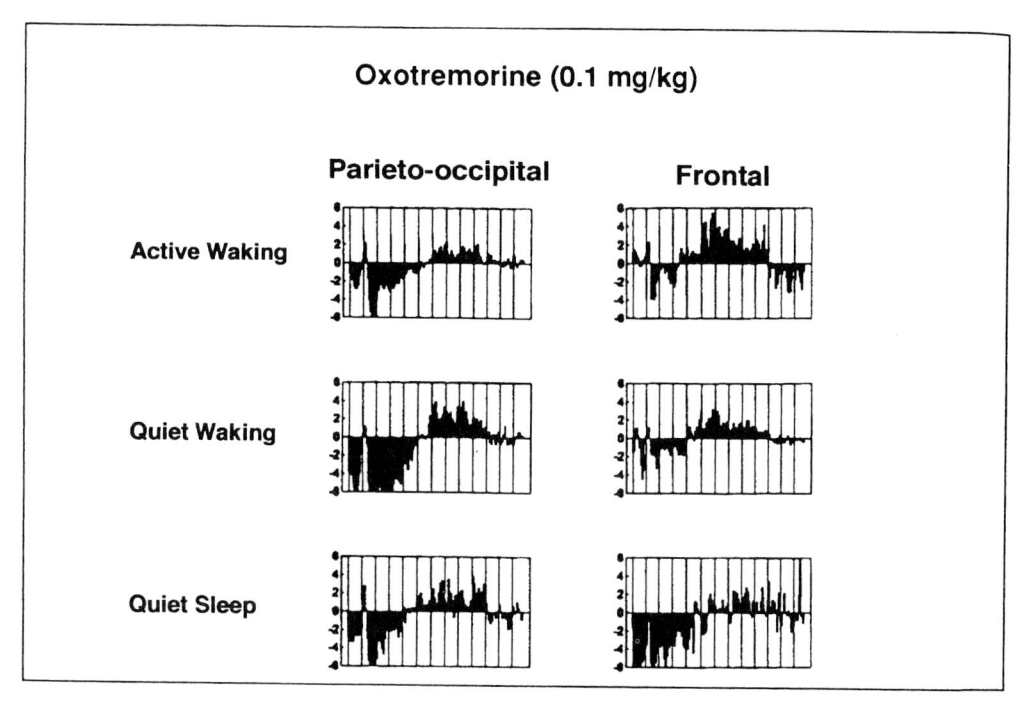

図5 Oxotremorine (0.1mg/kg s.c.) 投与後 0.5-1.5 時間において parieto-occipital と frontal cortex から記録された脳波の3つの睡眠－覚醒段階の spectral t-profile

波を変えてしまうことがある．しかし，厳密な睡眠段階自動判定装置は，視察的な睡眠判定よりも好まれることさえある．それは，ある薬剤が脳波に及ぼすその作用によっては別の研究方向に導いてくれる．薬を使用した条件下での睡眠段階自動判定装置は，この意味では，均一な脳波の箇所を分離するために型板を押しつけることとみなすこともできる．しかし，この均一な脳波には，その程度がわからないが，ある程度は脳の異なる活動状態が潜んでいるであろう．いうまでもなく，睡眠に対する薬物の作用と，その背景にある脳波に対する薬物の作用とのあいだに存在する関連性を解き明かすためには，多くの研究がなされなければならない．

(千葉 茂，三田村 保，武藤 福保，尾森 伸行，田村 義之，
石丸 雄二，石本 隆広，田端 一基，玉越 拓摩，太田 秀造 訳)

文献

Borbely, A. and Valatx, J.L. (Eds.) Sleep Mechanisms, Springer-Verlag, Berlin, 1984.
Cooper, R. (Ed.). Sleep. Chapman and Hall Medical, Londen, 1994.
Horne, J. Why we sleep.; The functions of sleep in humans and other mammals. Oxford University Press, Oxford, 1988.
Kales, A. (Ed.) Pharmacology of sleep. Handbook of Experimental Pharmacology vol. 116, Springer Verlag, Berlin, 1995.
Krijzer, F.N.C.M. and Hermann, W.M. (Eds.) Drug effects in animals. Neuropsychobiology, 28(3), 1993.

Kryger, M.H., Roth, T., and Dement, W.C. (Eds.) Principles and practice of sleep medicine. Second Ed. W.B. Saunders Co, Philadelphia, 1994.

McCormick, D.A. Neurotransmitter actions in the thalamus and cerebral cortex and their role in neuromodulation of thalamocortical activity. Progress in Neurobiology, 39, 337-388, 1992.

Shapiro, C.M. ABC of Sleep Disorders. BMJ Publishing Group, London, 1993.

Steriade, M. and McCarley, R.W. Brainstem control of wakefulness and sleep, Plenum Press, New York, 1990.

Steriade, M., Jones, E.G. and Llinas, R.R. Thalamic oscillations and signalling. Wiley and Sons, New York, 1989.

Van Dongen, P.A.M. Waken en slapen. Janssen Pharmaceutica, Tilburg, 1991.

Wauquier, A., Dugovic, C. and Radulovacki, M. Slow Wave Sleep, physiological, pathophysiological and functional aspects. Raven Press, New York, 1989.

Wauquier, A., Gaillard, J.M., Monti, J.M. and Radulovacki, M. Sleep, neurotransmitters and neuromodulators. Raven Press, New York, 1985.

Zschocke, St. and Speckmann, E.-J. Speckmann (Eds.) Basic mechanisms of the EEG. Birkhäuser, Boston, 1993.

Adrien, J. Are other 5-HT receptors besides 5-HT1A and 5-HT2 involved in the regulation of sleep and wakefulness? J. Sleep Research 1, 176-177, 1992.

Aston-Jones, G. and Bloom, F.E. Norepinephrine-containing locus coeruleus neurons in behaving rats exhibit pronounced responses to non-noxious environmental stimuli. J. Neurosci. 1, 887-900, 1981.

Baghdoyan, H.A., Rodrigo-Angulo, M.L., McCarley, R.W. and Hobson, J.A. A neuroanatomical gradient in the pontine tegmentum for the cholinoceptive induction of desynchronized sleep signs. Brain Research, 414, 245-261, 1987.

Benkert, O. and Kohler, B. Intrahypothalamic and intrastriatal dopamine and norepinephrine injection in relation to motor hyperactivity in the rat. Psychopharmacol. 24, 318-325, 1972.

Berger, M. and Riemann, D. REM sleep in depression - an overview. J. Sleep Research, 2, 211-224, 1993.

Buzsaki, G., Bickford, R.G., Ponomareff, G., Thal, L.J., Mandel, R. and Gage, F.H., Nucleus basalis and thalamic control of neocortical activity in the freely moving rat. J. Neurosci. 8: 4007-4026, 1988.

Campbell, S.S. and Tobler, I. Animal sleep: A review of sleep duration across phylogeny. Neurosci. Biobehav. Rev. 8: 269-300, 1984.

Cespuglio, R., Gomez, M.E., Walker, E. and Jouvet, M. Effets du refroidissement et de la stimulation des noyaux du système du raphe sur les états du vigilance chez le chat. Electroencephal. Clin. Neurophysiol. 47, 289-308, 1979.

Cespuglio, R., Houdouin, F., Oulerich, M., El Mansarai, M. and Jouvet, M. Axonal and somato-dendritic modalities of serotonin release: their involvement in sleep preparation, triggering and maintenance. J. Sleep Res. 1: 150-156, 1992.

Chase, M.H. Synaptic mechanisms and circuitry involved in motoneuron control during sleep In: International review of Neurobiology (Bradley, R.J., ed.) New York, Academic Press, 24, 213-258, 1983.

Davis, K.L. et al. Induction of depression with oxotremorine in patients with Alzheimer's disease. Am. J. Psychiatry, 144:468-471, 1987.

Dugovic, C. Functional activity of 5-HT2 receptors in the modulation of the sleep-wakingsleep-wakefulness states. J. Sleep Research, 1, 163-168, 1992.

Drucker-Colin, R., Aguilar-Roblero, R. and Arankowsky-Sandoval, G. Re-evaluation of the hypnogenic factor notion. In: Sleep, neurotransmitters and neuromodulators (Wauquier, A., Gaillard, J.M., Monti, J.M and Radulovacki, M, Eds.) Pp 291-304, Raven Press, New York, 1985.

Fairchild MD, Jenden DJ, Mickey MR: Discrimination of behavioral state in the cat utilizing long-term EEG frequency analysis. Electroenceph. clin. neurophys. 27:503-513, 1969.

Fairchild MD, Jenden DJ, Mickey MR: Quantitative analysis of some drug effects on the EEG by long-term frequency analysis. Proc West Pharmacol Soc 14:135-140, 1971.

Fairchild MD, Jenden DJ, Mickey MR: An application of log-term frequency analysis in measuring drug-specific alterations in the EEG of the cat. Electroenceph. clin. neurophys. 38:337-348, 1975.

Fornal, C.A. and Jacobs, B.L. Physiological and behavioural correlates of serotonergic single unit activity. In: Neuronal serotonin (N.N.Osborne and M. Hamon, eds.) Wiley, New York. Pp 305-345, 1988.

Gillin, J.C., Sutton, L., Ruiz, C. et al. The cholinergic REM induction test with arecoline in depression Arch. Gen. Psychiatry, 48, 264-270, 1991.

Glatt A, Duerst T, Mueller B, Demieville H: EEG evaluation of drug effects in the rat. Neuropsychobiol. 9:163-167, 1983.

Gnadt, J.W. and Pegram, G.V. Cholinergic brainstem mechanisms of REM sleep in the rat. Brain Research, 384, 29-41, 1986.

Horne, J. Why we sleep.; The functions of sleep in humans and other mammals. Oxford University Press, Oxford, 1988.

Inoué, S. and Krueger, J.M. (Eds.) Endogenous Sleep Factors. SPB Academic Publishing bv, The Hague, 1990.

Inoué, S. Pharmacology of the CNS peptides. In: Pharmacology of sleep (Kales, A. Ed.). Handbook of Experimental Pharmacology vol. 116, Pp. 243-278, Springer Verlag, Berlin, 1995.
Itil, T.M., Saletu, B. and Akpinar, S. Classification of psychotropic drugs based on digital computer sleep prints. In: Psychotropic drugs and the human EEG (T.M. Itil, ed.), Karger, Basel. Probl. Pharmacopsychiatry 8: 193-215, 1974.
Jacobs, B.L. Overview of the activity of brain monoaminergic neurons across the sleep-wake cycle. In: **Wauquier, A., Gaillard, J.M., Monti, J.M. and Radulovacki, M. (Eds.)** Sleep, neurotransmitters and neuromodulators. Raven Press, New York. Pp 1-15, 1985.
Jones, B.E., Bobillier, P., Pin, C. and Jouvet, M. The effect of lesions of catecholamine containing neurons upon monoamine content of the brain and EEG and behavioral waking in the cat. Brain Res. 58, 157-177, 1973.
Jones, B.E., Harper, S.T. and Halaris, A. Effects of locus coeruleus lesions upon cerebral monoamine content, sleep-wakingsleep-wakefulness states and the response to amphetamine in the cat. Brain Research, 124, 473-496, 1977.
Jones, B.E. and Webster, H.H. Neurotoxic lesions of the dorsolateral pontomesencephalic tegmentum cholinergic area in the cat. I Effects upon the cholinergic innervation in the brain. Brain Res. 451: 13-32, 1988.
Jouvet, M. Biogenic amines and the states of sleep. Science, 163: 32-41, 1969.
Jouvet, M. The role of monoamines and acetylcholine-containing neurons in the regulation of the sleep-waking cycle. Ergebnisse Physiologie, 64, 166-308, 1972.
Kleinlogel, H., Scholtysik, G. and Sayers, A.C. Effects of clonidine and BS 100-141 on the EEG sleep-pattern in rats. Eur. J. Pharmacol. 33, 159-163, 1975.
Kleinlogel H: The rat paradoxical sleep as a pharmacological test model; in Hermann WM (ed): Electroencephalography in drug research. Stuttgart, Gustav Fischer, 1982, pp 75-88.
Krijzer FNCM, van der Molen R, van Oorschot R, Vollmer F: Effects of antidepressants on the EEG of the rat. Neuropsychobiol 9:167-173, 1983.
Krijzer FNCM, van der Molen R: Classification of psychotropic drugs by rat EEG analysis: Learning set development. Neuropsychobiol 16:205-214, 1986.
Krijzer FNCM, van der Molen R: Classification of psychotropic drugs by rat EEG analysis: the anxiolytic profile in comparison to the antidepressant and neuroleptic profile. Neuropsychobiol, 18:51-56, 1987.
Krijzer, F., Koopman, P. and Olivier, B. Classification of psychotropic drugs based on pharmacoelectro-encephalographic studies in vigilance controlled rats. Neuropsychobiol. 28, 122-138, 1993.
Lopes da Silva, F., Witter, M.P., Boeijinga, P.H. and Lohman, A.H.M. Anatomic organization and physiology of the limbic cortex. Physiol. Rev. 70, 453-511, 1990.
Lopes da Silva, F., H. Hippocampal RSA in humans. Trends in Neurosciences 14, 138, 1991.
McCormick, D.A. Neurotransmitter actions in the thalamus and cerebral cortex and their role in neuromodulation of thalamocortical activity. Progress in Neurobiology, 39, 337-388, 1992.
Mereu, G.P., Scarnati, E., Paglietti, E., Pellegrini Quarantotti, B., Chessa, P., Di Chiara, G. and Gessa, G.L. Sleep induced by low doses of apomorphine in rats. Electroenceph. Clin. Neurophysiol. 46: 214-219, 1979.
Monti, J.M., Pellejero, T., Jantos, H. and Pazos, S. Role of histamine in the control of sleep and waking. In: Wauquier, A., Gaillard, J.M., Monti, J.M. and Radulovacki, M. (Eds.) Sleep, neurotransmitters and neuromodulators. Raven Press, New York. Pp 197-220, 1985.
Monti, J.M., Jantos, H, Silveira, R., Reyesparada, M, Scorza, C. and Prunell, G. Depletion of brain serotonin by 5,7 DHT: Effects on the 8-OH-DPAT-induced changes of sleep and waking in the rat. Psychopharmacol. 115: 273-277, 1994.
Monti, J.M. Pharmacology of the histaminergic system. In: Pharmacology of sleep (Kales, A. Ed.) Handbook of Experimental Pharmacology vol. 116, Pp 117-142, Springer Verlag, Berlin, 1995.
Moruzzi, G. and Magoun, H.W. Brain stem reticular formation and activation of the EEG. Electroenceph. Clin. Neurophysiol. 1, 455-473, 1949.
Nuñez, A., Curro Dossi, R., Contreras, D. and Sdteriade, M. Intracellular evidence for incompatibility between spindle and delta oscillations in thalamocortical neurons of the cat. Neuroscience 48, 75-85, 1992.
Polc P, Schneeberger J, Haefely W: Effects of several centrally active drugs on the sleep-wakingsleep-wakefulness cycle of cats. Neuropharmacol 1979;18:259-267.
Putkonen, P.T.S., Leppavuori, A. and Sternberg, D. Paradoxical sleep inhibition by central alpha-adrenoceptor stimulant clonidine antagonized by alpha-receptor blocker yohimbine Life Sciences, 21, 1059-1066, 1977.
Radulovacki, M. Pharmacology of the adenosine system. In: Pharmacology of sleep (Kales, A. Ed.) Handbook of Experimental Pharmacology vol. 116, Pp. 307-322, Springer Verlag, Berlin, 1995.
Ramm, P. and Frost, B.J. Cerebral and local glucose cerebral metabolism in the cat during slow wave and REM sleep. Brain Research, 365, 112-124, 1986.
Reiner, P.B. and Kamondi, A. Mechanisms of antihistamine-induced sedation in the human brain: H1 receptor activation reduces a background leakage potassium current. Neuroscience 59, 579-588, 1994.

Reiner, P.B. Data presented at the Second international congress of the WFSRS, Nassau, Sept 12-16, 1995.
Rougeul-Buser, a., Bouyer, J.J., Montaron, M.F. and Buser, P. Patterns of activities in the ventrobasal thalamus and somatic cortex SI during behavioral immobility in the awake cat: Focal waking rhythms. Exp. Brain Res. (suppl.) 7: 69-87.
Ruigt, G.S.F., van Proosdij, J.N. and van Wezenbeek, L.A.C.M. A large scale automated system for rat sleep staging. I methodology and technical aspects. Electroenceph. and cClin. Neurophysiol., 73: 52-64, 1989a.
Ruigt, G.S.F., van Proosdij J.N. and van Wezenbeek L.A.C.M.: A large scale, high resolution, automated system for rat sleep staging. II Validation and application. Electroenceph. cClin. nNeurophys. 73: 64-71, 1989b.
Ruigt, G.S.F., Belgraver, J. and Egberts, D.J.N. Voorspelling van de therapeutische werking van nieuwe psychofarmaca met behulp van neurale netwerken. In: Kennistechnologie '92. Pp 105-116, 1992.
Ruigt, G.S.F. The phosphodiesterase inhibitor rolipram has antidepressant-like effects on EEG-defined rat sleep-waking behaviour. Sleep-Wake Research in the Netherlands 3: 133-139, 1992.
Ruigt, G.S.F., Engelen, S., Gerrits, A. and Verbon, F. Computer-based prediction of psychotropic drug classes based on a discriminant analysis of drug effects on rat sleep. Neuropsychobiol. 28: 138-154, 1993.
Sakai, K. Central mechanisms of paradoxical sleep. Exp. Brian Res. Suppl. 8: 3-19, 1984
Sallanon, M., Kitahama, K, Denoyer, M, Cay, N. and Jouvet, M. Insomnie de long durée après lésion des périkarions de l'aire préoptique paramédiane chez le chat. C.R. Acad. Sci. Paris 303: 175-179, 1986.
Soldatos, C.R. and Dikeos, D.G. Neuroleptics, antihistamines and antiparkinsonian drugs: effects on sleep. In: Pharmacology of sleep (Kales, A. Ed.) Handbook of Experimental Pharmacology vol. 116, Pp. 443-464, Springer Verlag, Berlin, 1995.
Steriade, M., McCormick, D.A. and Sejnowski, T.J. Thalamocortical oscillations in the sleeping and aroused brain,. Science, 262, 679-685, 1993.
Steriade, M., Curro Dossi, R and Nuñez, A. Intracellular studies of thalamic neurons generating sleep delta waves and fast (40Hz) oscillations during arousal. In: Basic mechanisms of the EEG (Zschocke, St. and Speckmann, E.-J., Eds.), Pp 129-144), Birkhäuser, Boston, 1993.
Svensson, T.H., Bunney, B.S. and Aghajanian, G.K. Inhibition of both noradrenergic and serotonergic neurons in brain by the alpha-adrenergic agonist clonidine. Brain Res., 92, 291-306, 1975.
Tononi, G., Pompeiano, M. and Pompeiano, O. Modulation of desynchronized sleep through microinjection of beta-adrenergic agonists and antagonists in the dorsal pontine tegmentum of the cat. Eur. J. Physiol., 415, 142-149, 1989.
Ursin, R. and Sterman, M.B. A manual for standardized scoring of sleep and waking states in the adult cat,. Brain Information Service/Brain Research Institute, Univ. California, Los Angeles, 1981.
Vanderwolf, C.H. The electrocorticogram in relation to physiology and behavior: a new analysis. Electroenceph. cClin.ical nNeurophysiol. 82, 165-175, 1992.
Van Proosdij and Ruigt, Effects of selective serotonergic agonists and antagonists on rat sleep-waking behaviour and sleep-stage dependent power spectra. J. Sleep Res. 3(S1), 264, 1994.
Velasquez-Moctezuma, J., Gillin, J.C. and Shiromani, P. The effect of specific M1 and M2 receptor agonists on REM sleep generation. Brain Research, 503, 128-131, 1989.
Velasquez-Moctezuma, J., Shalauta, M.D., Gillin, J.C. and Shiromani, P.J. Microinjection of nicotine in the medial pontine reticular formation elicits REM sleep. Neurosci. Letters, 115, 265-268.
Wauquier, A., Clincke, G.H.C., Van den Broeck, W.A.E. and De Prins, E. Active and permissive roles of dopamine in sleep-wakingsleep-wakefulness regulation. In: Wauquier, A., Gaillard, J.M., Monti, J.M. and **Radulovacki, M. (Eds.)** Sleep, neurotransmitters and neuromodulators. Raven Press, New York. Pp 107 120, 1985.
Wauquier, A. Pharmacology of the catecholaminergic system. In: Pharmacology of sleep (Kales, A. Ed.). Handbook of Experimental Pharmacology vol. 116, Pp 65-90, Springer Verlag, Berlin, 1995.
Vogel GW, Buffenstein A, Minter K, Hennessey A: Drug effects on REM sleep and on endogenous depression. Neuroscience and biobehavioral reviews 1990;14:49-63.
Zepelin, H. Mammalian sleep. In: Kryger, M.H., Roth, T., and Dement, W.C. (Eds.) Principles and practice of sleep medicine. (2nd Ed.) W.B. Saunders Co, Philadelphia. Pp 69-80, 1994.

Chapter 12

人間の薬理学における薬物脳波学：
健常者における中枢神経系作用薬の安全性と薬力学の特徴

Pharmaco-EEG in Human Pharmacology

Helmut Ott

1. 序　文

　1932年には早くもHans Bergerは，向精神作用のある薬物の服用後における脳皮質活動の変化を記載し，これによって今日の脳波による精神薬理学研究の基を築いた。

　このテーマに関して，本章ではおもに人間の薬理学における脳波の応用に重点をおく。被験者における物質の最初の試用—たとえば人間の薬理学における第Ⅰ相試験—において，物質は安全性，耐性，薬力学の側面から承認されるべきである。開発過程で選ばれる物質の数は，数千の新規化学物質（NCE）の合成から臨床開発後のたった1つの登録まで大幅に減少してしまう。この選択の過程において，人間の薬理学の役目はひきつづく臨床治験段階，すなわち第Ⅱ相，第Ⅲ相，第Ⅳ相のために情報と決定をもたらすことである。本章では，人間の薬理学における薬物脳波学の応用に焦点をあてる。最初に脳波の電気的な起源について知られていることを述べる。

　基本的に，脳皮質連合野の電気生理学的変化は，脳波の種々の手法を用いることで，無傷で頭蓋から非侵襲的に測定できる。生体電位の振幅は皮質電場の一定の変化に起源がある。それは皮質電場電位と呼ばれる（Zschocke, 1991）。最初に，この電場電位は軸索—樹状突起の神経細胞の構造によって発生する。細胞活動の電位の違いが，電気的ポリグラフ記録の振幅や周波数で表現される。これらは通常，中枢神経系の全般的な活動の一部として解釈される。

　しかし，脳皮質表面に対して直角である双極子としての錐体細胞を同定する古典的な双極子理論には疑問がある（詳しい議論はCooper et al., 1984を参照）。

2. 脳波研究

　さまざまな脳波研究は，安全性や薬力学に関して薬物や開発中の物質を検査するために用いられる。つぎに脳波研究についてより詳しく記述する。

脳波は，頭蓋骨の表面あるいは脳の深部から記録することができる。倫理的配慮から，健常被験者における薬物脳波学研究は，頭蓋骨表面からの記録に限られる。

電気生理学では，自発活動と事象関連電位（EP）に区別される。事象関連電位は，電気生理学にしたがい外因，内因，緩徐の各電位に分けられる。自発電気活動は，一方ではアルファ型やベータ型のように被験者の体質の特徴を，他方では変化しうる状態の特性をあらわす。これらの状態から，睡眠脳波，薬物脳波，賦活脳波（あるいは課題関連脳波）の研究がよく知られている。随伴陰性変動ばかりでなく早期・後期の成分の事象関連電位研究は，刺激や情報処理の速度を予測するために用いられる。そこで，自発脳波研究は次章でより詳しく述べる。

臨床脳波は，脳波の特徴たとえばアルファ型，ベータ型などにしたがって，ある被験者集団を特徴づける標準的なルーチンの選別の道具として用いられる。脳波にてんかん性あるいはてんかんの徴候が明らかにある被験者は，臨床試験の開始前に除外される。さらに臨床脳波は，とくに刺激特性のある新規化学物質の服用における安全性の研究に用いられる。突発性あるいはてんかん性脳波が記録されると，対策が講じられ，たとえば解毒剤の服用が始められる。

標準的な薬物脳波は，しばしば偽薬および/あるいは標準的な薬物のさまざまな用量において開発中の物質と比較しながら，時間と用量との関係を研究するためにルーチンに実施される。伝統的には2つの薬物脳波学の方法，すなわち安静記録と反応時間記録が研究の一定の時点で続けて実施される。安静記録は，被験者が無作為の間隔に出現する低音や高音に対してボタン押しの反応をする反応時間記録より，覚醒度の大きな変動のもとで脳波を判定することができる。覚醒状態における閉眼・安静・座位の基本条件で脳波が記録される。主として，鎮静，刺激あるいは覚醒度の変化のような薬理学的な効果によって予測がたてられる。

賦活脳波（あるいは課題関連脳波）の際には，開眼で特別な課題の手順がなされる。被験者が精神運動追跡課題を遂行しているあいだに脳波が記録される。シェリング（Becker, 1992）においてあらたに確立されたこの方法は，標準化されて妥当性が承認され，覚醒状態中の鎮静あるいは刺激効果のある物質の評価ができる。さらに薬物脳波学は，向精神薬の分類に役立つ（Herrmann, 1982）。

終夜睡眠脳波は，伝統的に睡眠薬やその他の鎮静薬物の睡眠プロフィールを確立するために用いられてきた。刺激物質さえも，睡眠段階や睡眠リズムをゆがめる潜在能力を評価される。伝統的に睡眠脳波はRechtschaffenとKales（1973）の基準にしたがって視察的に判定される。しかし，クロノスペクトログラムもまた有用な情報を明らかにする可能性がある（Ott, 1993）。

反復睡眠潜時検査（MSLT）は，前夜の鎮静物質の服用後における日中の睡眠圧を測定す

るのに利用される。被験者は日中2時間ごとに20分間就床させられ，睡眠潜時が測定される。通常，RechtschaffenとKalesの基準にしたがった視察的な判定が用いられる。しかし，反復睡眠潜時検査ばかりでなく終夜睡眠脳波は高速フーリエ解析によって解析され，クロノグラフで表示される（Ott, 1993）。

原則的に事象関連電位は，人間の薬理学研究の初期段階における物質の安全性と薬力学の両方の側面を測定することにも応用される。興味あることに，すべての薬物脳波学の方法とすべての定量的に評価された睡眠脳波は，さらにいわゆる脳マッピング法を用いてトポグラフィー的に解析される（Coppola and Herrmannn, 1987）。

3．標準化

どの方法においても，妥当性はモデルの質に大きく関連する（Ott et al., 1992）。この枠組みにおいて，さまざまな臨床的・電気生理学的な指針が作り出された。マニュアル，指示，表示，反応記録，反応評価，技術的記述および機器の保守にたいして統一性が確立されるべきである。

4．脳波応用のための薬理学的仮説

高価な薬物脳波学の方法の応用を正当化させるには，各臨床試験において当該の物質の薬理学的仮説に言及すべきである。

健康な若年あるいは老年の被験者における人間の薬理学（第I相試験）において基本的な薬理学的仮説が，実験薬理学研究の例によってここで討論される（表1）。この表は，考えられる多数の薬理学的仮説のいくつかを，脳における有効性のような一般的な仮説に，さらに覚醒度の変化のような固有の活動あるいは拮抗や増強のような物質の相互作用に関する特殊な仮説にまとめた。

この展望から，次章においてより詳しく記載する。

4.1. 一般的な仮説：脳における生物学的有効性があるか─はい/いいえ？
　　　例：theophylline

第I相計画のごく初期段階に一般的な薬理学上の疑問がおこる。物質は中枢神経系レベルで有効性があるか？　文献（Matejcek et al., 1985を改変）から選ばれた例，すなわちtheophyllineの臨床試験がこのアプローチを示す。

Theophyllineは喘息の予防に必要であり，脳血管関門を通過することが示唆された。12名の健常な若年被験者は，無作為交差計画法で300mgか600mgの薬物かあるいは偽薬を服

表1　人間の薬理学における脳波法の研究目的

薬理学的仮説	物質（例）
一般的な仮説	
・脳での作用	theophylline
・日内変動	
特殊な仮説：固有の活動	
・覚醒度の変化	lormetazolam
・睡眠薬プロフィール	lormetazolam
・日中の睡眠圧：持ち越し効果	flurazepam/diazepam/lormetazolam
・脱賦活化	lormetazolam
・刺激，認知増強	gedocanil
特殊な仮説：相互作用（拮抗作用）	
・完全拮抗作用	lormetazolam/ZK 95962
・部分拮抗作用—加齢障害モデル	scopolamin/ZK 93426
・追加，増強	lormetazolam/etomidate

用した。薬物脳波は，O_2-C_zの電極位置から30分，1，2，4，6，8時間ごとに15分間記録された。平均周波数（0-40Hz）の時間経過が評価された。Theophyllineは脳に作用し，さらにおもに刺激するという予測が確かになった。平均周波数が用量に依存し，時間とともに増加するという事実を基に考えられた。

4.2. 日内変動があったか：はい/いいえ？　例：theophylline; bromerguride

午後の居眠りはよく知られた事実であり，Richardsonら（1982）によって実証されたように反復睡眠潜時検査法（MSLT）で客観化された。このMSLTは，ほとんど真夜中と同じくらい，とくに高齢者（Broughton, 1989）では，午後でも早い睡眠開始を示した。偽薬群の概半日リズムと種々の物質によっておこる変化の違いは，theophyllineを用いたMatejcekら（1985）とbromergurideを用いたRohloffら（1992）の研究に基づいている。

この特殊な仮説は，物質の固有の活動および種々の薬剤間の相互作用に関連する。

4.3. 覚醒度の変化と薬力学　例：lormetazepamの用量依存

Kurowskiら（1982）によって記載された2つの実験において，被験者はベンゾジアゼピン系のlormetazepamを単回経口（1 mgと3 mg）で服用した。血漿薬物濃度はラジオイムノアッセイによって検出された。速い吸収のあと，用量依存の血漿濃度ピークは投与2時間後に測定された。2-コンパートメントモデルを適用して，薬物が10.3時間の半減期で排泄された。脳波パワーは1時間後，優勢アルファの周波数ばかりでなくデルタ，アルファ2，ベータ1の周波数帯域においても最大の変化に達し，それ以降種々の速度で前の濃度まで低下した。覚醒度に鋭敏な脳波変化すなわちデルタとアルファ2は，血漿濃度の半減期で示されるより早く減少した。対照的に，3 mg投与で相対ベータパワーの減少は，血漿濃度の時

間経過により近く並行した。この研究において，ベンゾジアゼピンの単回経口投与後，コンピュータ解析脳波は，一方では覚醒度が低下する効果（デルタとアルファ2）の時間経過，他方では薬理学的効果（ベータ1）の種々のより長く続く時間経過に対する適切なモニタに思われた。

Bromerguride と haloperidol：異なったプロラクチン分泌と薬力学でのアルファ周波数。

新規化学物質の固有の活動を検査するためのもうひとつの例は，次の試験の結果で説明された。無作為二重盲検平行法（各群 n=15）に従い，45名の男性被験者は haloperidol 4 mg，bromerguride（ergoline 誘導体）4 mg あるいは偽薬を単回経口で服用した。この具体的な目的は，haloperidol と比較して bromerguride の"神経遮断薬プロフィール"を同定することである。その結果は，両方の薬物とも3時間後と5時間後にアルファ帯域の著明な減少を示した。さらに両方の薬物はベータパワーを増加させ，タッピング，ペグボードの遂行と気分を低下させた。両方の薬物は，プロラクチン濃度の増加によって典型的なドパミン遮断を示した。Bromerguride と haloperidol のおもな違いは，2つの時間—効果曲線間の時間の差であった。bromerguride は，haloperidol より短い時間で，より速くそしてより少ない程度で薬物脳波と行動効果をひきおこした。

4.4. 睡眠薬プロフィール　例：lormetazepam の終夜脳波プロフィール

睡眠障害患者あるいは"睡眠貧困者"の単一症例の研究において，Kubicki（1982）は，lormetazepam 1 mg の適用による障害された睡眠プロフィールの改善を描写した。この脳波は，Rechtschaffen と Kales（1973）の基準にしたがって判定された。睡眠プロフィールの正常化は，つぎの側面によってあらわされた。

・睡眠潜時の減少
・徐波睡眠の増加
・レムサイクルの回数の増加
・覚醒時間の減少
・第1段階の延長

Lormetazepam 1 mg の薬物治療が睡眠機構全体を改善したことには疑いがない。最近の技術は，視察による睡眠段階判定のような睡眠プロフィールの古典的な方法ばかりでなく，パワスペクトル解析によっても，夜間の睡眠を観察することを可能にした。基本的には，7時間の C_z-A_2 導出の終夜脳波を5分間の区画ごとにパワスペクトルとして算出し，つづいて z 軸を84区画でいわゆる 2.5-D-クロノスペクトログラムに配列する。この y 軸はパワーをあらわし，一方 x 軸はデルタからベータ3までのよく知られた周波数帯域を異なる色で描写する。

おもに抗不安作用をともなうベンゾジアゼピン受容体部分作動の新しいβ-carboline abecarnil の試験において，上述した脳波解析の2つの方法，すなわち視察による睡眠段階判定および終夜脳波パワスペクトル解析が用いられた。

この目的は，3日間の1日3回摂取後，第1日と第3日に測定された abecarnil, lorazepam および偽薬における睡眠導入の特性の比較である。用量はつぎのように選択された。abecarnil 2.5mg, 1日3回；lorazepam 1 mg, 1日3回および偽薬を1日3回の錠剤を用いた経口投与。この計画は，各群12名の健常な被験者から成る3群の独立平行無作為二重盲検法である。

Rechtschaffen と Kales にしたがった古典的な視察判定では，lorazepam のみに著明な第1夜効果が明らかになったが，偽薬と abecarnil はそうではなかった。

しかし，夜間睡眠全体のパワスペクトル解析は，この当該の両方の薬物における明確な第1夜と第3夜の効果を示した。それにもかかわらず，睡眠紡錘波（睡眠第2段階の特徴！）の出現時期における abecarnil の睡眠促進効果は，ベンゾジアゼピン受容体の完全作動薬として知られている lorazepam ほど顕著ではなかった。

さらに lorazepam の主効果は，第1夜と第3夜における最後の2つの四半期に限局され，一方 abecarnil は第3夜の第2四半期に主要な睡眠促進効果があった。これらの定量薬物脳波解析の結果は，それぞれ約12時間（lorazepam; Schuetz, 1989）および6時間（abecarnil）と異なる半減期を反映しているであろう。

この例は，睡眠物質についての古典的な定性的睡眠段階判定が定量的脳波解析で補完され，改良されたことを示す（Borbely, 1985）。

4.5. 薬物脳波によって測定された日中の睡眠圧　例：diazepam と flunitrzepam の持ち越し効果

無作為偽薬対照計画で，10mg の diazepam, 2 mg の flunitrzepam, 2 mg の lormetazepam の夕方における単回経口投与前，12時間，36時間，156時間ごとに薬物脳波パラメータについて比較した。指標はベータ帯域（12.5-30Hz）とした。Lormetazepam とは対照的に，flunitrzepam と diazepam は12時間と36時間でベータ帯域の著明な増加を示した。この例は，短時間作用と長時間作用のベンゾジアゼピン系薬物がさまざまな持ち越し効果をひきおこすことを示した（Ott, 1984）。

4.6. 脱賦活化　例：lormetazepam による覚醒度の歪み

賦活脳波，すなわち最近シェリングの研究室において確立された課題関連試験を用いることによって，精神運動追跡検査中の lormetaepam（2 mg 錠剤）の自発脳波への影響が標準的な安静脳波より速く検出されることが示された（Becker, 1992; Ott et al., 1990）。この研

究では，lormetazepam によっておこる鎮静の方向への覚醒度の変化は，すでに吸収相で確認され，一方これらの変化は安静時脳波法によっては薬力学のピーク相において観察される。

行動追跡ビデオの詳細な解析はまた 55 分から 65 分までの血漿濃度ピーク時間において，1 名の被験者で微小睡眠（マイクロスリープ）のエピソードを明らかにすることができた。同じ所見は，もし 55 分から 65 分までの偽薬と比較すると，lormetazepam 群全体でも事実であった。

追跡検査実行中のシータ活動の明瞭な増加は，薬物治療の保護効果として解釈された (Gale and Edwards, 1983)。15 分から 25 分までのビデオ追跡脳波の 10 分間を示した単一例のクロノスペクトルグラムにおけるシータの増加は，もし 10 分から 15 分までと 25 分から 30 分までの 2 つの安静脳波を比較すると，明らかにみられる。30 分後のこの被験者の lormetazepam の鎮静作用は，15 分後の安静記録と比較すると，アルファ周波数の低下，デルタ周波数とベータ周波数の増加によってわかる。

4.7. 刺激　例：認知増強剤としての gedocarnil

ベンゾジアゼピン受容体リガンドの部分的反作動薬の gedocarnil に関する 24 名の高齢男女の無作為二重盲検偽薬対照交差試験において，薬物脳波パラメータが刺激の特性を検出するために用いられた。0.5mg と 2.5mg gedocarnil は偽薬に対して有意差を示さなかったが，10mg gedocarnil は覚醒度の指標 $\alpha/\delta+\theta$ を増加させた。

この結果は，gedocarnil の固有の作用が，抗アルツハイマー薬物治療における認知増強効果の臨床評価を受けるべき開発中の物質であることを前提にしていた。

4.8. 相互作用，ほかの特殊な薬理学的仮説　例：lormetazepam と ZK 95962 の完全拮抗作用

Dorow ら (1987) は，lormetazepam と新しいベンゾジアゼピン受容体の拮抗薬 β-carboline 誘導体 ZK 95962 とのあいだの相互作用を調べた。2 mg lormetazepam 注射後，アルファ帯域は減少し，ベータ周波数とデルタ周波数は増加したことが示された。驚くことに拮抗薬の静脈注射後，lormetazepam 誘発睡眠は終結させられなかった。被験者はその注射後少なくとも 15 分間覚醒しなかった。ベンゾジアゼピン受容体の拮抗薬 flumazenil とは対照的に，遅延拮抗作用は開発中の物質の未知の代謝産物によってひきおこされたことはこの研究であきらかとなった。その結果，この物質は臨床的には開発されなかった。

視察脳波判定の具体的な方法は，Kugler (1980) の基準に基づいている。彼は，表 2 でわかるように詳しい定義で Rechtschaffen の第 1 段階から第 4 段階を 15 段階に細分化した。この手順は，覚醒と睡眠の深さにしたがって覚醒度を段階づけすることができ，麻酔状

表2 RechtschaffenとKales（1973）およびKuglerら（1980）による睡眠段階の特徴

ノンレム段階 Rechtschaffen	ノンレム段階 Kugler	脳波パタン： 特徴像	脳波パタン： 反応	行動の記述
覚醒	A0	正常範囲	視覚抑制（VB）	覚醒
1	A1	α広範性	視覚抑制減少	傾眠
	A2	α低い，まれ，遅い	逆説的視覚抑制	
	B0	θ低い	視覚抑制欠如	入睡
	B1	σ低い，θ中等度	低い頭蓋頂波	
	B2	σ低い，θ中等度	高い頭蓋頂波	
2	C0	θ+σ高い	K複合波	軽睡眠
	C1	θ+σ高い，時間で30%		
	C2	θ高い，遅い，時間で50%，ほぼ持続的		
3	D0	δ時間で30%まで	大きいK複合波，δ活動中等度睡眠	
	D1	δ時間で50%まで		
	D2	δ時間で80%まで		
4	E0	δ持続的		深睡眠
	E1	δ非常に平坦		
	E2	δ非常に遅く，高い		
REM	B/REM	低い，急速，急速眼球運動をともなうA1-B2	部分的に無反応(B0)；部分的に頭蓋頂波	急速眼球運動；夢

態におもに用いられる。

　Doenickeら（1984）の研究では，lormetazepamの注射による睡眠導入は，flumazenilの注射によって15分後，完全に拮抗された。Flumazenilの1.5時間という半減期が9時間のlormetazepamのそれを覆うには短いために，Kuglerにしたがった脳波判定は，lormetazepamが睡眠を開始した7時間までの連続的な回復を明らかにした。

　薬物脳波の補助によるほかの例では，20mg abecanil服用後のflumazenilの用量依存性拮抗反応が調べられた。きわめて高用量のabecanil投与2時間後の鎮静効果は，abecanilと偽薬とのあいだの相互作用において容易に確認された。0.3mg，0.9mg，2.7mgとflumazenilを増量すると，高用量においてのみ完全拮抗作用が明らかとなった。この研究は，拮抗薬が全か無かの法則によって反応せず，用量に依存的に作用することを明確にした。この用量に関する情報は，臨床家にとってひきつづいて開発中の物質を第II相試験にもってゆくにははきわめて有用である。

4.9. 部分拮抗作用　例：scopolamineとZK 93426による加齢障害モデル

健常被験者におけるいわゆる加齢障害モデルにおいて（Sanitta et al., 1987; Oldigs-Kerber et al., 1989），scopolamine は明瞭な鎮静をひきおこす。Scopolamine 投与下（体重70kg 当たり0.5mg）の20名の被験者の薬物治療群において，脳波のパワースペクトラムのデルタ帯域は2倍以上であった。この前値に対する増加は，体重当たり0.04mg/kg の用量の静脈注射で弱い正反対の部分的な拮抗作用がある開発中の物質 ZK 93426 によって部分的に抑制された。これらの結果から，この仮説は，Bente（1977; Ott and Oldigs-Kerber, 1991）によって，β-carboline ZK 93426 は覚醒度を強調するということが確証された。

4.10. 追加および増強　例：Etomidate は lormetazepam や diazepam の睡眠前投与効果を増強させる

Doenicke ら（1980）は，短時間作用の睡眠薬 etomidate についてつぎのような無作為一重盲検交差法を実施した。10名の健常被験者が，一方では lormetazepam の前投与につづいて etomidate 麻酔され，他方 diazepam に etomidate 麻酔が続けられた。2つの麻酔のあいだには最低4週間の間隔をおいた。前投与に先立つ15分前から，脳波，眼電図および心電図のポリグラフが120分まで連続的に測定された。脳波記録が，上述した Kugler（1980）の基準にしたがって覚醒睡眠グラムを作成するために用いられた。このデータは，短い持続だが30分と40分のあいだで効果がみられ，etomidate の睡眠薬前投与薬としての強い潜在能力が明らかになった。

さらに，lormetazepam の精神安定化と鎮静の効果は，diazepam と比較していくぶん強いことがあきらかであった。2つの薬物の投与後2時間において，lormetazepam の睡眠効果は diazepam よりいくぶん速く減少した。Lormetazepam 治療下の標準偏差はより小さかった。

5．試験相や物質の分類に関する専門知識の蓄積

動物の薬理学研究から臨床の第 IV 相試験に至るまでに導き出された脳波研究の成果は集積され，このように開発中のある物質の効果の生体電気的スペクトラムを明らかにする。この増加する知識は，他の薬力学のパラメータと組み合わせて，鎮静，中立あるいは刺激の特性を含む。

物質は，睡眠薬，抗てんかん薬，抗不安薬，神経遮断薬，抗うつ薬，向知性薬，精神刺激薬，鎮痛薬のように分類され，脳に直接作用するが，基本的には脳波によって安全性や薬力学の説明が必要とされる。しかし，もし物質の標的器官が中枢神経系（CNS）でなければ，定量薬物脳波は開発中の物質が鎮静あるいは刺激プロフィールかを判定するのにまた有用である。このように，ホルモン，エルゴットアルカロイド，ベータ遮断薬，抗ヒスタミン薬，

表3 新規化学物質（NCE）の開発段階における脳波の貢献

顕在化と予測	限界
・脳での作用，全中枢神経系への効果	・注意：脳波に影響を与えない中枢神経系化合物たとえば terguride がある。
	・中枢と末梢の効果の区別が不明確である。
・薬力学：鎮静あるいは刺激の特性	・一般的にアルファ保有者に制限される。
・用量関連	・高齢者の脳波は若年の被験者より解釈がよりむずかしい。
・時間関連	
・薬物相互作用	・"人間における毒性学"がない。
・向精神薬を分類する鑑別薬物脳波	・考察における議論がある。
	・脳波はほかの生理学的方法を代用しない。
・種々の臓器レベルのポリグラフ測定	・脳波はおおがかりな方法である。
・試験相が重複した方法：種のあいだの適用	・比較が体系化されていない。

コーチゾン誘導体あるいは化学療法も，薬理学的実験においてその作用を電気生理学的に判定される。

6．第Ⅰ相試験における脳波研究の有用性と限界

薬理学試験における脳波の有用性と限界および開発過程の物質の探索にとっての有用性に関して，つぎの報告が注目される（表3参考）。

向精神作用がある物質の脳における作用は，種々の脳波モデルを用いて比較的著明な正確さで検出される。経験的な事実は，脳波研究が薬理学的差違を抽出するのに心理学的検査と等しい効果であるか，あるいはよりよいことを示す（Ott, 1984）。しかしながら末梢と中枢の効果のあいだの解離は，もし脳波法だけに基づいたら不明確になってしまう。

疑いなく用量反応関係と時間関係は認められる。とくに開発中の物質が鎮静あるいは刺激の特性をもっているかという中枢神経系に反映する効果は確認される。しかし，いわゆるアルファ保有者といわれる優勢周波数をもっている被験者によってのみこれらの所見は一般的に認められる。高齢者の脳波は，若年の被験者のように解釈が容易ではない，なぜなら個人差が高齢人口では相当大きいからである。

脳波は，中枢神経系レベルにおける薬物の相互作用に関する研究においてきわめて有用である。

抗不安薬，抗精神病薬，抗うつ薬のような向精神薬のさまざまな種類の分類法のための薬物脳波学（Herrmann, 1982）のアプローチには議論の余地がある。明らかに脳波法は，ほかの医学的あるいは心理学的測定を代用することはできない。

理想的には脳波ポリグラフは，同時に種々の効果器としての器官からの生体電気信号を確認できることではきわめて有用である。脳，眼，心臓，精神運動反応などのような種々の器

官系からの指標は，関連性を示し，お互いに依存しながら解析される。

さらに脳波は心電図と同様に，物質のすべての開発段階にとって持続的に用いることができる方法である。動物，健常な被験者および入院・外来患者において。

要約：人間の薬理学の観点から脳波は非侵襲的で鋭敏にそして確実で早期に，向精神薬あるいはほかの種類の新規化学物質によって生じる，中枢神経系の予期されるあるいは予期されない変化について検出することができる。

（上埜 高志 訳）

文 献

Becker E (1992) EEG-Veränderungen bei einer psychomotorischen Koordinationsaufgabe. Dissertation. Peter Lang, Frankfurt, Basel, New York

Bente D (1977) Vigilanz, Psychophysiologische Aspekte. Verhandl. Dtsch. Gesellsch. Inn. Med.83:945952

Berger H (1932) Über das Elektrenkephalogramm des Menschen III Mitteilung. Arch. Für Psychiat. Nervenkrankh. 94:16-60

Borberly AA, Balderer G, Trachsel L, Tobler I (1985) Effect of midazolam and sleep deprivation on daytime sleep propensity. Arzneim-Forsch 35: 1696-1699

Coppola R, Herrmann WM (1987) Psychotropic drug profiles: Comparisons by topographic maps of absolute power. Neuropsychobiology 18:97-104

Doenicke A (1984) Modern Trends in the Investigation of New Hypnotics in Anaesthesia.IN: Hindmarch I, Ott H, Roth T (eds) Sleep Benzodiazepines an Performance /Psychopharmacology Supplementum1 Springer Verlag, Berlin Heidelberg New York Topkio, pp 119-132

Doenicke A, Ott H (1980) Lormetazepam Noctamid (R) - Anaesthesiologie und Intensivmedizin 133/ Anaesthesiology and Intensive Medicine Care. Springer Verlag, Berlin Heidelberg New York,

Dorow R, Duka T, Höller L, Sauerbrey N (1987) Clinical Perspectives of Beta-Carbolines From First studies in Humans. Brain Research Bulletin 3:319-326

Gale A, Edwards J (1983) Physiological Correlates of Human Behavior. Academic Press London, London

Herrmann WM (1982) Development and critical evaluation of an objectiv procedure for the elektroencephalographic classification of psychotropic drugs. IN: Herrmann WM (ed) Elektroencephalography in Drug Research. Gustav Fischer Verlag, Stuttgart New York, pp 249-351

Kubicki ST (1982) Polygraphic Profiling of Sleep Promoted by Hypnotics of Different Structural Groups. IN: Schering AG Lormetazepam Noctamid - A New-Generation Hypnotic / Results from Sleep Research, Hospital Use and General Practice. Schering AG, Berlin, pp 39-46

Kugler J, Doenicke A, Suttmann H, Laub M, Speth M, Woeller L (1980) Ein Vergleich der hypnotischen Effekte von Flunitrazepam und Lormetazepam.IN: Doenicke A und Ott H (eds) Lormetazepam - Noctamid. Springer Verlag, Berlin Heidelberg New York, pp 7.1-7.13

Kurowski M, Ott H, Herrmann WM (1982) Relationship Between EEG Dynamics and Pharmacokinetics of the Benzodiazepine Lormetazepam. Pharmacopsychiatry 3:77-83

Matejceck M, Irwin P, Neff G, Abt K, Wehrli W (1985) Determination of the central effects of the asthma prophylactic ketotifin, the bronchodilator theophylline, and both in combination: An application of quantitative electroencephalography to the study of drug interaction. Int J Clin Pharmacology, Therapy and Toxicology 23:258-266

Oldigs-Kerber J, Irmisch R, Krause R, Sittig W (1989) The Scopolamine Challenge as a Model for Testing the Cholinergic Properties of Compounds in Healthy Volunteers. IN: Kewitz, Thomsen , Bickel. Pharmacological Interventions on Central Cholinergic Mechanisms in Senile Dementia (Alzheimer's Disease). W. Zuckschwerdt Verlag, München Bern Wien San Francisco, pp 225-227

Ott H (1984) Are electroencephalographic and psychomotor measures sensitive in detecting residual sequelae of benzodiazepine hypnotics? IN: Hindmarch I, Ott H, Roth T (eds) Sleep, benzodiazepines and performance. Springer Verlag, Berlin Heidelberg New York, pp 133-151

Ott H (1993) Aussagefähigkeit und Grenzen elektrophysiologischer Verfahren.IN: Lange L, Jaeger H, Seifert W, Klingmann I (Eds) Pharmadodynamische Modelle in der Arzneimittelentwicklung. Springer Verlag, Berlin Heidelberg New York London, pp 213-238

Ott H, Becker E, Rohloff A, Roeske W, Boesel R, Fichte K (1990) Vigilance regulation after Lormetazepam (2mg) in rest periods and activation phases: power spectra (pharmaco-EEG) at rest and under videotracking activity in trained and untrained subjects with reference to topographical aspects. IPEG International Pharmaco EEG-Group, Symposium June 28.-30. 1990, Göteborg.

Ott H, Rohloff A, Seitz O (1992) Standardisierung von Prüfbedingungen am Beispiel von Klinischen Prüfungen mit psychometrischen und elektrophysiologischen Verfahren. IN: Lange L, Jaeger H, Seifert W, Klingmann I (eds) Good Clinical Practice II - Praxis der Studiendurchführung. Springer Verlag, Berlin Heidelberg New York, pp 175-188

Ott H, Oldigs-Kerber J (1991) Das Scopolamin - Modell am gesunden Probanden als Pr fstein cholinerger Wirkungen im Rahmen der pharmakologischen Entwicklung von cognitive enhancer und Nootropika. IN: Oldigs-Kerber J, Leonard BE (eds.) Pharmakopsychologie. Gustav Fischer Verlag, Jena Stuttgart, pp 410-431

Rechtschaffen A, Kales A (1973) A manual of standarized terminology, techniques and scoring system for sleep stages of human subjects. Brain Research Institute UCLA, Los Angeles

Richardson GS, Carskadon MA, Orav WC, Dement WC (1982) Circadian variation of sleep tendency in elderly and young adult subjects. Sleep 5(2):82-94

Rohloff A, Ott H, Fichte K (1992) ZNS-Profil von Bromergurid anhand von Pharmako-EEG, psychometrischen Test und Fragebogen im Vergleich zu Haloperidol und Placebo nach einmaliger oraler Gabe. IN: Oldigs-Kerber J, Leonard BE (eds.) Pharmakopsychologie. Gustav Fischer Verlag, Jena Stuttgart, pp 285-304

Schütz (H) (1989) Benzodiazepines II.Springer Verlag, Berlin Heidelberg New York London

Sannita WG, Maggi L, Rosadini G (1987) Effects of Scopolamine (0.25-0.75 mg i.m.) On the Quantitative EEG and the Neuropsychological Status of Healthy Volunteers. Neuropsychobiology 17:199-205

Zschocke S (1991) Vom Neuron über den elektrischen Dipol zum EEG: Die Entstehungsmechanismen des EEG. EEG-Labor 13:43-57

Chapter 13

視覚誘発電位および視覚刺激による事象関連電位：ヒトの神経薬理学における応用への理論的根拠と展望

Visually Evoked and Event-Related Potentials: Rationale and Perspectives for Application in (human) Neuropharmacology

Walter G Sannita

1. はじめに

　自発脳波および感覚刺激や「認知的」な随伴事象に対する反応は，皮質への生理学的な内因性の過程と皮質下構造からの調節の双方を反映している（e.g. Steriade et al., 1990）。そして，それらを発生する神経細胞とそれを調節する下位システムとの間に，相互作用があるものと考えられている。誘発電位や定量脳波における薬物ごとの薬理作用が同定されているので（Sannita et al., 1993a），誘発電位や事象関連電位を記録する実験パラダイムの神経薬理学への応用が可能となっている。その応用の理論的根拠は本質的に脳波と同じである（Shagass and Straumanis, 1978）。主な相違点は，例えば，ほとんどの（定量）脳波は，自発的にまたは実験的に引き起こされた脳機能や神経—内分泌あるいは神経—代謝に関する因子の調節を反映しており，電位発生に関係した受容体や神経伝達物質のシステムまたは下位システムについては非特異的であるということである。感覚刺激によって誘発された電位（刺激依存性電位，誘発電位 stimulus-dependent potentials; EPs）や，感覚，運動および認知的事象に関連して導出された電位は，脳波の感受性を実験上の利点またはERPsやEPsの機能特異性に結びつける目的で，神経薬理学において広く応用されている（表1）（例として Francois and De Rouck, 1978; Saletu, 1976; Shagass and Straumanis, 1978; Tecce et al., 1987; Zemon et al., 1986; Bodis-Wollner, 1990; Cohen and Bodis-Wollner, 1990; Sannita, 1991, 1995a; Arakawa, 1993）。この点で，視覚（網膜および皮質）誘発電位および視覚刺激による事象関連電位は，方法論的にもっとも実用的なアプローチといえるが，それらは選択した条件における応用に適するという特殊性を有してもいる。このことから，それらの電位を同じ論文の中で扱うこととする。

表1　誘発電位または事象関連電位に対する薬物の作用を研究するための理論的根拠

1—刺激または事象に依存した電位は，感覚またはオペラント行動に関連し得る（Galambos and Hillyard, 1981）。
2—多くの場合，選択された実験条件下において，中枢神経系の興奮性に関して実験的に誘導した変化を解釈することができる。
3—刺激の物理特性や実験と状況の連携についての適切な処理によって，反応を感覚機能や神経心理学的因子に関連づけるために選択され統制された条件のもとで，個別の機能や下位システムを選択的に活性し自発的な変動性を統制することができる。
4—視覚や嗅覚や聴覚の刺激に対する律動様反応は，刺激特性に依存し，おそらく感覚情報処理の早期段階で連携している特徴において働いている。すなわち感覚野の関連部位のコヒーレント空間パターンにおける（例：サルの視覚野では10cm^{2}以上）同期は，ある程度の広さの皮質における感覚入力に対する反応は観察が可能であることや，その反応が，関係しているニューロンのプールに関して反応の安定性を増強させるであろうことを示唆している（Bressler, 1990; Singer, 1993）。

2．刺激関連視覚誘発電位

　神経薬理学における網膜および皮質の視覚誘発電位の応用は，多くの場合，定量脳波や聴覚または体性感覚誘発電位と比較して特別扱いされている。刺激の物理的特性を適切に定義すると，視覚系投射路の個別の機能や（解剖学的）下位システムを選択的に活性させることができる。すなわち，網膜と視覚野は，初期段階の代謝産物や基礎神経薬理学を含むいくつかの特徴を共有している（Hadjiaconstantinou and Neff, 1984）。また，網膜で起こる現象から皮質レベルでの薬物によると考えられる作用を推定することができる。すなわち，異種間で比較できる局所的反応を誘発する刺激条件を用いることにより，（in vivoおよびin vitroモデルにおいて）動物およびヒトでの網膜の生理学および薬理学的研究を行うことができる（Niemeyer, 1991）。さらに，網膜や外側膝状体（LGN）および，わずかながら皮質において誘発された反応の発生源や調節機構は実験的に実証されている（Tomita and Yanagida, 1981; Regan, 1989; Heckenlively and Arden, 1991）。加えて，視覚系投射路のドーパミン作動性，GABA作動性およびコリン作動性の神経伝達物質の機能的役割に関して実用的な仮説が立てられている。また，視覚系に作用する薬物の，視覚系における電気生理学的な作用は考証されている。ヒトにおける視覚刺激に対する反応の非侵襲的記録は網膜と皮質（頭皮）レベルにおいてのみ可能であり，外側膝状体の反応はその記録にほとんど反映されない（Schroeder et al., 1991, 1992）。この限界は，刺激の物理的特性をもとにして視覚系投射路の機能的「解剖」が試みることで，充分に補うことができる。
　刺激として，パターンのないものとあるものが用いられる。パターンのない刺激には輝度の瞬間的な変化が用いられ，通常，白色（またはモノクロ）フラッシュが全視野に呈示され

るので，刺激の持続時間は非常に短い。錐体と杆体の選択的な活性は，明順応や暗順応の状態で刺激に続いて起こり，飽和現象において反応の振幅や潜時は，刺激強度と網膜の刺激範囲に依存している。パターンのある等輝度の刺激には明暗が交互に代わる格子縞模様や，垂直あるいは水平方向で輪郭が鋭い縞模様や，コントラストがサイン波的に変調した縞模様などが用いられ，オン-オフモダリティで呈示したりスクリーン上で反転表示したりする。この刺激モダリティは，視覚系投射路を通じる（網膜から視覚野まで）受容領野の中心―周辺構造や，約8‐9度以内の中心窩で開始するトリガー現象に適している。その反応は，特にコントラストや空間周波数といった，刺激特性を反映している。定常状態の刺激を用いることで，研究されている視覚機能や視覚神経系の時間特性に関してさらなる推論を加えることができる。フラッシュやパターンに誘発された網膜及び皮質の反応の例は，図1，2，3に示されている（文献の概説を参照：Cracco and Bodis-Wollner, 1986; Regan, 1989; Cohen and Bodis-Wollner, 1990; Heckenlively and Arden, 1991）。

　網膜の神経伝達物質と考えられているいくつかの物質は，神経伝達物質の神経化学や組織化学または免疫学的な局在や，相互作用する酵素，生理的または化学的刺激の際の取り込みと放出を評価するために放射性同位元素で識別した前駆物質，推定される神経伝達物質や拮抗薬の応用のトピックなどをもとに同定されている。薬理学及び電気生理学的アプローチの多くは，ヒトによる研究も含め in vitro および in vivo のモデルを組み合わせて行われている。網膜の神経伝達物質はアスパルテート，グルタミン酸，タウリン，アセチルコリン（ACh），ガンマアミノ酪酸（GABA），ドーパミン（DA），グリシンが関与している。グルタミン酸は，光受容体において，またその後に水平細胞，双極細胞，神経節細胞において，刺激に誘発される事象の累進的発生に関し主要な興奮系伝達物質として働くと考えられている（Ehinger, 1987）。DA は水平細胞やドーパミン作動性のアマクリン細胞の活性に由来する側方抑制や，網膜から有線野への情報伝達を取り次ぐ（Bodis-Wollner, 1990）。ACh は皮質内の伝達と，皮質下における皮質の活性の調節に役立っていると考えられる（Sannita, 1995b）。光輝刺激およびコントラスト刺激は，有線野と外有線野の各々の活性を反映していると思われる視覚誘発電位（VEP）の早期「成分」（フラッシュ VEP の P1 と N2 およびパターン VEP の P100 を含む）と後期「成分」（フラッシュ VEP の P2 と N3）が認められることから，別々の神経経路を活性すると考えられる。ACh と DA の神経伝達モダリティはこの点においては，補足的な役割を果たすのかもしれない（Bodis-Wollner, 1990; Sannita, 1995b）。この図式的なアウトラインは，中枢神経の選択的な障害を有した動物による研究と，DA や ACh それぞれの作用に対するパターン VEP の P100 やフラッシュ VEP の潜時の遅い波形の特有な感受性によって，支持されている。パターン VEP に著明な変化がなくフラッシュ VEP の後期成分の異常が認められるという所見は，アルツハイマー病の診

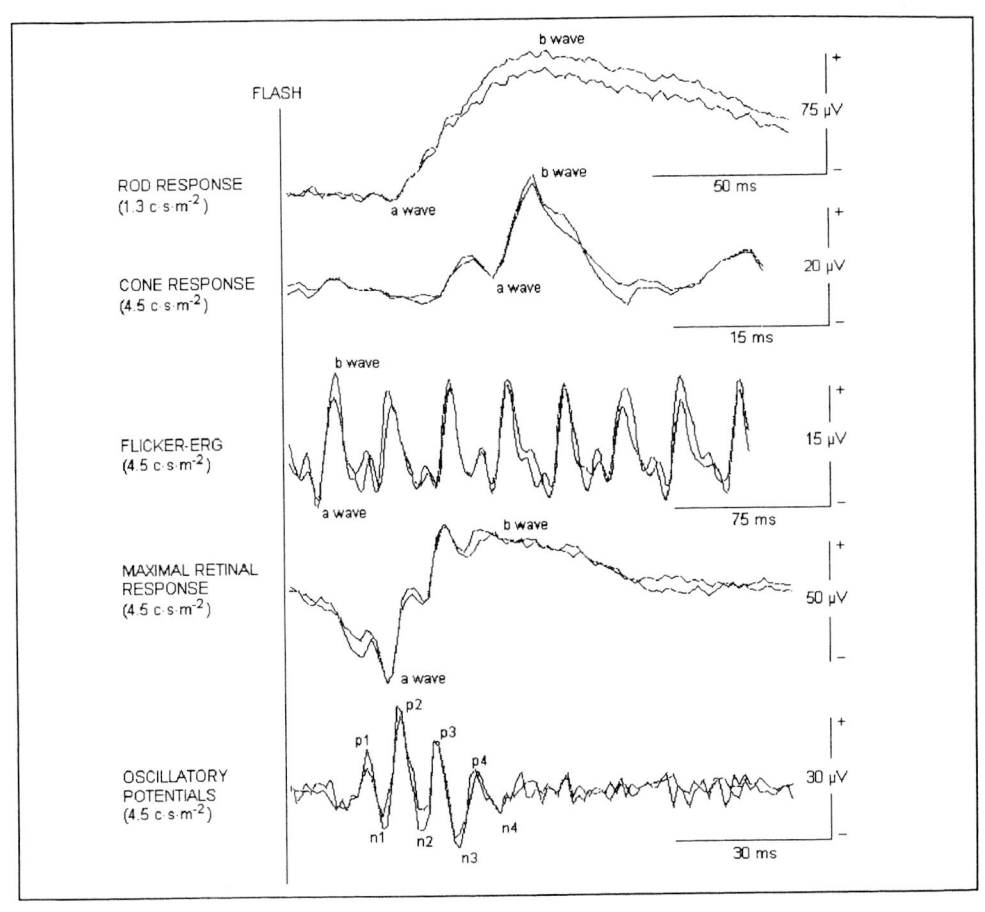

図1 網膜電図および網膜律動様小波（retino oscillatory potentials）

独立した杆体と錐体の反応。フリッカー網膜電図（高周波数刺激に対する錐体の反応）とヒトの全視野の閃光刺激に対する最大の（杆体＋錐体の）反応。錐体の反応と最大の網膜の反応は，各々強度が1.3c.s.m^{-2}と4.5c.s.m^{-2}の刺激に対する暗順応の後に誘発された。杆体細胞の反応とフリッカー網膜電図は明順応で（約38luxで10分間）強度4.5c.s.m^{-2}の刺激によって誘発された。これらa波とb波は，網膜の深部における各々光受容細胞とミュラー細胞の膜伝導のKイオンを介した変化を反映すると考えられている。フラッシュ網膜電図にみられる他の波（受容器の電位，光の頂点，c波など）は，a波とb波と同じ形ではなく，ここには示されていない。バンドパスフィルタは0.5-600Hzとした。律動様小波は高域遮断フィルタにより80Hzで遮断した後，最大反応に重ね書きしたものとして示されている。これらの電位はシナプス後電位で網膜の深部においてアマクリン細胞と内網状細胞から発生し，他の網膜電図の波とは独立している。小波はその極性と出現順序によって分類され，多くの場合陽性小波の位置を限定してO1, O2などと名付けられる。電極誘導は下眼窩縁（皮膚電極）対連結乳様突起。

＜凡例＞
FLASH　閃光
ROD RESPONSE　杆体反応
CONE RESPONSE　錐体反応
FLICKER-ERG　フリッカー網膜電図
MAXIMAL RETINAL RESPONSE　最大網膜反応
OSCILLATORY POTENTIALS　律動様小波
a wave　a波
b wave　b波

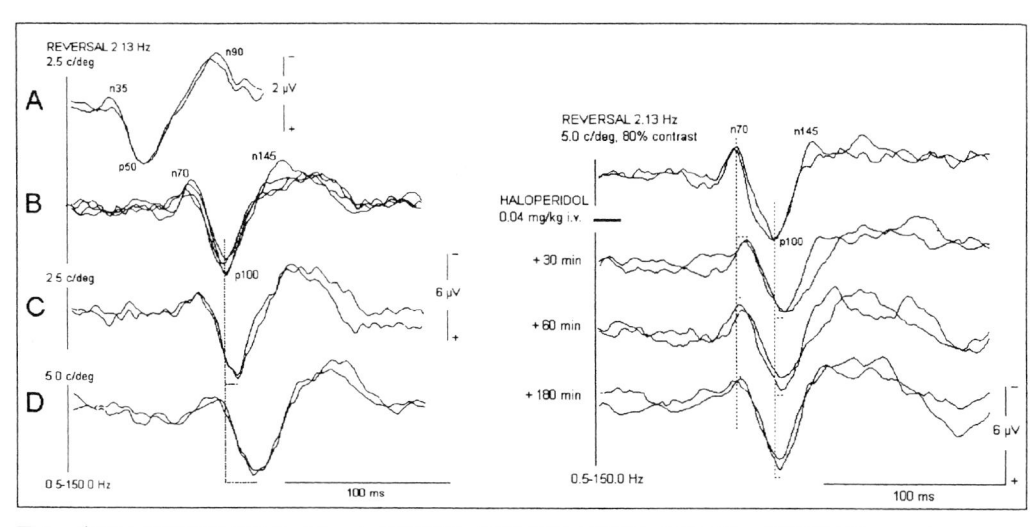

図2 左図：健常者におけるパターン反転刺激（刺激視野：網膜中心部9度，空間周波数：2.5c/deg，コントラスト：80％）に対する網膜電図（A）と皮質VEP（B）。網膜反応は網膜深部から発生し，神経節細胞とアマクリン細胞の活動を反映している。皮質VEPは，先端の樹状突起と垂直に位置している錐体細胞の細胞体の間の緩徐な電位変化に支配された皮質のシナプス後反応で，大部分は17野の反応である。CおよびDはパーキンソン病患者の記録である。潜時は刺激の空間周波数の増加に伴い増大し，振幅においては関連した変化はない。右図：Haloperidol 0.04mg/kgを緩徐に（10分）静脈注射した際の，N70およびパターンVEP（刺激視野：網膜中心部9度，空間周波数：5.0c/deg，コントラスト：80％）のP100の潜時に対する影響。潜時の延長に注目。

断と関連づけられる（Wright et al., 1987）。これはアルツハイマー病において，（視覚連合野を含む他の部位と比較して）重篤な変性が一次視覚野になく，膝状体—線条体経路や線条体からの皮質—皮質間投射に相対的に障害のないことと合致している（Mountjoy et al., 1983; Morrison et al., 1991; Lewis et al., 1987; Hof and Morrison, 1990; Aguglia et al., 1991）。

霊長類の網膜においてDA神経伝達物質は，網膜の感受性の調整に関与するアマクリン細胞と内網状細胞に，機能的に限定されている。内網状細胞は，外網膜において水平細胞に対してアマクリン細胞からの入力を受容しフィードバックする。したがってアマクリン細胞はcAMP系を通じて光受容器からのグルタミン酸を介した活性に対する水平細胞の反応性に影響している（Dowling, 1990, Bodis-Wollner, 1990）。この回路は主にDAが作用し，側方抑制と中心部—周辺部の反応の拮抗作用を調節する。すなわち電気生理学は視覚におけるDAの役割を定義するのに重要であり，実験的な結果と臨床的（薬理学的を含む）な実証は合致している。パーキンソン病の患者は，網膜電図のP50の潜時とパターン刺激のVEPのP100が著明に延長している（図2）。この遅延はパーキンソン病患者において，空間周波数の増加や，網膜における側方抑制の調節に関するDAの機能の調和や，コントラストの感

受性の障害などに比例して増大している。これらの異常はl-DOPAによって逆転し，神経遮断薬投与によって悪化する。これらは疾患後期おけるオン-オフ現象に関係している。また，これらはadministration of 1-methyl-4-phenyl-1, 2, 3, 6-tetrahydropyridine(MPTP)の投与によって実験的なパーキンソン病を起こさせたサルで観察される（概括した文献はBodis-Wollner, 1990; Bodis-Wollner and Piccolino, 1989）。

AChを伝達物質とするニューロンは，脊椎動物の視覚神経系（網膜，外側膝状体，視覚野）や皮質に投射する皮質下構造に広く分布する（Neal, 1983; Pasik et al., 1990; Frey et al., 1992）。皮質の細胞におけるAChの直接的な作用は，AChによって統制される皮質下の調節の指標と類似しており，ヒトの視覚神経系の電気生理学におけるAChの作動薬や拮抗薬の作用は，単一または少数の細胞によるデータと合致している。（一側基底核の病変によって抑制された）有線野の細胞の，刺激に対する反応におけるAChの促進作用について，電気泳動を用いた報告がある（Sato et al., 1987a,b; McCormick, 1990）。AChに感受性のある皮質の少数の細胞において抑制作用が観察されたが，この抑制作用はGABAを介すると考えられている（Müller and Singer, 1989）。ムスカリン性受容体拮抗薬は促進作用を抑制する一方，AChで抑制される細胞の反応を増強する（Sato et al., 1987a,b; Brandeis et al., 1992）。AChによって促進される，自発的で刺激に依存しない細胞の活動は，わずかながらAChの影響を受け（Sato et al., 1987a），AChに抑制される細胞の場合はAChによって増大する（Müller and Singer, 1989）。実験結果によれば，得られた信号・ノイズ比の改善は，海馬におけるシナプス前ACh作用によるシナプスを形成している側枝からの干渉の減少に相当する（Hasselmo and Bower, 1993）。視覚野におけるAChの作用の一部はGABA作動性の細胞によって伝達され，in vivoのVEP研究に反映されるような補足的な役割を担う（Zemon et al., 1986; Sannita et al., 1993a）。ヒトの予備的実験では，scopolamineが全視野光輝刺激後に皮質の律動様反応の同調性を増大させる一方，小円の中での刺激後にはその同調性を減少させるということを示唆している（Lopez et al., 1996）。皮質の反応性（および，あるいは受容領野の大きさ）に対するAChのいくつかの作用は，網膜のドーパミンの作用と類似しているという報告がある（Mangel and Dowling, 1985）。楔状核と前脳基底部のAChはフラッシュVEPを特異的に調節すること（Bringmann and Klingberg, 1989），また，視床皮質ニューロンのニコチン性およびムスカリン性反応は時間的調節を受け，ニコチン性反応よりムスカリン性反応の潜時が長い（Curro-Dossi et al., 1991）ことを，実験結果は示している。

ムスカリン性受容体拮抗薬であるscopolamineの投与は，ヒトにおけるフラッシュVEPのP2とN3の振幅を有意に減少させる。この効果は脳波の薬物によって引き起こされる変

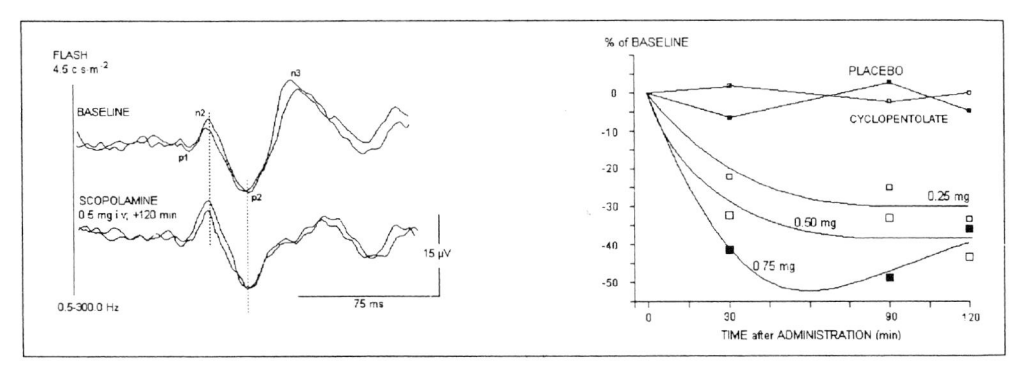

図3 左図：健常ボランティアにおける scopolamine 0.50mg 筋肉内投与前後の皮質のフラッシュ VEP。（前対象に共通して）潜時が変化しないが，（一部の対象で観察される）P2とN3の振幅の減少していることに注目。右図：投薬後のP2-N3振幅減少の（10人のボランティアの）平均の，時間―用量関数と各々の用量の補間曲線。プラセボや散瞳（cyclopentolate 局所投与）では効果はみられない。

＜凡例＞
FLASH 閃光
BASELINE 基線
SCOPOLAMINE scopolamine
% of BASELINE ％基線
PLACEBO PLACEBO
CYCLOPENTOLATE cyclopentolate
TIME after ADMINISTRATION （min） 投与後経過時間（分）

化に依存せず，パターン VEP の多くの調節が作用していないときに起こり（Wright et al., 1987; Sannita et al., 1993a），scopolamine 投与後に，in vivo での脳内の動態および [^{11}C] スコポラミンの ACh 受容体占有の評価と一致したタイミングで生ずる（Frey et al., 1992）（図3）。ネコの研究では，physostigmine 投与により VEP のP2とN3の振幅が増大することで，緩徐で長い潜時の陰性成分において2つの独立した VEP 成分が薬理学的に分離された（Arakawa et al., 1993）。アセチルコリンエステラーゼ阻害剤である gallamine の投与後に（フラッシュ VEP の早期波形の系統的な調節が欠落していることによって），physostigmine の作用と scopolamine の正反対の作用が重畳した効果が，ボランティア健常者において観察された（Holl et al., 1992）。scopolamine がフラッシュ VEP の後期波形に影響するが，早期波形やパターン VEP に影響しないという所見は，これらの成分波形を調節する器官のいくつかの ACh 特異性と関係している。ACh は優先されない刺激方向に対する神経反応を抑制し，優先される刺激方向に対する神経反応を増強すると報告されている（Sillito and Kemp, 1983）。この所見を反復せず（e.g. Sato et al., 1987a,b; Müller and Singer, 1989），ACh は与えられた視覚刺激に応じた細胞の発火を非特異的方法により単純に促進する，ということを示唆する報告もあった。いくつかの ACh の作用の特異性は得られる実験結果を基に仮定されるのが当然ではあるものの（Kirby et al., 1986; Sato et al., 1987a,b; Müller and Singer, 1989; Sannita, 1995b），考えられる ACh 作用は，視覚にのみ特別に機能する脳のネ

ットワークの構造ゆえに，直接に機能特異的といえる。この機能の鋳型としての神経回路の概念は，配されたパターン認知のために働く人工ネットワークと機能表現が行われる大脳皮質との対応（例えば構造と作用との対応）が存在することによって支持されている（Haberly and Bower, 1989）。

光輝刺激後に網膜で発生する2つの事象（網膜の律動様小波，図1）と暗順応閾値（図の呈示なし））は，薬物の作用と薬理学的処理に関して固有の感受性を持つ。DAおよびAChの作動薬や拮抗薬の網膜の律動様小波に対する作用は，皮質反応への作用に比較して極めて少ない。網膜の病理と薬物の作用の感受性における対立と同様，刺激強度機能と暗順応や明順応に関して律動様小波の早期波形と後期波形は対立している。早期波形はGABA系の薬理学的処理に対して選択的に反応する一方，後期波形はグリシンの伝達によって調節される（Wachtmeister, 1987）。網膜の暗順応閾値の反応は他の網膜電位よりも低い閾値で誘発され，より低い刺激強度で飽和する。また，この反応は双極細胞など，受容体の後の神経細胞から発生すると考えられる。グリシンとGABAはこの電位に対する選択的で対立する効果を示した（Naarendorf and Sieving, 1991）。

実験において規則的に投与された神経作動薬の視覚系への効果から，個々の対象についての臨床的妥当性に言及できることはまれである（Grant, 1974）。また，ほとんどの場合，制御された実験条件においてのみ，また個人間の再現性を評価した後にのみ，その効果の同定が可能となる。薬物によって引き起こされる調節は，単なる電位であるにもかかわらず，他の方法の対照研究における変化性の付加的な発生源であり，薬物の作用の同定が研究の主要な仮説ではないときに重要になる。多様な条件のもとでその作用が得られたとしても，視覚系の電気生理学における精神神経学的化合物の作用は系統的に分類することができる（Sannita, 1991）。薬物投与にかかわらず，視覚系の電気生理は，局所的または系統的に起こる代謝，血流，pO_2，pCO_2，酸塩基平衡，K活動，グリシン血症，アンモニア血症などの条件における，自発的または引き起こされた変化をも反映する。主要なシナプス機構や間接的作用および/あるいは非薬理学的因子の変動による，いかなる直接的な薬理作用の組み合わせでも，電気生理学的作用としての電位が生ずる。そしてこれら変数の間のいかなる相互作用も，digoxin, antibiotics, ethambutol, deferoxiamine, ergotamine, theophylline, papaverine, buphenineなどの，中枢神経系に主要な作用のない化合物の電気生理学的実験によって報告されている視覚的副作用を最終的に説明する（文献を参照：Grant, 1974; Franois and De Rouck, 1978; Niemeyer, 1991; Sannita, 1991; Sannrta et al., 1993b）。

3. 事象に関連した誘発電位

「事象関連電位（event-related potentials）」という用語は，感覚的，認知的，運動的な事象の連なりによって引き出される，頭皮上で記録される相性の電位の一種を指す。感覚刺激に対する反応と対照的に，事象関連電位は刺激の物理特性も感覚入力も反映しない。しかしむしろ，著明な集中性，相互作用，関連または脱落，事象の不規則な発生率などの状況的連結に（結果的には感覚刺激に）依存する。そしてそれは情報処理と認知に付随するものと考えられている。事象関連電位はこの点で，検討される神経生理学的または認知的現象に関して「特異的」である一方，脳機能の調節を電気生理学的に測定する感受性を共有している。対比や異なる刺激依存性現象によって，対象が全面的に協力的であるときのみ事象関連電位は信頼できる記録となるが，精神病や痴呆の患者や動物の研究でも良い結果が得ることができている。随伴陰性変動（Contingent negative variation；CNV），P300，mismatch negativity およびいわゆる準備電位（Bereitschaftspotential）はこの分野の古典的な例であり，それらは迅速に発展し展開してきている。複雑化を増した実験パラダイムを用いて，きわめてさまざまな事象関連電位が記載され，研究された。さまざまな，複雑な（電気的）生理学的事象は知覚的，運動的，認知的機構に平行して生じ，（ヒトの）行動に関連した部分的に明らかになっていない神経機能を反映するかもしれないということを，実験結果が示している（Johnson et al., 1987; Brunia et al., 1991; Naatanen, 1992）。この概説では種々のアプローチの例として，CNV と P300 について述べる

CNV（Walter et al., 1964; Tecce et al., 1978）は，注意と覚醒水準の陽性の単調なあるいは非単調（逆 U 字状）な関係を伴う各々 2 つの過程の現象として，オペラント条件の広い範囲の理論的モデルに適合している（図 4）。これら 2 つの過程は精神に働く薬物に感受性が高く，これは神経薬理学における，また，精神障害の診断における手段としての CNV の電位的役割を示唆している（Tecce et al., 1978）。しかしこの後者のアプローチは期待されたように有力であるとは証明されなかった。CNV と P300 の異常は精神分裂病や痴呆などにおいて報告されたが，疾患特異性はいまだ証明されず，神経調節の薬理学的機構に関するデータのいかなる実質的な洞察も与えられなかった（Roth, 1987）。それに対比して，たくさんの関連した報告（Tecce et al., 1978, 1987; Thompson et al., 1986; Timsit-Berthier, 1991 により概説されている）によって薬物の作用に対する CNV の感受性が確認されているが，矛盾している面もあるため注意—覚醒モデルによって説明されるのは部分的で，精神生理学的モデルの干渉に依存していると考えられる。CNV における薬物の作用は刺激間間隔に依存しているのかもしれない（Timsit-Berthier, 1991）。また，2 つの比較的独立した陰性成分

が，薬理作用に対し特異的に反応しているとも考えられる。対象や患者のCNVの亜型（AまたはB）はその波形の違いをもとに同定され，それらは出現率が異なり薬物の作用に対する反応は特異的である。Dextroamphetamineにおいてこの両分は（薬物で引き起こす興奮や眠気に依存する薬物投与後に，CNV振幅を増加または減少するように）特異的な所見で（Tecce and Cole, 1974; Tecce et al., 1987），同様にnicotine（Tecce et al., 1978）やアルコールの急速投与によって（Sannita et al., 1979），観察されている。健常ボランティアの振幅増大と対比して，精神分裂病患者に長期間向精神薬を投与している間のCNV振幅は減少することが示唆されており，精神疾患患者と健常ボランティアの間では薬物の作用に対して異なった反応が示されると考えられている（Tecce et al., 1978）。CNV振幅は抗不安薬，鎮静剤，中枢神経抑制剤によって減少し，methadoneやlithiumによって増加する。LSDはCNVを増強する（Walter et al., 1964）。Carbamazepineとclonazepamは，同様に後期の陰性波に影響する（頭皮上の部位に関係なく振幅を低下させる）一方，早期陰性波は後頭部および前頭部それぞれにおいてのみ減少する。OxitocineがCNVを減弱させる一方，窒素酸化物，LHRM，GHRH，ACTH類似物や分解物投与後の明らかな効果は，刺激間隔の長い単純注意課題において後期CNVを減少させるACTH 4-10を除いて，報告されなかった（Timsit-Berthier, 1991）。うつ病患者において，apomorphine testで成長ホルモンが達した極大値とCNV振幅のとの間に関連がある（Timsit-Berthier, 1991）。そしてこのドーパミンの調節の間接的な兆候は，D1-specific binderであるflupentixolによって引き出されるCNVの後期陰性波の減弱によって確認されている（Rösler et al., 1985）。DAがCNVを調整するという仮説は，薬物（DA刺激薬すなわち神経遮断薬）の効果，疾患（精神分裂病），薬物による疾患，薬物の相互作用，栄養などを検討するいくつかの研究結果によって支持されている（Tecce, 1991）（図4）。

同じ感覚モダリティであるが異なる物理特性を持っている刺激が，時間的に異なる出現率で呈示され，対象は低頻度の刺激に注意するよう要求されるとき，注意した刺激への反応として，刺激からの頂点が約210-550msと潜時の遅い陽性波が出現する。これは通常P300と呼ばれる（図4）。この波形には下位成分が同定されている（概括的な文献として以下を参照。Sutton, 1984; Johnson et al., 1987; Brunei et al., 1991）。正確なP300の発生源は明らかでない一方，推定上の発生源は前頭前部の皮質，側頭頭頂接合部および海馬にあると考えられている（Java et al., 1995）。高頻度刺激と低頻度刺激の出現率の相違は，CNVのS1-S2刺激の連合と同様に，P300の出現に重要である。この見地から，P300は情報処理に付随するものであり，運動の過程とは本質的に独立している。この仮説は中枢刺激薬であるmethylphenidateの作用によって支持される。プラセボによって引き出して釣り合わせた結果とmethylphenidateで実験的に動員した傾向によると，methylphenidateはP300を増強させ

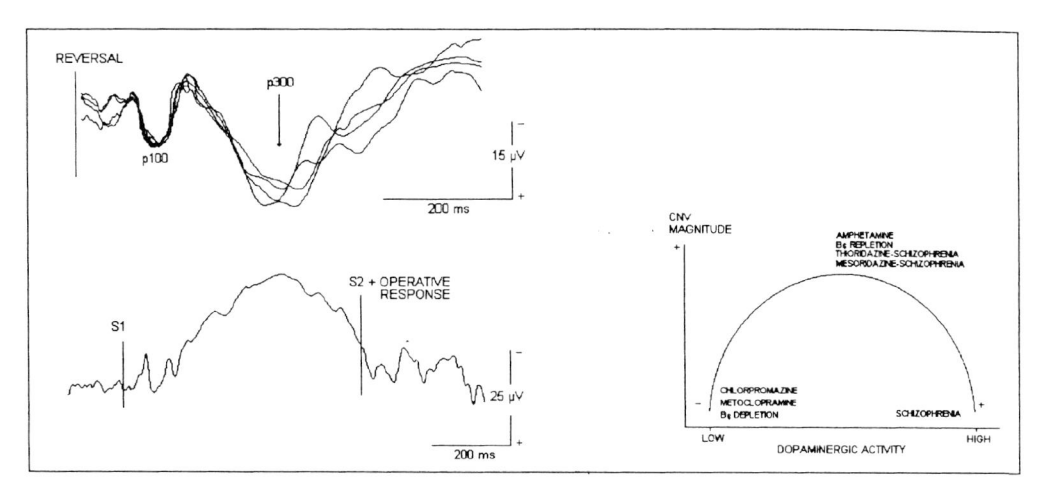

図4 左上：異なる（35度離れた）位置での視覚パターン（格子）刺激によって引き出されたP300。高頻度刺激と低頻度刺激の割合は各々80％と20％であった。銀/塩化銀電極。電極誘導はPz対連結乳様突起。左下：両刺激の間隔が一定の反応時間実験での2つの連続する感覚刺激に随伴して典型的に出現したCNV。S1は，S2およびあらかじめ指示された行動操作に先立って出現する。CNVが神経興奮性に依存することを支持するという報告がある。早期の陰性波が，意味のある刺激の連合によって発生した純粋な感覚入力の作用を示す一方，後期陰性波はほとんど行動の準備に依存する，といわれている。これらの2つの要素はS1-S2間隔が長いと分離できる。また，薬理作用に対し異なった反応を示すと考えられる。銀/塩化銀電極。電極誘導はCz対連結乳様突起。右図：DAによるCNVの調節の仮説の模式図（Tecce, 1991に従う）。

＜凡例＞
REVERSAL　反転刺激
S2＋OPERATIVE RESPONSE　S2＋運動反応
CNV MAGNITUDE　CNVの大きさ
DOPAMINERGIC ACTIVITY　ドーパミン作動性の活性

課題遂行性を向上させる（Brumaghim et al., 1987）。その作用は課題に特異的で，課題遂行性についてのみ述べることができる。実験データやヒトによるデータは，P300のnoradrenergicやcholinergicな調節を示唆する。すなわち，ACh作動薬と拮抗薬は視覚P300と平行した視覚処理に影響する（Hammond et al., 1987; Wilson and Rolls, 1990; Brandeis et al., 1992; Stanzione et al., 1991; Antal et al., 1993, 1994）。動物とヒトの研究でP300はスコポラミン投与で減弱し，フィゾスチグミンで増大すると報告されている（Meador et al., 1987; Wirtz-Brugger et al., 1987）。ACh-mimetic l-acetylcarnitineで処理されたサルにおいて，視覚P300の潜時の減少が記述されている（Antal et al., 1993）。振幅の著明な減弱が，クロニジン投与後の，皮質へのアドレナリン性の投射の選択的障害のある動物において，報告されている（Pineda et al., 1989; Joseph and Sitaram, 1989）。Benserazideに関連したl-DOPAの治療によって回復したパーキンソン病患者の潜時の増大の報告より，P300のドーパミン作動性の調節も考えられている。対照的に，この治療は健常ボランティアに無効であった（Stanzjone et al., 1991）。この観察と一致して，MPTPによってパーキンソニズムが

引き起こされたサルによって P300 の異常が報告された（GIover et al., 1988）。対照的に，神経遮断薬は P300 の発生に作用しないと考えられている（Blackwood and Muir, 1990）。この所見によって，NMDA 受容体を介する神経伝達を，精神分裂病における行動上の症候や認知障害が起きるための共通の最終経路として提案するモデルが考えられている（Javitt et al., 1995）。

サルの皮質の単一の神経細胞の発火頻度が，付随して起こる事象関連電位と適合した刺激からの潜時において，注意していないときに比べ注意した刺激の後に増加するという所見が，事象関連電位の発生の神経的基礎となっている（Galambos and Hillyard, 1981）。サルにおける single-unit の研究は，基底核のコリン作動性の神経細胞の新奇なまたは他の状態の行動的に関連のある刺激に対するいくつかの感受性を示している（Wilson and Rolls, 1990）。これは，認知過程の研究への事象関連電位のアプローチの妥当性の例証を示している。しかしながら，神経薬理学における系統的応用性はいくつかの限界を有している。研究されている神経心理学的過程に関する事象関連電位の特異性は，関連する神経作用に関して相当する特異性とは平行していない。この特異性はほとんどの場合いまだ知られていないか，良くても定義中である。すなわちこの点において，事象関連電位は量的脳波と同等で，この問題の批評的な概観が必要とされる。事象関連電位を引き出すための実験パラダイムにおける多義性も考えられる。事象関連電位と薬理作用に対する反応は，実際には，統制できない変数の電位源によって，実験的設定と選択された課題や刺激に依存する。相対的な独立性や下位成分の相互作用によって潜時と振幅の測定が偏ることが多い。これは，薬物に対する客観的な反応に依存しているとも考えられている THC や marijuana の矛盾する効果によって例証されている。それに加えて，警戒（alertness, vigilance）や神経薬理学的意味を内包する他の条件のほとんどは，電気生理学的研究において統制するのが困難である。また，それらの条件は，心理学的な理論的解釈と働いている神経ネットワークの下位システムとの明確な適合の定義が可能であることは少ない。神経薬理学的事象関連電位の発展性は明らかであるが，応用には注意を要する。

（古賀 良彦，中川 和美 訳）

文　献

Aguglia U, Gambarelli D, Farnarier G, Quattrone A. Different susceptibilities of the geniculate and extrageniculate visual pathways to human Creutzfeldt-Jakob disease (a combined neurophysiological-neuropathological study). Electroencephal clin Neurophysiol 78:413-423,1991
Antal A, Bodis-Wollner I, Ghilardi MF, Glover A, L Mylin, J Toldi. The effect of l-acetylcarnitine on visual cog-nitive evoked potentials in the behaving monkey. Electroenceph clin Neurophysiol 86:268-274,1993
Antal A, Kovanecz I, Bodis-Wollner I. Visual discrimination and P300 are affected in parallel by cholinergic agents in the behaving monkey. Physiol Behav 56:161-166,1994
Arakawa K, Peachey NS, Celesia GG, Rubboli G. Component-specific effects of physostigmine on the cat visual evoked potential. Exp Brain Res 95:271-276,1993
Blackwood DHR, Muir WJ. Cognitive brain potentials and their application. Br J Psychiatry 157 (Suppl 9): 96-101,1990
Bodis-Wollner I. Visual deficits related to dopamine deficiency in experimental animals and Parkinson's disease patients. Trends Neurosci 13:296-302,1990
Bodis-Wollner I, Piccolino M eds. Dopaminergic mechanisms in vision. Alan R Liss, New York, 1988
Brandeis D, Naylor H, Halliday R, Callaway E, Yano L. Scopolamine effects on visual information processing, attention, and event-related potential map latencies. Psychophysiol 1:15-336,1992
Bressler SL. The gamma wave: a cortical information carrier. Trends Neurosci 13: 161-162,1990
Bringmann A, Klingberg F. Visually evoked potentials are differently modulated by the basal forebrain and the nucleus cuneiformis of freely moving rat. Biomed Biochim Acta 48:793-806,1989
Brumaghim JT, Klorman R, Strauss J, Lewine JD, Goldstein MG. Does methylphenidate affect infor-mation processing? Findings from two studies on performance and p300b latency. Psychophysiol 24: 361-373,1987
Brunia CHM, Mulder G, Verbaten MN eds. Event-related brain research. Electroenceph clin Neurophysiol suppl 42, Elsevier, Amsterdam, 1991
Cohen B, Bodis-Wollner I eds, Vision and the brain, Raven Press, New York, 1990
Cracco RQ, Bodis-Wollner I eds. Evoked potentials. Alan R Liss Inc, New York, 1986
Curro-Dossi R, Pare D, Steriade M. Short-lasting nicotinic and long-lasting muscarinic depolarizing responses of thalamocortical neurons to stimulation of mesopontine cholinergic nuclei. J Neurophysiol 65:393-406,1991
Dowling JE. Functional and pharmacological organization of the retina: dopamine, interplexiform cells, and neuromodulation. In: Cohen B, Bodis-Wollner I eds, Vision and the brain. Raven Press, New York, 1990
Ehinger B. Glutamate as a retinal neurotransmitter. In: Weiler R, Osborne NN eds, Neurobiology of the inner retina, NATO ASI series, Springer, Berlin, 1987:1-14
Francois J, De Rouck A, eds. Electrodiagnosis, toxic agents and vision, Doc Ophthalmol Proc Series 15, Dr W Junk Publisher, The Hague, 1978
Frey KA, Koeppe RA, Mulholland GK, Jewett D, Hichwa R, Ehrenkaufer RLE, Carey JE, Wieland DM, Kuhl DE, Agranoff BW. In vivo muscarinic cholinergic receptor imaging in human brain with [11C]scopolamine and positron emission tomography. J Cereb Blood Flow Metab 12:147-156,1992
Galambos R, Hillyard S. Electrophysiological approaches to human cognitive processes. Neurosci Res Prog Bull 20:141-265,1981
Glover AA, Ghilardi MF, Bodis-Wollner I, Onofrj M. Alterations in event-related potentials (ERPs) of MPTP-treated monkeys. Electroenceph clin Neurophysiol 71:461-468,1988
Grant WM. Toxicology of the eye. Springfield, CG Thomas, 1974
Haberly LB, Bower JM. Olfactory cortex: model circuit for study of associative memory? Trends Neu-rosci 12:258-264,1989
Hadjiconstantinou M, Neff NH. Catecholamine systems of retina: a model for studying synaptic mechanisms. Life Sci 35:1135-1147,1984
Hammond EJ, Meador KJ, Aunq-Din R. Wilder BJ. Cholinergic modulation of human P3 event-related potentials. Neurology 37:346-350,1987
Hasselmo ME, Bower JM. Acetylcholine and memory. Trends Neurosci 16:218-222,1993
Harding TH, Wiley RW, Kirby AW. A cholinergic sensitive channel in cat visual system tuned to low spatial frequencies. Science 221:1976-1078,1983
Heckenlively JR, Arden G eds. Principles and practice of clinical electrophysiology of vision. Mosley-Year, Chicago, 1991
Hof PR, Morrison JH. Quantitative analysis of a vulnerable subset of pyramidal neurons in Alzheimer's disease. II. Primary and secondary visual cortex. J Comp Neurol 301:55-64,1990
Holl G, Straschill M, Thomsen T, Fischer JP, Kewitz H. Effect of the cholinesterase inhibiting substance galanthamine on human EEG and visual evoked potentials. Electroenceph clin Neurophysiol 82:45-452,1992
Javitt DC, Schroeder CE, Steinschneider M, Arezzo JC, Ritter W, Vaughan Jr HG. Cognitive event-

related potentials in human and non-human primates: implications for the PCP/NMDA model of schizophrenia. In: G Karmos, M Molnar, V Csepe, I Czigler, JE Desmedt eds, Perspectives of event-related potentials research (EEG suppl 44), Elsevier, Amsterdam, 1995:161-175
Johnson R, Rohrbaugh JW, Parasuraman R eds. Current trends in event-related potential research. Electroenceph clin Neurophysiol, suppl 40, Elsevier, Amsterdam, 1987
Joseph KC, Sitaram N. The effect of clonidine on auditory P300. Psychiat Res 28:255-262,1989
Kirby AW, Wiley RW, Harding TH. Cholinergic effects on the visual evoked potentials. In: Cracco RQ, **Bodis-Wollner I eds,** Evoked potentials, Alan L. Liss Inc, New York, 1986:296-306
Lewis DA, Campbell MJ. Terry RD, Morrison JH. Laminar and regional distributions of neurofibrillary tangles and neuritic plaques in Alzheimer's disease: a quantitative study of visual and auditory cortices. J Neurosci 7:1799-1808,1987
Lopez L, Narici L, Conforto S. Romani GI, Sannita WG. Oscillatory retinal and cortical reponses to luminance stimulation: eccentricity function and effect of acute scopolamine. Proc 10th International Conference on Biomagnetism, Santa Fe (USA), February 16-21, 1996, p 365 (abt.)
Mangel SC, Dowling JE. Responsiveness and receptive field size of carp horizontal cells are reduced by prolonged darkness and dopamine. Science 229:1107-1109,1985
McCormick DA. Cellular mechanisms of cholinergic control of neocortical and thalamic neuronal excitability. In: Steriade M, Biesold D eds, Brain cholinergic systems, Oxford University Press, New York, 1990:236-264
Meador KJ, Lorign DW, Adams RJ, Patel BR, Davis H, Hammond EJ. Central cholinergic systems and the p300 evoked potential. Int J Neurosci 33:199-206,1987
Morrison JH, Hof PR, Bouras C. An anatomic substrate for visual disconnection in Alzheimer's disease. In: Growdon JH , Corkin S, Ritter-Wallace E, Wurtman RJ eds., Aging and Alzheimer's disease. Ann. New York Acad. Science vol 640, New York, 1991:36-43
Mountjoy CQ, Roth M, Evans NJR, Evans HM. Cortical neuronal counts in normal elderly controls and demented patients. Neurobiol Aging 4:1-11,1983
Müller CM, Singer W. Acetylcholine-induced inhibition in the cat visual cortex is mediated by a GABAergic mechanism. Brain Res 487:335-342,1989
Naarendorf F, Sieving PA. The scotopic threshold response of the cat ERG is suppressed selectively by GABA and glycine. Vision Res 31:1-15,1991
Näätanen R. Attention and brain function, Erlbaum, Hillsdale, NJ, 1992
Neal MJ. Cholinergic mechanisms in the vertebrate retina. In: Osborne NN, Chader GJ eds., Progress in retinal research, Vol. 2. Pergamon Press, New York, 1983:191- 203
Niemeyer G. Pharmacological effects in retinal electrophysiology. In: Heckenlively JR, Arden G eds. Principles and practice of clinical electrophysiology of vision. Mosley-Year, Chicago, 1991:151-162
Pasik P, Molinar-Rode R, Pasik T. Chemically specified systems in the dorsal lateral geniculate nucleus of mammals. In: Cohen B, Bodis-Wollner I eds, Vision and the brain, Raven Press, New York, 1990: 43-83
Pineda J, Foote SL, Neville HJ. Effects of locus ceruleus lesions on auditory, long-latency event-related potentials in monkey. J Neurosci 9:81-93,1989
Regan D. Human brain electrophysiology. Elsevier, Amsterdam, 1989
Roth WT. Electrical brain activity in psychiatric disorders. In: Meltzer HY ed, Psychopharmacology: the third generation of progress. Raven Press, New York, 1987:793-801
Rösler F, Manzey D, Solka B, Stieglitz RD. Delineation of pharmacological effects by means of endogenous event-related brain potentials: an exemplification with flupentixol. Neuropsychobiol 13:81-92,1985
Saletu B. Psychopharmaka, Gehirntatigkeit und Schlaf, Karger, Basel, 1976
Sannita WG. Neuropsychiatric drug effects on the visual nervous system. In: **Heckenlively JR, Arden G, eds**, Principles and practice of clinical electrophysiology of vision, Mosley-Year, Chicago, 1991:167-173
Sannita WG. Electrophysiology of the visual system. From neuroscience to human neuropharmacology. Neuropsychobiol 32:208-213,1995a
Sannita WG. Cholinergic transmission and electrophysiological investigation of the human visual system. In: Karmos G, Molnar M, Csepe V, Czigler I, Desmedt JE eds, Perspectives of event-related potentials research (EEG suppl 44), Elsevier, Amsterdam, 1995b:156-160
Sannita WG, Waldeier H, Dolce G. Individual variability in the effects of alcohol on the contingent negative variation (CNV) in human subjects. Res Comm Psychol Psychiat Behav 4:97-108,1979
Sannita WG, Balestra V, Di Bon G, Marotta V. Human flash-VEP and quantitative EEG are independently affected by acute scopolamine. Electroenceph Clin Neurophysiol 86:275-286,1993a
Sannita WG, Balestra V, Di Bon G, Gambaro M, Malfatto L, Rosadini G. Spontaneous variations of

flash- electroretinogram and retinal oscillatory potentials in healthy volunteers are correlated to serum glucose. Clin. Vision Sci. 8:147-158,1993b
Sato H, Hata J, Masui H, Tsumoto T. A functional role of cholinergic innervation to neurons in the cat visual cortex. J Neurophysiol 58:765-780,1987a
Sato H, Hata J, Hagihara K ,Tsumoto T. Effects of cholinergic depletion on neuron activities in the cat visual cortex. J Neurophysiol 1987b;58:781-794
Schroeder CE, Tenke CE, Givre SJ, Arezzo JC, Vaughan Jr HG. Striate cortical contribution to the surface-recorded pattern-reversal VEP in the alert monkey. Vision Res 31:1143-1157,1991
Schroeder CE, Tenke CE, Givre SJ. Subcortical contributions to the surface recorded flash-VEP in the awake macaque. Electroenceph clin Neurophysiol 84:219-231,1992
Shagass C, Straumanis JJ. Drugs and human sensory evoked potentials. In: Lipton MA, DiMascio A, Killam KF eds, Psychopharmacology: a generation of progress. New York, Raven Press, 1978:699-709
Sillito AM, Kemp JA. Cholinergic modulation of the functional organization of the cat visual cortex. Brain Res 289:143-155,1983
Singer W. Synchronization of cortical activity and its putative role in information processing and learning. Annu Rev Physiol 55:349-374,1993
Stanzione O, Fattapposta F, Giunti P, D'Alessio C, Tagliati M, Affricano C, Amabile G. P300 variations in parkinsonian patients before and during dopaminergic monotherapy: a suggested dopamine component in P300. Electroenceph clin Neurophysiol 80: 446.453,1991
Steriade M, Gloor P, Llinas RR, Lopes da Silva FH, Mesulam MM. Basic mechanisms of cerebral rhythmic activities. Electroenceph clin Neurophysiol 76:481-508,1990
Sutton S, Ruchkin DS. The late positive complex. Ann NY Acad Sci 425:1-23,1984
Tecce JJ. Dopamine and CNV: studies on drugs, disease and nutrition. In: Brunia CHM, Mulder G, Verbaten MN eds. Event-related brain research. Electroenceph clin Neurophysiol suppl 42, Elsevier, Amsterdam, 1991:153-164
Tecce JJ, Cole JO. Amphetamine effects in man: paradoxical drowsiness and lowered brain electrical activity (CNV). Science 185:451-453,1974
Tecce JJ, Savignano-Bowman J, Cole JO. Drug effects on CNV and eyeblinks: the distraction-arousal hypothesis. In: Lipton MA, DiMascio A, Killam KF eds, Psychopharmacology: a generation of progress. Raven Press, New York, 1978:745-758
Tecce JJ, Cattanach L, Dessonville Hill C, Cole JO. Dextroamphetamine effects on CNV magnitude in type A and B individuals. In: Johnson R, Rohrbaugh JW, Parasuraman R eds. Current trends in event-related potentials research. Elsevier, Amsterdam, 1987: 549-555
Thompson JW, Ashton H, Golding JF, Marsh VR. Pharmacology of event-related potentials. In: McCallum WC, Zappoli R, Denoth F eds, Cerebral psychophysiology: studies in event-related potentials. Electroenceph clin Neurophysiol suppl 38, Elsevier, Amsterdam, 1986:374-383
Timsit-Berthier M. CNV in psychopharmacology. In: Brunia CHM, Mulder G, Verbaten MN eds. Event-related brain research. Electroenceph clin Neurophysiol suppl 42, Elsevier, Amsterdam, 1991:142-152
Tomita T, Yanagida T. Origin of the ERG waves. Vis Res 21:1703-1707,1981
Wachtmeister L. Basic research and clinical aspects of the oscillatory potentials of the electroretinogram. Doc. Ophthalmol. 66:187-199,1987
Walter WG, Cooper R, Aldridge VJ, McCallum WC, Winter AL. Contingent negative variation: an electric sign of sensorimotor association and expectancy in the human brain. Nature 203:380-384,1964
Wilson FAW, Rolls ET. Neuronal responses related to reinforcement in the primate basal forebrain. Brain Res 509:213-231,1990
Wirtz-Brugger F. McCormack K, Szewzak K, Fielding S, Cornfeldt M. P300 in anesthetized rat: possible model for detecting memory-enhancing drugs. Soc Neurosci Abst 13:1720,1987
Wright CE, Drasdo N, Harding,GFA. Pathology of the optic nerve and visual association areas. Information given by the flash and pattern visual evoked potential, and the temporal and spatial contrast sensitivity function. Brain 110:107-120,1987
Zemon V, Kaplan E, Ratliff F. The role of GABA-mediated intracortical inhibition in the generation of visual evoked potentials. In: Evoked potentials, Cracco RQ, Bodis-Wollner I eds, Alan R. Liss Inc, New York, 1986:287-295

Chapter 14

事象関連電位による疼痛と疼痛緩和の評価

Evoked Brain Potentials in the Assessment of Pain and Pain Relief

Burkhart Bromm

　疼痛の定量化は，疼痛に関する研究において困難な問題の1つである。世界で100億米ドル以上が，aspirin, paracetamol, diclofenac 等いわゆる穏やかな鎮痛剤（mild analgesics）に支払われている。これらのほとんどは処方箋なしで店頭で売られている。しかしいわゆる pain killers はどれほど良いものであろうか？　その価格に見合うものであろうか？　鎮痛剤の効果の確かな考証は，服薬前後の疼痛の評価を行う以外はない。

　疼痛は患者によって訴えられる全く客観的な現象で，しばしば疾患の重篤感や抑うつ感や自暴自棄な感情を伴い，評価は困難である。しかし一方，疼痛は概して，侵害受容器，末梢の求心性線維，脊髄，投射路，視床，皮質など，疼痛を伝達したり処理したりする中枢神経系のどの部位かで変えられた侵害的な活動の結果である。侵害的な活動の変化は，神経生理学的方法によって評価できる（詳細は Bromm and Desmedt, 1995 を参照）。

　我々は，適当な侵害刺激による大脳誘発電位の解析が，疼痛の評価に最もよい手法であると考えている（図1）。疼痛関連電位は，刺激を受けた身体の部位や末梢神経の範囲によっては頂点潜時が100ms以上になる成分で，主成分分析によって認められる（概説は Bromm, 1984 を参照）。もし電位のゆがみ（覚醒度，注意，刺激の情報価値，短期的また長期的慣れ）を起こす源すべてがよく統制されていれば，頭蓋頂で認識される成分（図1のN150，P240）の振幅の違いは，刺激によって引き起こされる痛覚の迅速な評価法として用いることができる。刺激に誘発された脳波変化の評価のための別のアプローチには，周波数分析がある。刺激後の脳波の短区間（例えば1/2秒）について，パラメトリックスペクトル解析を適用する必要がある。我々は，20段階のモデルをもつ（詳細は Scharein et al., 1984 を参照）極大エントロピー解析を用いる。鎮痛剤と鎮静剤の成分を比較する目的で，自発および誘発脳波を組み合わせた評価の例が，Bromm ら（1989）によって示されている。大脳誘発電位の測定には，受容器を活性化するトリガーの位置を厳密に定義する必要がある。我々は，ヒトの精神生理学的実験のために，特に2つの疼痛モデルを開発した（詳細は

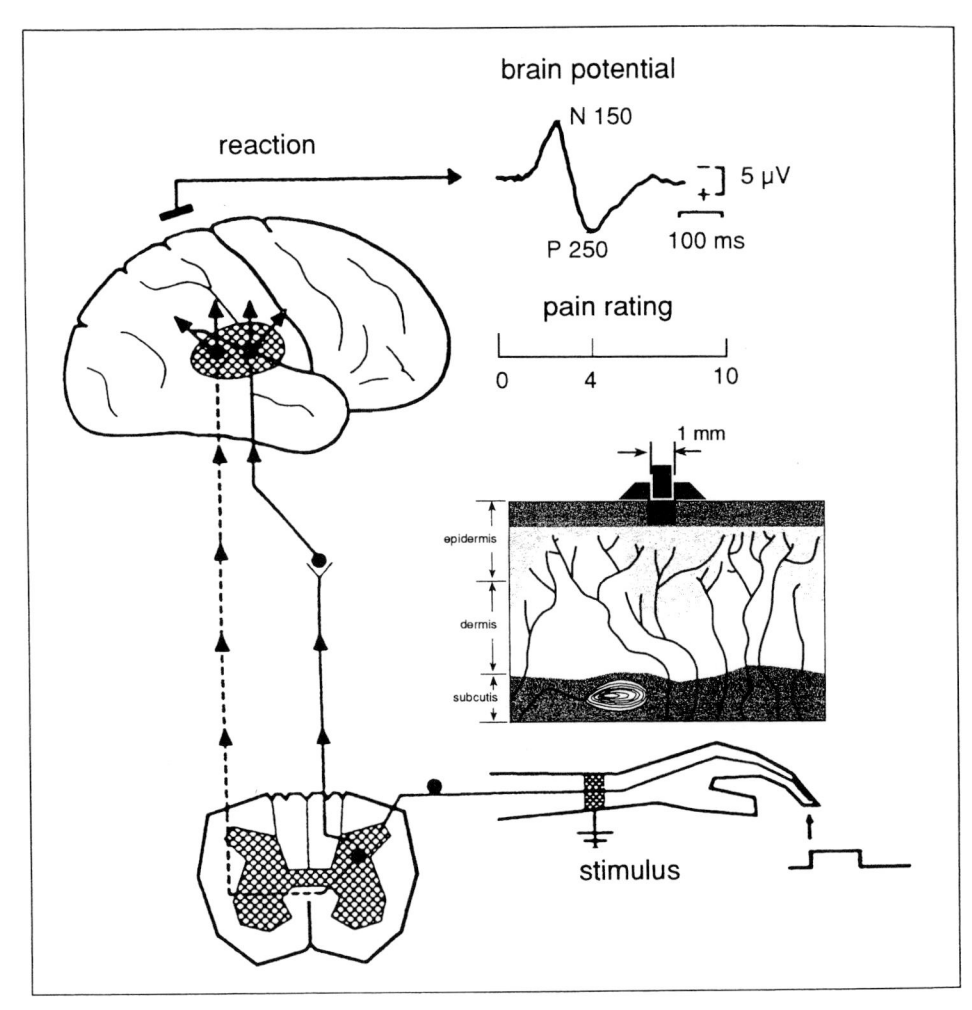

図1 疼痛関連電位の測定

皮内ショックや熱レーザパルスのような疼痛を引き起こす刺激は，視床に向かう前外側路と背側路において，その部位から皮質まで情報を伝達する侵害刺激受容の求心性線維を特に活性化する。頭皮上脳波においては，刺激によって引き起こされた変化は，例えば40回以上の反復刺激を平均加算することによって現れる（図の右）。刺激開始後150msの陰性電位（上向きの振れ）および250msの陽性電位は遅い誘発電位であり，与えられた刺激に対する疼痛を反映している。

＜凡例＞
reaction　反応
brain potential　脳電位
pain rating　疼痛評価
stimulus　刺激

Bromm, 1989を参照）。1つは，皮膚の角質層に空けた小穴から皮内に取り付けた，簡単な電気ショックである。この手段は主に痛覚系の最も細い皮膚のA-デルタ線維（平均伝導速度は14m/s）の活性を導く。その簡便性と確実性のため，これまでこの疼痛モデルは世界

中のヒトを扱う生理学研究室で，特に薬物の鎮痛効果の研究において用いられている。

他のモデルは短時間の赤外線熱刺激（波長は1.5mm以上）で，非常に長い期間（月単位以上）の高い確実性を有す。長波照射のため，熱エネルギーは最も表層の数100mmの深さの皮膚に反射することなく完全に吸収され，この部位の神経終末のみ，すなわち痛覚系のA-デルタ線維とC線維（ヒトの平均伝導速度は0.8m/sである）を活性化する（図2）。したがって1回の単発レーザー刺激は，平均反応時間約500msおよび1400msの，明らかに異なるものとして認められる2種類の痛覚を引き起こす。2つの類似した誘発電位の波形が脳波において観察される。それらは潜時の遅い成分（N240/P370）と非常に遅い成分（N1050/P1250）である。これら2つの痛覚はそれらの神経生理学的関連と同様，多くの要素に依存しており，健常者と痛覚を障害された患者では非常に程度が異なることがわかる（概説はBromm and Treedeを参照）。レーザー誘発電位（LEP）は，電気神経刺激で行う通常の研究で用いられる，細い神経繊維の機能と前外側路の機能の臨床検査に強力な道具となった。臨床応用で用いられている赤外線レーザー刺激装置（Fa Carl Baasel Lasertech GmbH, D-82304Starnberg）も利用できる。

図3はERPを用いた鎮痛効果に関する研究の結果である。我々の研究室ではほとんど一定の実験デザインを用いており，研究間の比較が可能である。ヒトでは，当然，最も重要な疼痛のパラメータは，疼痛の増強を表す，たとえば3段階かそれ以上の段階のアナログ尺度によって測定された口述によるものである（Melzack, 1984を参照）。この図では，薬剤による疼痛の度合いの減少（％）は縦軸，横軸は脳電位の遅い成分の減少を示す。r = 0.92は主観的および客観的な測定レベルによる，疼痛に関連した変数の間で高い相関があることを示唆している。これは，昏睡やナルコーシスの患者や新生児など，口述できない患者に対して鎮痛に関する研究が行われた場合には特に重要である。一般的な麻酔薬の特異的な鎮痛成分と，非特異的な鎮痛成分との間の相違を認めるような例が示されるであろう（Kochs et al., 1990などを参照）。

図3は，薬剤の鎮痛効果の相対的評価のための，我々の用いた疼痛モデルの有用性の考証についても示している。各々の点は24人から39人の対象による，まとまった研究の各々の所見を示す（詳細はScharein et al 1995を参照）。示されている薬剤の順番は（新薬は示していない），臨床応用から知られている鎮痛効果とよく一致している。やや0に近いところにプラセボの値がある。いわゆる穏やかな鎮痛薬（mild analgesics）といわれている，これらNSAIDsのaspirinやparacetamolがこれに続く。これよりさらに強いのは，弱オピオイドの鎮痛効果である（癌疼痛治療にWHOが推奨する手段の第2段階）。最も強い効果はmeperidine（pethidin）やmorphinのような麻薬性鎮痛剤である。このようにほとんどの鎮

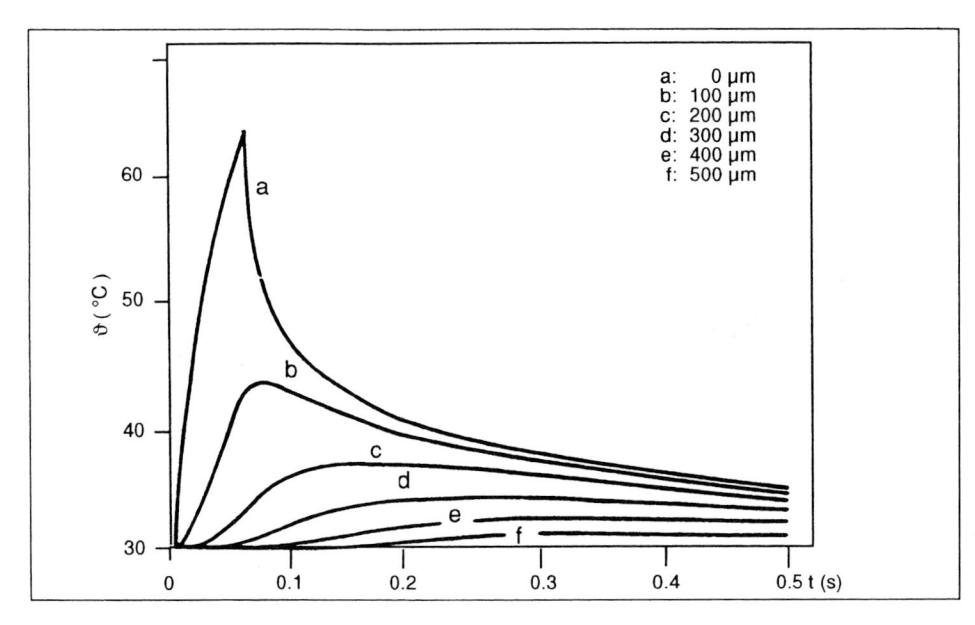

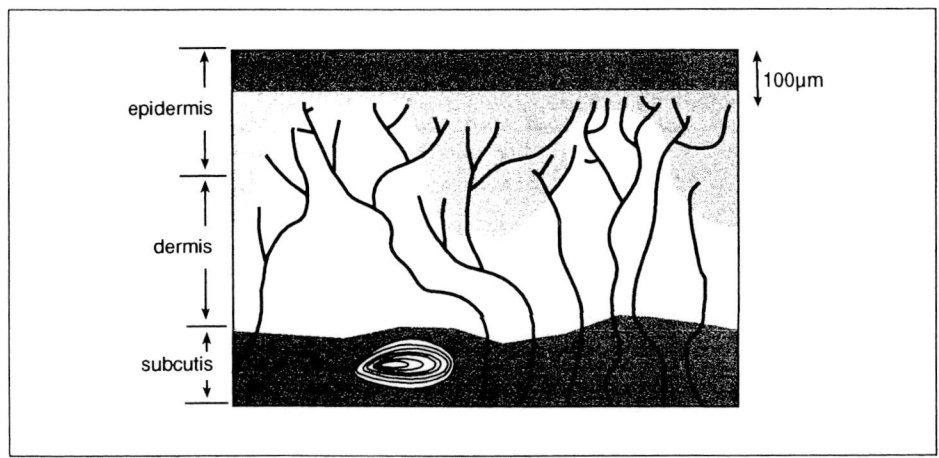

図2 ヒトの皮膚における赤外線レーザー刺激による温度変化と神経終末

上段：単発レーザー（(10mm) 15W/63mm², 持続時間50ms）の反応による温度曲線（計算値および実測値）。基線となる皮膚表面温度はレーザーによって60度以上に上昇する（a）。温度は示したように種々の深度において変化する（b-f）。下段：皮膚表面の求心性線維の表面図式的な切断面。メルケル細胞が乳頭層の最深部に位置している。たとえば皮下組織において，さらに深部の構造はパチニ層板である。赤外線レーザーの温度曲線によると，刺激は特に，表皮の最浅層に終わる無随終末であるA-δ線維およびC線維に到達する。したがって閾値以上の刺激は，針刺しおよび熱傷痛の，2つの感覚を引き起こす（Bromm and Treede, 1991）。

＜凡例＞
epidermis　表皮
dermis　真皮
subcutis　皮下組織

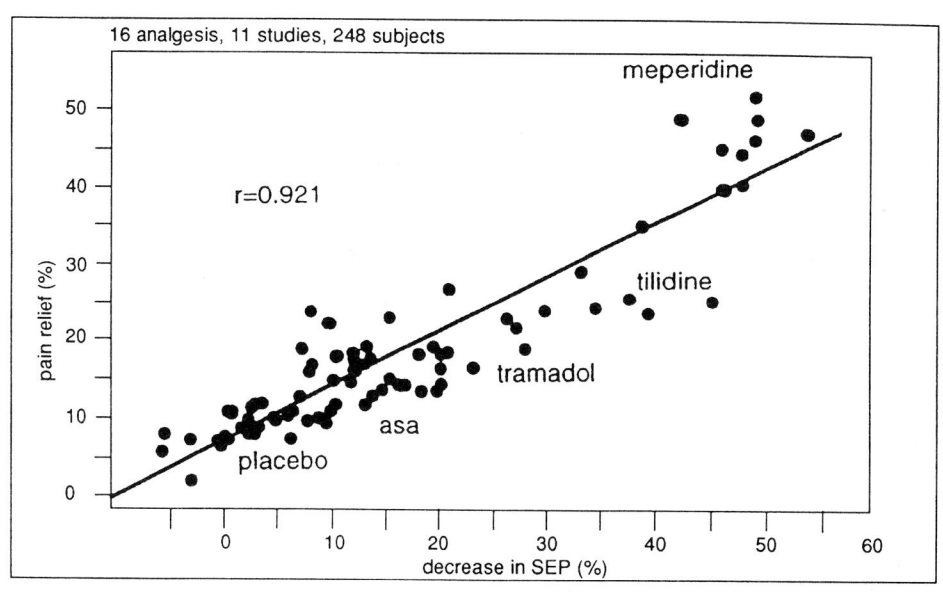

図3 薬剤の鎮痛効果の定量評価

ほとんど実験デザインが一定であるため，研究間で比較を行うことが可能となる．各々の点は，24人から38人を対象とした研究の各々の結果を示す．鎮痛効果は主観的（縦軸は疼痛評価の減弱）および客観的（横軸は脳電位の減少）な尺度で与えられている．両方の尺後の間で高い相関関係があった（r＝0.93）．ここではいくつかの薬剤名のみ記している．0に近い値はプラセボ，明らかな効果のあったNSAIDs，強い効果のあったのは弱オピオイド，最も強い鎮痛剤は効能のあるモルヒネ誘導体であった（詳細はScharein and Bromm 1994参照）．

＜凡例＞
16 analgesis, 11 studies 248 subjects　鎮痛剤16種，研究11件，対象248人
Pain relief　疼痛の軽減
decrease in SEP　SEPの減少

痛剤（非麻薬性薬剤とオピオイド）が研究され，相対的評価によってランク付けされている．このことは，新薬野開発において，動物実験による治験後や疼痛のある患者への適用の前に，とりわけ重要である．

同時に，この要旨は，著名な疼痛のパイオニアであるBeecherが，鎮痛剤はその効果を，増強された侵害的な活動を正常まで実験的に減弱することによって証明すべきであると述べていることを証明している．また1万人以上の学会員がいるInternational Association for the Study of Paln（IASP）の創設者であるBonicaの，鎮痛とは侵害刺激のある状態における疼痛の消退である，という定義を確証している．

（古賀　良彦，中川　和美　訳）

文　献

Beecher, H.K. (1957) The measurement of pain: prototype for the quantitative study of subjective responses. Pharmacol. Rev. 9: 59-209.
Bonica, J.J. (1979) The need of a taxonomy. Pain 6: 247-252.
Bromm, B. (1984, ed.) Pain Measurement in Man. Neurophysiological Correlates of Pain. Elsevier, Amsterdam.
Bromm, B. (1989) Laboratory animal and human volunteer in the assessment of analgesic efficacy. In: **Chapman, C.R. aand Loeser, J.D. (eds.),** Issues in Pain Measurement, pp. 117-143. Raven Press, NewYork.
Bromm, B. and Desmedt, J. (1995, eds.) Pain and the Brain. From Nociception to Cognition. Raven Press, New York.
Bromm, B., Meyer, W. and Scharein, E. (1989) Prestimulus/poststimulus relations in EEG spectra and their modulations by an opioid and an antidepressant. Electroenceph Clin Neurophysiol 73: 188-197.
Bromm, B. and Treede, R.D. (1991) Laser-evoked cerebral potentials in the assessment of cutaneous pain sensitivity in normal subjects and in patients. Rev. Neurol. (Paris), 147: 625-643.
Kochs, E., Treede, R.D., Schulte am Esch, J., Bromm, B. (1990) Modulation of pain-related brain potentials by general anesthesia. Anest. Analg. 71: 225-230.
Melzack R. (1984, ed.) Pain Measurement and Assessment. Raven Press, New York.
Scharein, E., Häger, F. and Bromm, B. (1984) Spectral estimators for short EEG segments. In: Bromm, B. (ed.) Pain Measurement in Man. Neurophysiological Correlates of Pain, pp 189-203. Elsevier, Amsterdam.
Scharein, E. and Bromm, B. (1995) Evoked brain potentials in the assessment of drug-induced pain relief. In: Bromm, B. and Desmedt, J. (eds.) Pain and the Brain. From Nociception to Cognition. Raven Press, New York.

Chapter 15

薬力学と脳波

Pharmacodynamics and EEG

B. Saletu

はじめに

薬力学のおかげで，人体の器官における薬物のさまざまな効果を理解できる。向精神薬の標的器官は人間の脳であり，開発された化合物がはたして，いかに，いつか，どんな量が人間の中枢神経系において効果を及ぼしているかという判定のために，脳波は客観的かつ定量的な最善の方法のひとつと思われる。この方法は，Berger（Berger, 1933）の脳波の黎明期から知られている。初期には視察な方法によって評価（Bente and Itil, 1954; Fink, 1959）され，後にコンピュータを用いた定量的な解析方法（"薬物脳波"，"pharmaco-EEG"）（Fink, 1975; Goldstein et al., 1963; Itil, 1974; Matejcek and Davos, 1976; Saletu, 1976, 1987; Herrmann, 1982）が出現し，そして多電極導出法による解析とそれを利用し表示技術がこの10年間の時代に発達してきた（Buchsbaum et al., 1985; Saletu et al., 1987; Sebban et al., 1984; Itil et al., 1985; Maurer and Dierks, 1991; Sannita, 1992; Wackermann et al., 1993）。

方法論的観点

薬力学は，患者のみならず正常者においても，さらには薬物開発のすべての段階（第1相から第4相）で疑問に答えるという点で研究されているのであろう。例えば，正常者の脳に対する最初の効果判定から患者における治療効果監視に到るまでの研究に用いられた。最初の段階は，目的に応じた偽薬を対照にした生物測定法を作成し，そして目的に応じた記録，評価，解析，解釈が要求される。このような研究の方法論の基準は，以下に述べる多くの研究者達によって報告されてきており（Itil, 1974; Saletu, 1976, 1987; Herrmann, 1982; Itil et al., 1985; Anderer et al., 1987, 1989a,b, 1992; Saletu et al., 1987a, ; Maurer, 1989; Semlitsch et al., 1989），そして国際薬物脳波グループからガイドラインが発表された（Stille and Herrmann, 1982; Herrmann et al., 1989）。

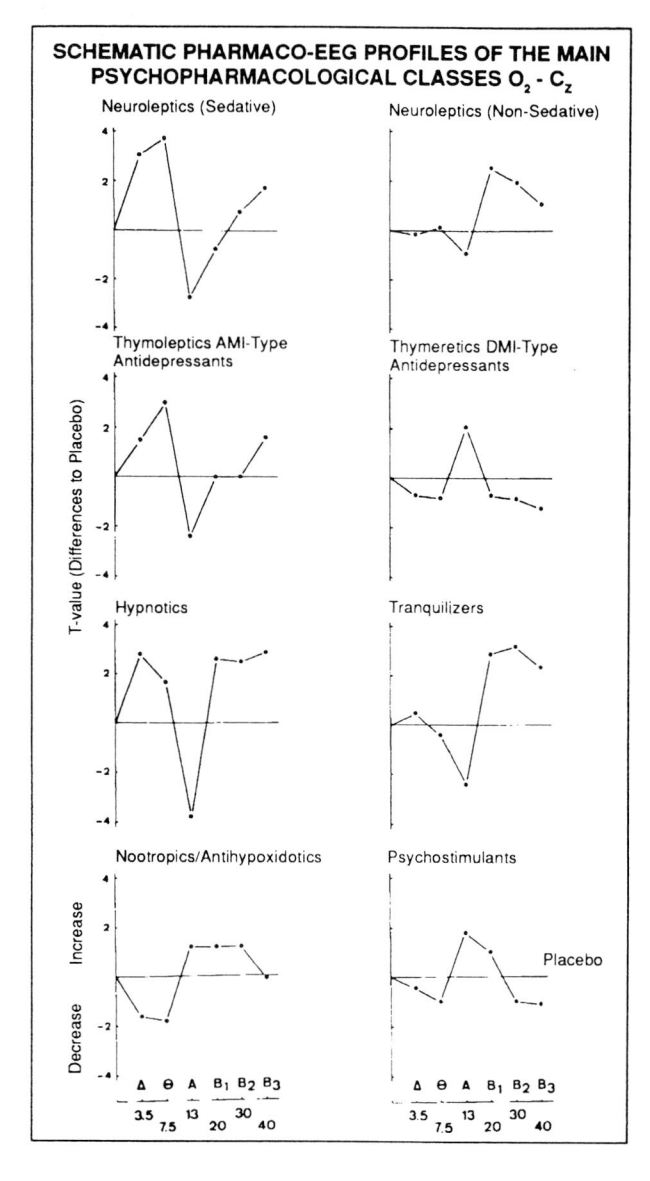

図1 薬物脳波学的プロフィールによる主な精神薬理学的分類の図。
脳波の諸要素は横軸に薬物による変化と偽薬による変化は縦軸にt値で示している。0値の線は偽薬の値である。低力価の鎮静作用の神経遮断薬では主にシータ，デルタ活動の増加とアルファ活動と減少と重畳したベータ活動の若干の増加を生じる。反対に，非鎮静系の強力な力価の神経遮断薬では主にアルファと隣接したベータ1活動の増加を生じる。Amitriptyline 型の感情調整薬では主にシータ活動の増加とアルファ活動の減少と重畳したベータ活動の増加を生じる一方 desipramine 型の感情調整薬では主にアルファ活動のみの変化を強調する。睡眠薬や精神安定剤を含む静穏薬（抗不安薬）ではすべてのベータ活動の増加とアルファ活動の抑制を示す一方，睡眠薬のみは徐波活動を増加させる。抗痴呆薬や脳血流改善薬はデルタとシータ活動を減少させ，アルファと隣接するベータ活動を増加させるが，一方，精神刺激薬では主にアルファとベータ1活動の増加を生じさせる。

向精神薬の分類について

　神経遮断薬，抗うつ薬，睡眠薬，精神安定薬，抗痴呆薬/脳血流改善薬，そして精神刺激薬のような主な精神薬理学的分類上の代表的な薬物を偽薬と比較すると定量的解析脳波では有意な変化を呈し，その結果は画像で種々の"薬物脳波プロフィール"として図示される。130以上の種々の向精神作用化合物を用いて，我々の研究室で多くの二重盲験，偽薬対照実験から典型的なプロフィールを図1で示されるようにでき得た。

神経遮断薬（抗精神病薬）

　神経遮断薬の中には，最低限2つの代表的な**薬物脳波プロフィール**が正常人での単回投与で認められる可能性がある（図1）：鎮静作用のある神経遮断薬（抗ドーパミン作用以外にも，抗セロトニン作用，抗アドレナリン作用，抗コリン作用そして抗ヒスタミン作用も有するchlorpromazine, zotepine, zetidoline, clozapineそしてdiaprizoleのような）はデルタとシータ活動（注1）の増加とアルファ活動の減少そして，速波の出現量増加による脳波の連続性の減少が認められる。Haloperidolのような非鎮静作用性神経遮断薬ではデルタ活動の増加とアルファ活動ないしアルファ活動に隣接したベータ活動の増加の欠如が認められる（Saletu et al., 1983a, 1987; Grünberger et al., 1985）。後に討論されるように，これらの2つの薬物脳波プロフィールは，急性治療後の精神分裂病患者にも認められるであろう。鎮静作用の低い神経遮断薬の100mgのfluperlapineの単回投与では，アルファ活動の減少とデルタ・シータとベータ活動を増加させたが，5 mgの強力なhaloperidolでは逆な変化を呈した（Saletu et al., 1986）。薬物脳波学の黎明期には，様々な研究者が様々な神経遮断薬に対して異なったプロフィール変化を報告している（Saletu, 1976の文献参照）。

　薬物脳波マッピング（マップ）（注2）は50mg chlorpromazine（Saletu et al., 1993）30 mg chlorprotixene（Saletu et al., 1987）のような鎮静系の神経遮断薬は総パワー値（1.3-35 Hz）を減少，絶対デルタおよびシータパワー値を増加，アルファおよびベータパワー値を減少，さらには，相対デルタおよびシータパワー値の増加とアルファとベータ帯域を減少させ，およびデルタ/シータ，アルファ，ベータそして全体のパワースペクトルのセントロイド（注3）を遅くさせる（図2）。反対に，非鎮静系の神経遮断薬の3 mgのhaloperidolでは総パワー値は変化させず，絶対および相対シータ，ベータパワー値を増加させ，相対アルファ1パワー値を若干減少させ，セントロイドを変化させない（図2）。このように，我々の薬物脳波マップは単極導出（O_2-C_z）から得られた初期の薬物脳波プロフィールと一致していた。いくらかの相違もある，例えば，単極導出（O_2-C_z）でchlorpromazine投与後の増加に関しては，トポグラムによってベータ活動の増加が頭蓋部のみに認められ（明らかな睡眠関連に出現した脳波），一方，他の全脳部位では減少が認められた。

　陽性症状が前景にでている精神分裂病患者における5 mgのhaloperidolの単回投与時の

注1．活動：定量解析脳波（FFT等）で得られた各脳波成分の単位には活動という表現を用いる。
　2．薬物脳波マッピング（マップ）：定量的解析脳波で得られた脳波各成分の変化を二次元表示化したもの。
　3．セントロイド；平均パワースペクトルから求められた各周波数帯域でのパワー値の分布を考慮に入れた平均値である，例えばアルファ帯域で遅いパワー値が多ければアルファ帯域のセントロイドは遅くなり逆の場合は速くなる。

脳波マップでは絶対パワー値およびセントロイドでは変化が認められなかったが，一方，相対パワー値に関しては後頭部のデルタ/シータの増加が認められた（Saletu et al., 1990a）。1日量22mgで治療した4週間後では，総パワー値の増加が認められ，デルタ/シータおよびアルファ帯域の絶対パワー値，相対パワー値が増加したが，相対ベータパワー値とセントロイドでは有意に減少が認められた。

同様の患者の200mgのremoxiprideの単回投与では総パワー値および相対デルタ/シータパワー値が減少し，1日量400mgで4週間の治療後では前頭・側頭部優位に相対デルタ・シータパワー値の減少がさらに進み，セントロイドの速化が生じた（Saletu et al., 1990a）。このように，haloperidolはbenzamideより鎮静作用を有することが明らかにされ，これは心理テストでも証明された。

最近の他のbenzamideである陰性症状を呈する精神分裂病患者でのamisulprideのfluphenazineとの低投与量との比較研究では，2 mg fluphenazine投与で左側後頭・側頭部にデルタ/シータ活動の減少とセントロイドの速化を生じ，6週間後には多くベータ活動の減少を伴い，デルタ/シータ活動の多くの脳の部分でデルタ/シータ活動の減少とアルファ活動の増加が認められた（Saletu et al., 1994a）。50mg amisulprideの単回投与ではデルタ/シータ活動の減少，ベータ活動の増加とセントロイドの速化がみられ，このような変化は6週間以上にわたる100mg投与でも観察された。このように，**薬物脳波マップ**は種々の神経遮断薬の相違を明らかにさせるが，投薬前の状態，患者のタイプや勿論，投与量によっても異なる。前述の相違は適切な神経遮断薬と適切な投与量と適切な患者の選択に役立つであろう。例えば，精神分裂病患者で陰性症状が前景に出ている患者ではデルタ/シータ活動の増加が認められ（Saletu et al., 1994a），デルタ/シータ活動の減少という反応を示す非鎮静系の神経遮断薬の方が，徐波活動の増加を伴う鎮静系の神経遮断薬より好ましいかもしれない。

抗うつ薬

抗うつ薬では，2つの主な薬物脳波プロフィールが認められるであろう（図1）：感情安定薬（imipramineあるいはamitriptyline様）プロフィール，徐波と速波活動が同時に増加しアルファ活動が減少する（鎮静作用を意味する），感情安定薬（desipramine様）プロフィール，アルファ活動の増加と徐波と速波活動の減少で特徴づけられる（賦活的特性を意味する）。Imipramine/amitriptylineタイプの変化はdoxepine，amitriptyline-N-oxideとmaproptiline，binodaline，danitracineとfluvoxamine（総説としてSaletu, 1982を参照；Saletu and Grünberger, 1983; Saletu et al., 1983b）のような新世代の抗うつ薬で認められた。DMI（desipraminne様）タイプの薬物脳波プロフィールは，tranylcypromine（Saletu,

1982), nomifensine (Saletu et al., 1982a), pirlindol (Saletu and Grünberger, 1985b; Saletu et al., 1983c), fluoxetine (Saletu と Grünberger, 1985a), zimelidine (Saletu et al., 1986b), sertraline (Saletu et al., 1986b), sercloremine (Saletu et al., 1985a,), moclobemide と diclofensine (Saletu et al., 1984a,) 投与後に認められた。

薬物脳波マップは，75mg imipramine のような鎮静系の抗うつ薬では総パワー値および，絶対デルタ，シータ，ベータ，アルファパワー値の減少を主に頭部前半部で示し，相対デルタとシータパワー値の増加とアルファ活動の減少は広範性に，相対ベータパワー値は後頭部で減少を示した（図2）。デルタ/シータのセントロイドは速化し，総セントロイドは後頭部で徐化した。ベータパワー値は増加するものの，セロトニンとノルアドレナリンとドーパミンの順で吸収阻害作用が減少する venlafaxine の我々の研究でも同様の所見が得られた（Saletu et al., 1992a, ）。Itil らは（1985），50mg の amitriptyline 投与後は前頭部と側頭部では徐波の増加を，後頭部と頭頂部では顕著なアルファの減少と特に中心部にベータ活動の増加を報告した。Herrmann と Schärer（1986）もまた75mg の amitriptyline でデルタ活動の増加を報告し，それは覚醒度の減少を反映したためとしている。後頭部アルファパワー値の減少，ベータ1とベータ3パワー値の増加が認められた一方，絶対ベータ2パワー値は減少した。

正反対に，非鎮静系抗うつ薬の20mg の SSRI（選択的セロトニン再吸収阻害薬）citalopram の我々の研究では，総パワー値の減少，絶対デルタ，シータ，アルファ1パワー値の減少とベータパワー値の増加，そして相対パワー値ではシータ，アルファ1の減少とアルファ2とベータパワー値の顕著な増加が，デルタ/シータのセントロイドの徐化と，アルファとベータと総セントロイド速化を示した

静穏薬（抗不安薬）（精神安定剤/睡眠薬）

静穏薬（抗不安薬）（WHO（1967）によると）は精神安定剤と睡眠薬を含み，それらはある共通の薬理学的特性を有する。実際，それらは総パワー値とアルファ活動の絶対および相対パワー値の減少とベータ活動の絶対および相対パワー値の増加とセントロイドの速化，総活動のセントロイドの偏位の増加という**薬物脳波プロフィール**を示す（図1）。精神安定剤と睡眠薬との相違は，主に徐波活動に認められる。Oxazepam（Saletu et al., 1978），prazepam（Saletu et al., 1984b），bromazepam（Saletu et al., 1981），と clobazam（Saletu et al., 1985b），のような日中投与の精神安定剤は，臨床的に用いる量やたとえ75mg や 150mg の prazepam の非常に多量投与でも徐波の増加は認められない（Saletu et al., 1984b; Saletu et al., 1986）。安静条件下ではデルタ活動の増加が認められることがあるが，diazepam もこの群に属していると考えられている。Diazepam が臨床上日中の精神安定剤とともに睡眠導入

薬として用いられていることは大変興味あることである。一方，低投与量域では精神安定剤のプロフィールを生じ，より多い投与量ではデルタ活動の増加を伴う夜間の精神安定剤（睡眠薬）プロフィールを示すベンゾジアゼピン系薬がある（図1）。これはベンゾジアゼピン系薬の brotizolam, lopirazepam, flurazepam（Saletu et al., 1979a, 1981），flunitrazepam（Saletu et al., 1985c），triazolam（Saletu et al., 1979c），temazepam（Saletu et al., 1985b），cloxazolam（Saletu et al., 1976）と lorazepam（Saletu et al., 1981, 1985b）で観察された。

　薬物脳波マップは diazepam, clobazam, lorazepam と suriclone（Saletu et al., 1988 a, b, 1989, 1994b）投与後に見られたように，この亜型分類を強く確証させた。30mg clobazam のように日中の精神安定剤は総パワー値を若干減少させ，デルタ，シータ，アルファの絶対パワー値と相対パワー値を減少させ，ベータパワー値を増加させ，デルタ／シータとベータのセントロイドを徐化させ，総セントロイドを速化させた（図2）。2 mg の lorazepam のような夜間の精神安定剤は総パワー値を顕著に減少させ，デルタとベータの絶対パワー値を増加させ，シータとアルファパワー値を減少させ，相対デルタ，シータおよびベータパワー値を増加させ，アルファパワー値を減少させ，そしてデルタ／シータのセントロイドを徐化させ，アルファと総活動のセントロイドを速化させた（後者は日中の精神安定剤の30mg clobazam よりも程度は小さい）（図2）。前頭部，中心部と頭頂部で最も顕著な変化を示し，他の筆者によっても記されている（Itil et al., 1985; Herrmann and Schärer, 1986）。セロトニン-5HT$_{1A}$作動薬である buspirone は異なったタイプの変化を生じるが，シータの増加，デルタとシータのセントロイドの速化，アルファ活動は無変化だが，そのセントロイドの徐化とベータ活動の減少の傾向，そして総活動のセントロイドの徐化で特徴づけられる（Barbanoj et al., 1994）。

精神刺激薬

　D-amphetamine（Grünberger et al., 1982）と methamphetamine（Saletu et al., 1980a）のような精神刺激薬は，アルファとアルファに隣接したベータ活動の増加と徐波と速波活動の減少で特徴づけられる薬物脳波プロファイルを生ずる（図1）。文献上では異なった報告がみられるが，投薬前の状態や投与量や記録条件（安静条件下での脳波［R-EEG］対覚醒度統制下での脳波［V-EEG］）の相違によるものと考えられる。後者は最近の薬物脳波マッピング研究で認められている（Saletu et al., 1993）：20mg の d-amphetamine 投与後の V-EEG では総パワー値は減少傾向にあるが（図2），R-EEG では有意に増加する。V-EEG ではデルタ／シータパワー値は減少し，アルファパワー値も同様の傾向がみられるが，R-EEG ではデルタ／シータパワー値は有意に減少し，アルファパワー値は増加することが記されている。ベータ帯域の絶対パワー値は V-EEG では変化しないが，R-EEG では増加する。総

セントロイドは常に速化した。相対デルタ/シータパワー値は R-EEG で顕著に減少し，相対アルファ活動は V-EEG では一般的に不変であったが R-EEG では増加した，一方，相対ベータパワー値は両方の条件下で増加した。抗痴呆薬との相違は総パワー値にあり，精神刺激薬では減少するが抗痴呆薬ではむしろ増加する。これは desipramine タイプの抗うつ薬と重複する。

250mg coffeine は薬物脳波マップでは微少な変化しか生じないが，総パワー値と絶対アルファおよびベータパワー値の減少で特徴づけられる (Saletu et al., 1987)。頭部全般部でセントロイドが遅くなり，相対パワー値は一般的に不変であった。最も顕著な所見はアルファのセントロイドの速化であり，Etevenon ら (1986) と Itil ら (1985) も同様の所見を報告している。

抗 痴 呆 薬

抗痴呆薬は，偽薬と比較して一般的にデルタとシータ活動を減少させ，アルファと隣接するベータ活動を増加させる (図 1)。このような薬物脳波マップを呈する薬物は種々の化学的亜分類に属する，これらは co-dergocrine-mesilate と ergotalkaloids の nicergoline (Saletu et al., 1977, 1979b)，vincamine, vincionate, SL 76100 と vincamine alkaloids の SL 76188 と類似物質 (Grünberger et al., 1982; Saletu and Grünberger, 1982; Saletu and Grünberger, 1982; Saletu et al., 1984c)，ifenprodil, tinofedine, phenylethanolamine の suloctidil (Saletu and Anderer, 1980)，piracetam, etiracetam と GABA に類似構造を有する pyrrolidine 誘導体の aniracetam (Bente, 1977; Saletu, 1981a, b; Saletu and Grünberger, 1980; Saletu and Grünberger, 1980; Saletu et al., 1980b)，xanthine 誘導体の ethophyline (Saletu, 1981a)，buflomedil (Saletu et al., 1984d)，強心配糖体の ouabain (g-strophantine)，強心ステロイドの acrihelline と adrafinil (CRL 40028) (a benzhydrylsulfinyl-acetonehydroxamid acid) とその主な代謝産物，modafinil (CRL 40476, a benzohydrysulfinylacetamide) (Saletu et al., 1986c) である。そしてこのような中枢神経系作用を生じるものとして，pridoxilate (a glyoxilic acid-substitutepyridoxine) (Saletu et al., 1982b)，Actovegin[R] (標準的な除タンパクした血液由来物) (Saletu et al., 1984e)，hexobendine とその ethophyline と ethamivan との合剤 (Instenon forte[R]) (Saletu and Grünberger, 1978; Saletu, 1981a)，カルシウム拮抗剤の cinnarizine (Saletu, 1976, 1981a) がある。

これらの抗痴呆薬で生じる変化は，病的な老化による脳波変化とちょうど正反対の脳波変化であり (Saletu et al., 1991c)，覚醒度の改善を反映する。覚醒度は全神経活動の動的な状態により定義され，それは人間の適応行動の可能性と構成能力を決定する (Head, 1923)。

薬物脳波マップは，このような変化をより印象的に呈示する。図 2 でみられたように 600

図2　急性経口投与後の9つの主な精神薬理学分類の代表的薬物と偽薬との間の脳波の相違のマップ（薬力学最大効果はほとんど投薬後2時間）。群間での総パワー値，絶対デルタ，シータ，アルファ1，アルファ2，ベータパワー値および相対デルタ，シータ，アルファ1，アルファ2，ベータパワー値とデルタ/シータ，ベータと総パワー値のセントロイドの差違（上から下に向かって）を描写している有意確率地図（significant probability maps, SPM）が示されている（鳥瞰図，上部は鼻，左耳は左，右耳は右，白点は導出部位）。正常対照者と比較してオレンジ，赤，そして紫色は有意（各々 p＜0.10, 0.05 そして 0.01）な増加；暗い緑，明るい青そして暗い青は有意（各々 p＜0.10, 0.05 そして 0.01）な減少を意味する。50mg chlorpromazine（N：15），3 mg haloperidol（N：20），75mg imipramine（N：15），20mg citalopram（N：20），30mg clobazam（N：15），2 mg lorazepam（N：15），20mg amphetamine（N：15），20mg metamphetamine（N：20）そして600mg pyritinol（N：15）のいろいろな薬物の単回投与で生じた変化はトポグラフィ表示された。例えば，50mg chlorpromazine は総パワー値を減少させるが600 mg pyritinol は増加させる。図のごとく，いろいろな精神薬理学分類の薬物はいろいろな薬物脳波マップを生じる。

図4　脳マップは30mg lfenfluramine, 15 と 30mg d-fenfluramine, 50mg chlorpromazine そして 20mg d-amphetamine（上から下に向かって）の2，4，6，そして8時間での（左から右の欄）の薬物や偽薬による中枢作用間の差違を示す。マップは9つのそれぞれの導出部位の周波数帯域の相対パワー値（相対パワー値/100-相対パワー値変換）の繰り返しの ANOVA における多変量解析から得られた Hotelling T 2 に基づく（R-EEG, N：18）。有意 T 2：2.44 より大きい時 p＜0.10, 3.18 より大きい時 p＜0.05, 5.35 より大きい時 p＜0.01 である。30mg d-fenfluramine は4時間を最大としてすべての時間に，15mg d-fenfluramine は6と8時間後に有意な中枢作用を示したが，30mg lfenfluramine はは2と4時間後に軽度な変化を示すに過ぎなかった。50mg chlorpromazine は2時間後に顕著な有意な効果を呈し4時間後でもある程度の効果を呈すが，20mg d-amphetamine は2と6時間後に最も活性が高かった。

図8　Tianepine の脳波と人間の血清濃度との間の相関マップ。36のマップの各々は tianepine の血清濃度と特徴的な脳波変数との間の相関係数のトポグラフィ表示を示す。図の上部は13の絶対パワー変数の相関マップを，中間部は12の相対パワー変数そして11の下部はセントロイドと優位周波数を示す。8色の基調が正（温/赤色）そして負（寒/青色）の相関係数を表す。有意水準は挿入してある。tianepine の血清濃度が高いほど，ベータ周波数の絶対パワー値と相対パワー値が前頭・側頭部優位に増加する。さらに，血清濃度が高くなるほど，セントロイドが速化し，総活動のセントロイドの偏位が大きくなる。

図9　9つの精神障害の正常対照者との間の脳波の相違のマップである。技術的や色調に関して図2の記載を参照。陽性症状をもつ精神分裂病（N：18）は例えば，絶対デルタパワー値の減少をしめすが，陰性症状をもつ患者は増加を示す。大うつ病（N：60），全般性不安障害（N：41），広場恐怖（N：21），強迫性障害（N：12），多発脳梗塞型痴呆（N：24），アルツハイマー型痴呆（N：24），そして，目下禁酒中のアルコール依存症（N：29）は正常対照者と比較すると異なった脳波マップを示す。

図10　治療反応性と治療抵抗性の MDI（多発脳梗塞型痴呆）患者（各々左と右）の治療前（上のマップ）と1日量 20mg の nicergoline 治療後8週（下のマップ）のデルタ活動の絶対パワー値の脳トポグラフィマップ。色調は μV^2 の絶対パワー値を表す。治療反応性患者は徐波活動の減少を示すが（覚醒度の改善），治療抵抗性患者は増加を示す。

図11　MID（多発脳梗塞型痴呆）患者の様々な脳波周波数帯域における nicergoline（8週間，2×30mg/day；N：18）と偽薬（N：22）の効果のマップ。nicergoline と偽薬の投与後の相対デルタ/シータ，アルファ1，アルファ2，ベータパワー値の変化（上から下に向かって）は投薬前と比較して各々左と真ん中に，右の列には薬物間での差違が認められる。色調は t 値を表し；温色は増加を示し（紫は p＜0.01，赤は p＜0.05，黄褐色は p＜0.10），寒色は減少を示す（暗い青色 p＜0.01，中間の青色 p＜0.05，緑青色 p＜0.10）。nicergoline はデルタ/シータを減少させアルファ1，アルファ2を増加させ，偽薬投与後は遅いアルファを増加させベータパワー値を減少させる。このように，薬物間の比較では nicergoline はデルタ/シータを減少させアルファ2，ベータパワー値をを増加させることを示し，それ故覚醒度を改善させる（Saletu ら，1995）。治療抵抗性患者の症例では，それなりの薬物のそれなりの量を服用しても脳波に変化は認められない（図10）。もし患者が薬物に臨床上反応したら脳波にも変化が認められる。対照群に対しての差違は z 値を用いると，このような患者を指摘しやすくなるであろうことを強調しておく。治療反応性と治療抵抗性の群間比較は我々によって繰り返し記載されている（Saletu ら，1976）。

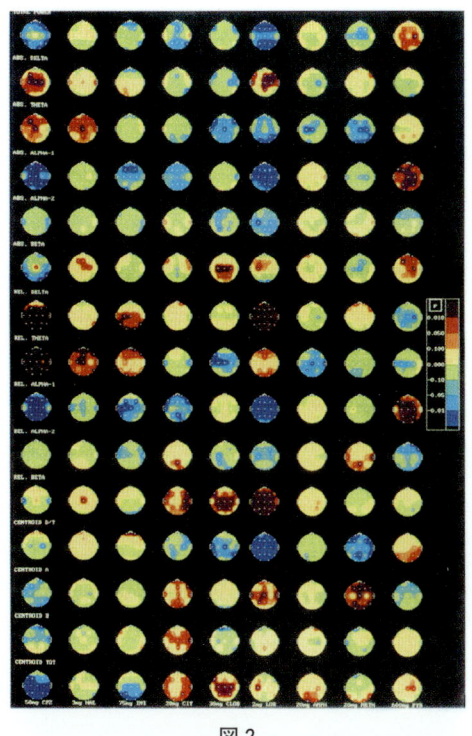

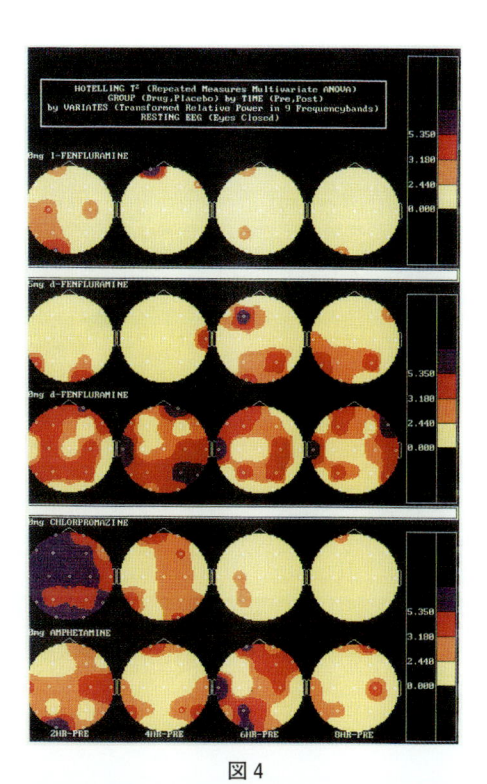

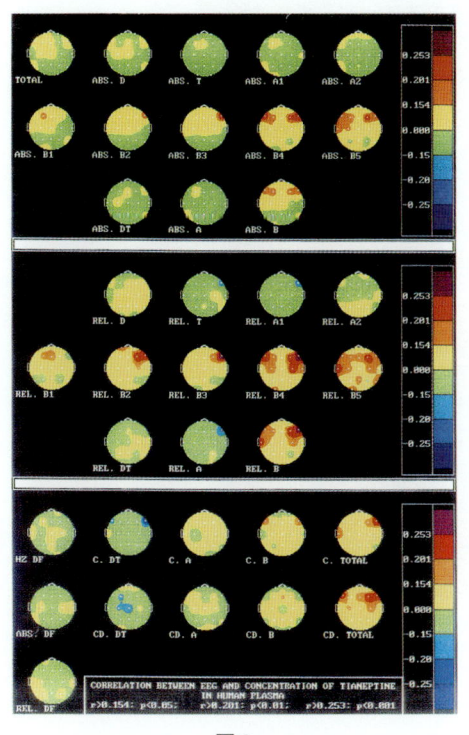

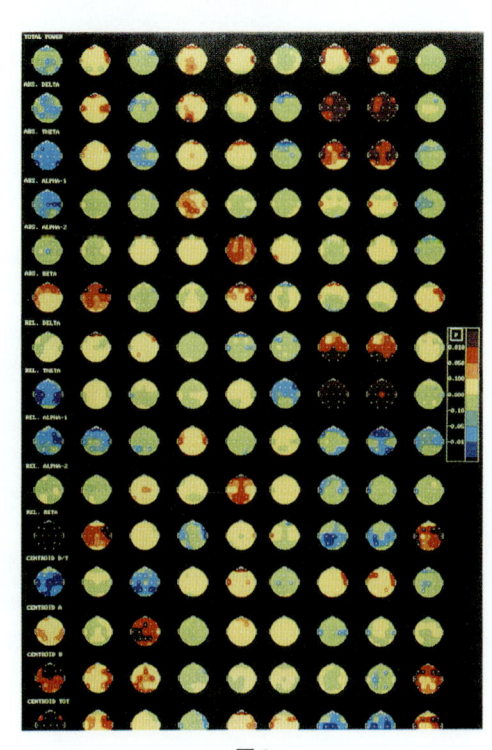

図2

図4

図8

図9

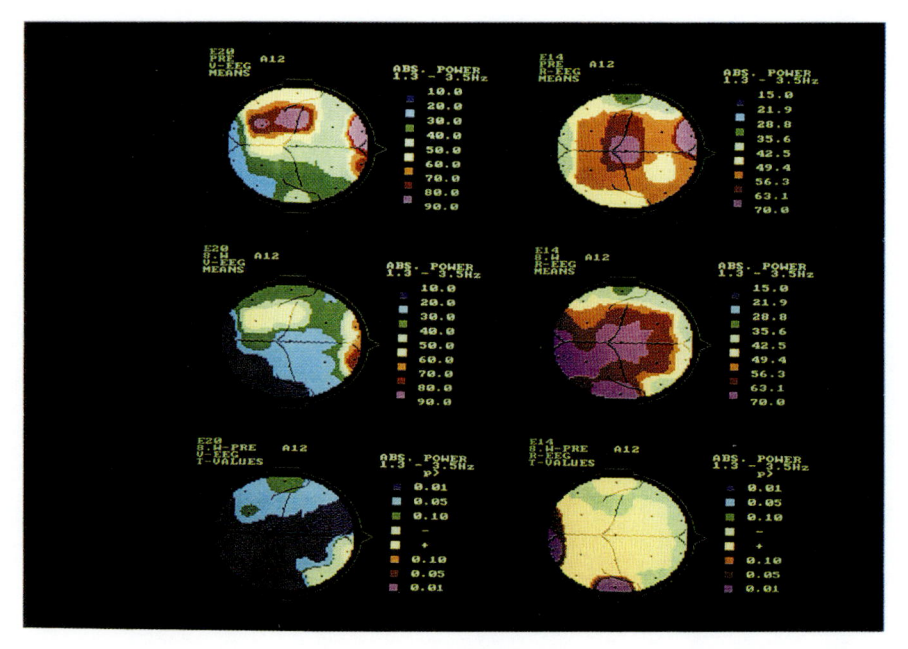

図 10

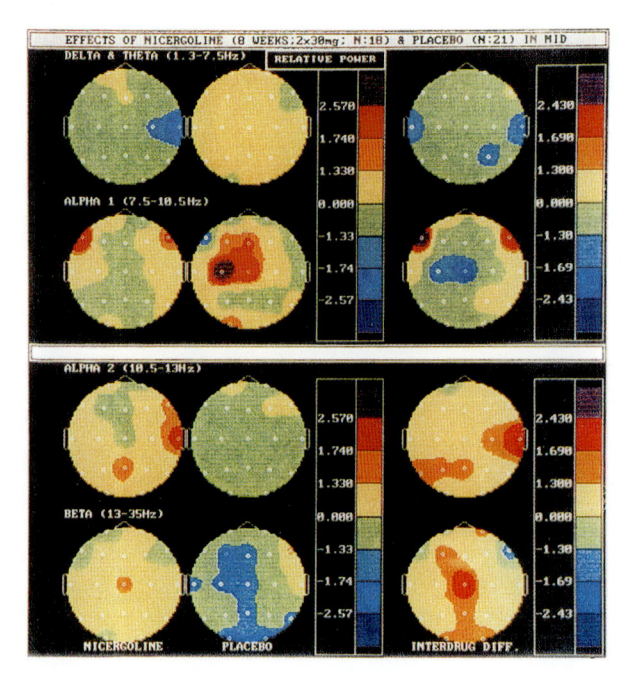

図 11

mg の pyritinol は総パワー値，絶対アルファ1とベータパワー値の増加とアルファ2パワー値の減少，相対デルタ／シータとアルファ2パワー値の減少と相対アルファ1パワー値の増加を認める一方，デルタ／シータと総パワーのセントロイドは速化するがアルファのセントロイドは徐化する。Ergotalkaloids は絶対パワー値とセントロイドおよびデルタ／シータの相対パワー値に関しては同様の所見を示したが，相対ベータパワー値は有意に増加した（Saletu et al., 1990b）。新しいコリン作動薬の DUP996（linopridine）もまた，総パワー値，絶対アルファとアルファと隣接したベータパワー値を増加させる（Saletu et al., 1989, 1991a）。加齢に伴う記憶障害，アルツハイマー型老年期痴呆と多発脳梗塞型痴呆の患者における研究や実験的な正常ボランティアを用いた低酸素性低酸素症での研究は，覚醒度の改善による上述の所見を支持している（Saletu et al., 1991b, c, 1992b, c, d, 1994a, b; Fishhof et al., 1992）。

脳波分類に関する問題点

　動物の薬理実験で向精神薬としての作用が見いだされなかった薬物でも薬物脳波学的方法によって分類が成功しても，ある問題点があることを知っておくべきである。
　薬物脳波プロフィールは3つの要素によって影響されるように思われる：
　1）薬物の特徴的な影響
　2）薬物による覚醒度の変化
　3）覚醒度の自発的（自然）変動
　これは異なった精神薬理学的分類のプロフィールが類似していたときに，特に時間効果や用量効果の関係を考慮しなかった場合にしばしば説明することができる。方法は基本的には経験的であり，データは増加量として異なった角度から観察されるかもしれないということを心に留めておかなければならない。例えば，diphenhydramine のような，ある抗ヒスタミン剤は抗うつ薬（amitriptyline タイプ）と同様の変化を生じさせる（Saletu, 1976）。ここで，このような抗うつ薬型の脳波プロフィールは両薬物群でも有する抗ヒスタミン作用や抗コリン作用をも意味するのかと疑問が生ずる。この予測は幻覚惹起薬として乱用されたり，抗コリン薬効果を有することが知られている相反する麻酔薬である ketamine や phecyclidine 誘導体，（Saletu et al., 1975），抗コリン作用を有する神経遮断薬の clozapine といった異なった薬物群に関しても同様なプロフィールが認められることからも確証されている。このように，分類の試みでは用量効果や時間効果関連を含むことや安静時に対する覚醒度統制のような記録条件を考慮する必要がある。同様に，中枢神経系の治療前の状態も大切な変数である。

時間効果関係

　向精神薬の標的器官である人間の大脳での生物学的活性の時間的経過は，長時間にわたるたったひとつの変数（図3）や，MANOVA のマッピングを用いた多変量解析とそれに続く Hotelling T^2 test の結果（図4）で印象的に変化を呈示することができる。第Ⅰ相試験では，薬物の中枢作用の開始，最大効果そして終了を客観的かつ定量的に評価する可能性がある。これらの薬力学的変化は薬物動態データと関連しており（後参照），患者においては単回投与効果は治療計画の予後予測の観点では役に立つかもしれない（例えば，精神分裂病患者ではベータの減少，痴呆患者ではデルタの減少が認められる）。

用量効果関係

　用量効果関係も図3でみられたようにひとつの変数や，MANOVA のマッピングを用いた多変量解析とそれに続く Hotelling T^2 test の結果およびマッピング技術（図4）で変化を呈示することができる（図4）。この方法で人間において最小限の中枢神経作用量を推測でき，これは後におこなうオープンや偽薬を対照とした二重盲験試験の際に患者の副作用や不安を除去するのに有効である。さらには，benzamide 投与後でみられる中枢神経系活性から中枢神経系抑制への変化やベンゾジアゼピン系薬の日中から夜間の精神安定剤への変化といった中枢神経系作用の変化する用量の情報を得ることも可能である。

生物学的等力価

　同様な方法で時間および用量効果関係として，臨床上上市されている有名な薬物を参考として治験薬の生物学的力価を探求することができる。これは，後の患者における治験においては特別に意味がある。このような推定なしでは，正常ボランティアや患者における中枢神経系作用の様々な強度差や正常ボランティアでおこなわれた第Ⅰ相試験に基づく適切な単回や1日投与量の予測には大きな問題を提起するであろう。図3でみられたように，有名な5 mg の diazepam との新しい cloxazolam の等力価は2mg であることが見いだされ，それは1：2.5 の cloxazolam/diazepam の用量関係が導き出された（Saletu, 1976）。続いておこなわれた15名の全般性不安障害患者での偽薬を対照とした6カ月を越す二重盲験臨床試験では治療にあたる精神科医が diazepam と cloxazolam の至適量を決めた。投与量は1，3そして24週間の治療で見いだされており，平均的な1日量投与量，最小の1日量と最大の1日量は1：2.5 の力価であり，それは我々の薬物脳波による予測を強く確信させた（図3）。標準

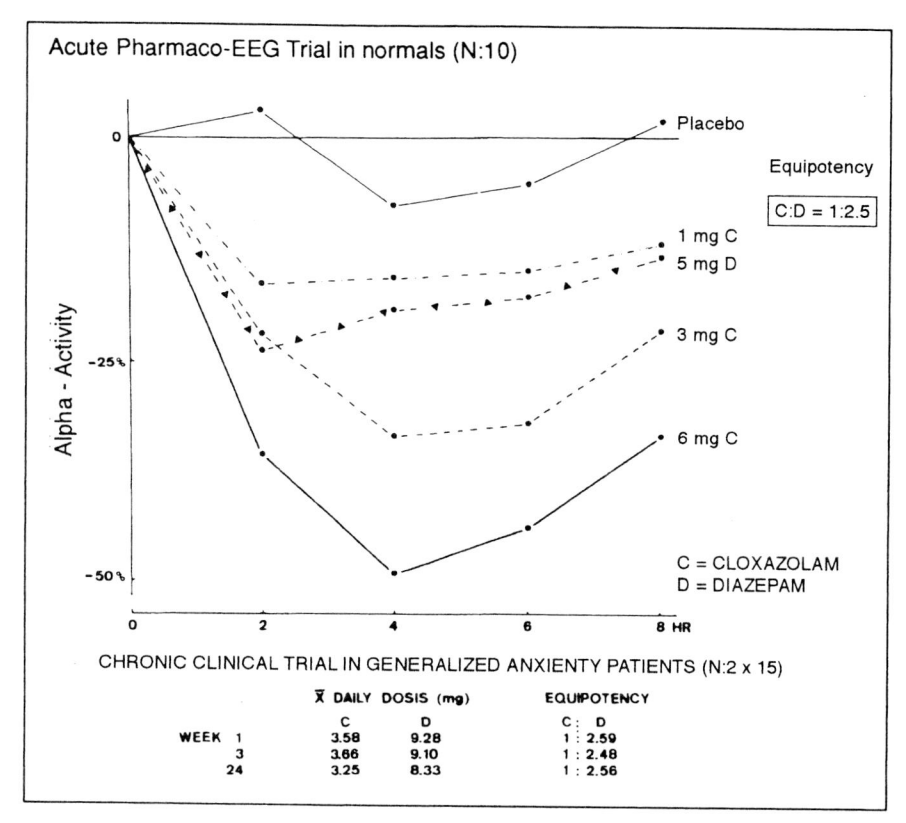

図3 Cloxazoram と参考薬としての diazepam との等力価に関する薬物脳波による
予測と全般性不安神経症患者（n：2×15）での長期臨床試験における立証
10 正常被験者での単回投与後のアルファ活動（R-EEG，相対パワー値）の用量および経時的関連変化を図の上部に示す。偽薬は系統的な変化は示さないが，cloxazoram は用量依存的にアルファ活動を減少させる。この効果は投薬後 2 時間後に始まり，4 時間後に最大効果を示し，8 時間後にも認められた。反対に 5 mg の diazepam は最大効果を投薬 2 時間後に生じた。5 mg の diazepam は 1 mg と 3 mg の cloxazoram の間に位置する（等力価 C：D は 1：2.5）。正常者の単回投与の薬物脳波研究による等力価の予測は続いておこなわれた 6 カ月にわたる全般性不安神経症患者を用いた研究で立証された。適切な cloxazoram と diazepam の 1 日投与量は 1，3 そして 24 週間の治療で示されている。さらに。その関係は 1：2.5 である。

的な融解をした異なった処方薬に対して新しく diazepam にミセルを混在したもののような様々な生薬の処方の生物学的力価が同様な方法で決定される（図 5）。

薬物動態と薬力学との関係

薬物動態/薬力学との関係を調べるとき，薬物は脳血管関門を通過し深部にある受容体に達し結合して"hit and run"効果が生じ活性代謝物となって意味ある情報が得られる。血清最大値と薬力学的最大効果との間に時間的ずれがあるときは特別な興味があり，このよう

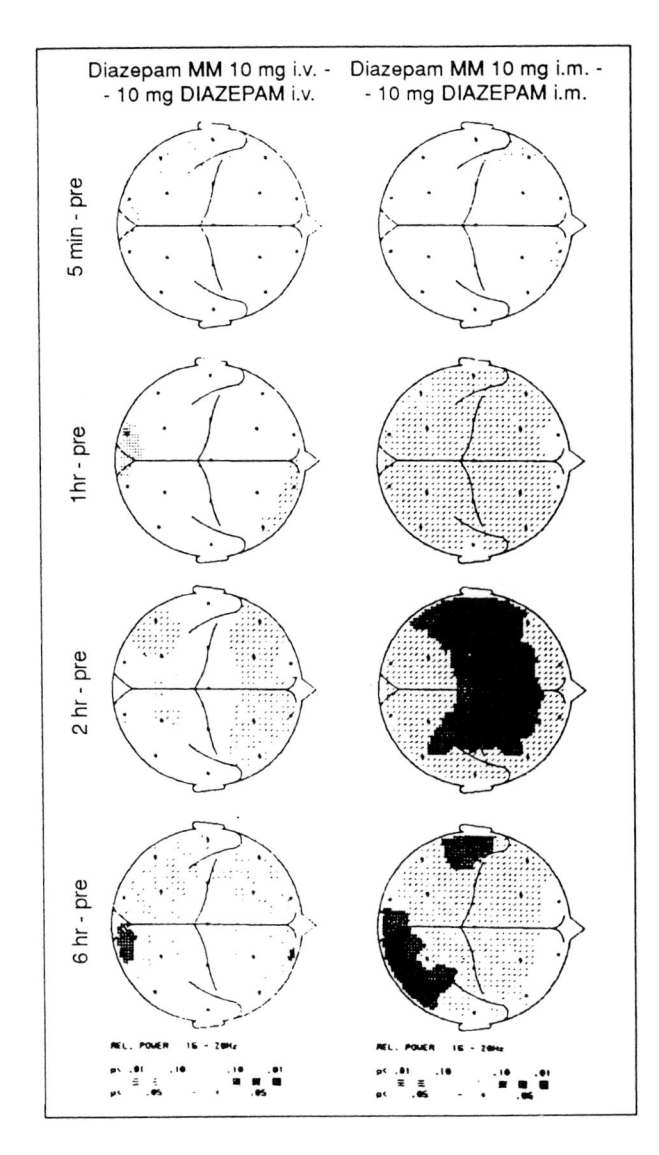

図5 Diazepamにミセルを混入したものに対して標準的な融解をした異なった処方薬で静脈内注射と筋肉内注射の際の16-20Hzベータ活動の相対パワー値のトポグラフィの変化の像である（n：15；V-EEG; A12）。静脈内注射後の2つの処方には有意な差違は認められなかったが，筋肉内注射後では新しいdiazepamにミセルを混入したものが標準的な融解をしたものより2時間後および6時間後で優れていた。ある部位でのより多くのベータ活動の増加は筋肉における薬物のより吸収の良さを意味する。

なことはnomifensineの投与に観察される（図6）。薬物動態/薬力学比について血中濃度と脳波を通常の二次元図に記すと直線的な相関を欠いて分散してしまう。しかしながら，これらの点を時間経過に沿って記すと輪型曲線（"hysteresis loop"）の中に分散する規則性が見られる（図7）。このことはnomifensineの最大薬力学効果は薬物動態曲線の上昇線上でなく下降線上に存在することを意味する。大きな輪の部分があるほど，血中濃度と中枢神経系活性間での変化に大きな遅れがあることを意味する。

　薬物動態/薬力学の研究によって，薬力学変数のなかで薬物効果を示す最も感受性の高い変数や薬物を増加することで人間の行動が変化するかどうかも明らかになった。放射性受容体検出法でtemazepamの等力価はng/ml単位で測定されるが，temazepamとflunitraze-

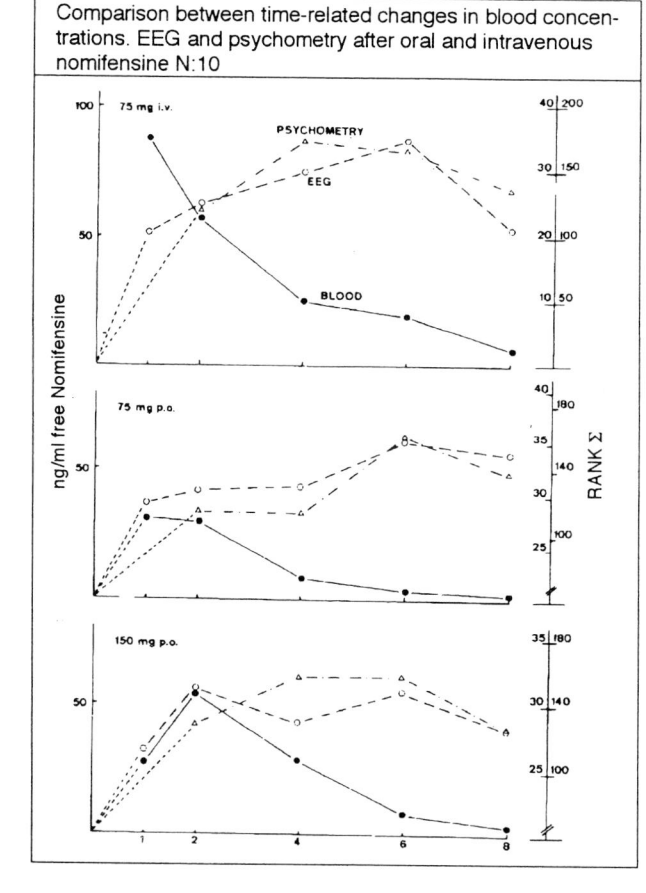

図6 nomifensine の経口的かつ静注後の経時的な血清濃度，脳波と心理検査の変化（n：10）。血中濃度の最大値は2時間以内に認められるが，薬力学的最大効果は6時間以内に観察された。

pam 投与後の血清濃度の決定の際には，両薬ともに最大血清濃度は1時間でみられ，その後 temazepam では急速に下降し，flunitrazepam の血清濃度は徐々に減少した。Temazepam 投与後の血中濃度と脳波や心理検査間の変化での回帰や相関解析では，ベータ活動と脳波のセントロイドは血中濃度と正に相関したが，アルファ活動と心理検査の変数である注意，集中力，アルファベット反応検査点数，Pauli 検査点数，数唱問題，精神運動活動，複雑な反応検査，反応時間，フリッカー閾値と皮膚電気抵抗値などは血中濃度と負に相関した。

これらのことから，脳波ベータ活動は最も感受性が高く，次にセントロイド，アルファ活動とつづく。心理検査の変数は血中濃度が250ng/ml を超えると悪化し，この値以下だと改善が期待されるであろう。実際，250ng/ml 以上の血中濃度は40mg の temazepam 投与後1時間と6時間の間に，20mg の temazepam 投与後の1時間と2時間にみられるにすぎない。我々の所見では，20mg と40mg の temazepam は鎮静的な睡眠導入効果を生じ，10mg の temazepam はより精神安定剤の特性を示しており，このことは睡眠障害患者における終夜睡眠ポリグラフィ研究でも確証されている（Salutu et al., 1983d, e）。

血清濃度と脳波変化との相関のマップは新しい合成物の薬力学効果の理解をよりよくする

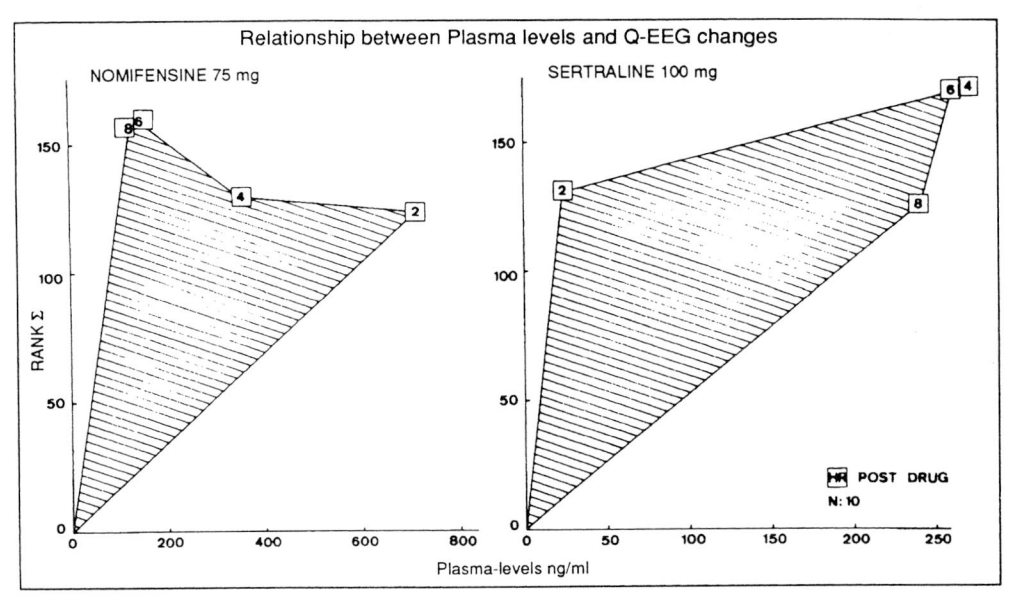

図7 2種類の抗うつ薬投与後の血清濃度と定量的脳波変化との関係
血清濃度は横軸に中枢神経系効果（総脳波変化の順位総和に基づく）は縦軸に示している。血清濃度と脳波変化は通常の二次元図で記しており，線形相関ではなく輪型曲線（"hysteresis loop"）が得られる。Nomifensine の場合は，最大薬力学効果は薬物動態曲線の上昇ではなく下降曲線上でみられる。一方，100mg の sertraline では顕著な中枢神経系効果が比較的に低い2時間後の血中濃度でみられ，血清濃度が増加するにつれ薬力学効果も少量増加する。4時間および6時間の最大効果後には，血中濃度と中枢神経系効果は高いまま維持している。hysteresis loop は異なった薬物や活性代謝産物の脳血管関門での通過性の相違を示唆する。

ことができ，我々は最近セロトニン再吸収阻害薬の fluvoxamine とセロトニン吸収促進合成物質の tianeptine の中枢神経系作用の比較実験を表明することができた（Saletu et al., 1996）（図8）。Tianeptine の血清濃度が高いほど，ベータ帯域の絶対パワー値と相対パワー値が前頭・側頭部でより顕著に増加した。さらに血清濃度が高くなると，セントロイドの速化と総活動のセントロイドの偏位が大きくなった。これらの所見は，研究での高用量域で tianeptine は高活性特性を生じることを意味している。

急性および慢性効果や変化の正常者と患者における差違

　正常者における脳に対する作用の急性薬物効果の知識は非常に多いのに対して，慢性の中枢神経系効果の知識は欠如している。この理由は，主に神経遮断薬や抗うつ薬によって生じる副作用にある。しかしながら，新世代の抗うつ薬の開発で正常者においてもより長期間の投与に耐えうる化合物の研究の可能性が出てきた。新しいノルアドレナリン吸収と MAO 阻害作用を持つ pirlindol の急性投与より2週間後では正常者ではより少ない効果しか得られ

なかったが，これは慣れの現象を示唆する（Saletu and Grünberger, 1985b）。後者は受容体レベル（ダウンレギュレーション）としてよく報告されている。抗不安薬や抗痴呆薬投与後では急性と慢性投与のプロフィールは同様であるが，神経遮断薬の投与後ではプロフィールに変化があった（Saletu et al., 1986a）。

もちろん，ある薬物では正常ボランティアと患者においては薬物による中枢神経系の変化に差違を見いだしており，それは鎮静系閾値の違いだけではなく（Saletu et al., 1979c），未治療患者と正常者との間での脳機能の違いによるものであろう（図9）。図9は9つの精神障害と正常を対照として15の脳波トポグラフィ図示で差違を要約してある。差違のありかたは，ある例では図2で示されているように薬物による変化はちょうど正反対の場合もあり，印象的である。注目すべきことは，例えば，全般性不安障害（GAD）患者と正常対照者の差違は偽薬と比較して30mgのclobazamの精神安定剤で生じた変化とは正反対である。これらの所見は，実際ベンゾジアゼピン系薬でGAD患者を治療する場合，分子レベルで不安を惹起する逆作用のベンゾジアゼピン受容体作動薬によって変化を相殺されることを示唆する。この事実は患者での良好な耐性と受け入れも説明するであろう。それゆえ，第I相試験には等力価量を決めるのに臨床上有名な参考となる化合物を含めることを薦める。

中枢神経系効果と治療有効性

薬物による定量的解析脳波変化と治療有効性の関連について2つの観点から考察される。
1) いくつかの脳波変化は，しばしば引き続いて行われる臨床試験でのなんらかの臨床上の変化を示唆する。この関係についての例は薬物脳波の文献上大変多い（Itil, 1974, Saletu et al., 1979c, 1982c, Saletu and Grünberger, 1985）。この場合は，薬物脳波は人間の薬理学では予想モデルとして認められるが，動物の薬理学ではモデルとしてなりたたない。正常者による薬物脳波変化と患者からの薬物脳波変化が異なるときにこの関連があてはまる。正常者老年者と痴呆患者の両者ともに覚醒度の改善を示唆する抗痴呆薬での薬物脳波変化でもこの関連はしばしば認められる。
2) 薬物脳波変化は，正常者と患者の両者において直接的に行動の変化と結びついている。いろいろな研究で，正常老年者における急性投与で覚醒度の改善を反映した脳波変化は老年や脳器質症候群患者でも同様であることを我々は呈示し，それは臨床上の改善を伴った（Saletu, 1994, Saletu et al., 1982b, 1983f, 1987a, 1990b 印刷中; Fishhof et al., 1992）。
3) 最後に，我々は引き続いて行う治療の結果の予想としての急性定量的脳波変化の価値を見いだした：10mgのlorazepamの経口投与後2時間で平均周波数の増加が大きいほど3週間の慢性投与後に臨床改善（Zung SAS得点）が認められる。

治療監視時の薬物脳波

　定量的脳波と脳波マッピングの技術は個人の患者（図10）や患者群（図11）の治療経過の監視や，すでに精神分裂病患者で神経遮断薬による脳波変化を記載したように予測の指摘に用いられる。例えば，デルタ/シータ活動の増加した陰性症状の精神分裂病は神経遮断薬で徐波活動を減少する方が，それを増加させるよりよい反応を示すものである（Saletu et al., 1994a）。

　もちろん，ある疾患では様々な診断学的亜群では様々な薬物による変化があるであろう。Xantinolnicotinateで我々が示したように，アルツハイマー型痴呆と多発脳梗塞型痴呆患者においてはタイプと部位という両方の観点から，異なった薬物による変化が認められた（Saletu et al., 1991c）。アルツハイマー型痴呆患者は最も特徴的な変化として前頭部に遅いアルファ活動を増加させ，多発脳梗塞型痴呆患者は前頭極部にデルタとシータ活動の減少とベータ活動の増加を示した。最後に，単回投与後のいくつかの研究は，定量的脳波変化が患者の治療反応性に関して予測的価値があるということを示唆している：lorpirazepamの単回投与後2時間に平均周波数が増加するほど3週間後の臨床上治療反応がよい（Saletu et al., 1979）。

まとめ

　ある統計的方法を用いてコンピュータで頭皮上から記録した脳波を解析（"定量的薬物脳波学"）することとマッピング技術（薬物脳波マッピング）によって，向精神薬としての作用物質の分類と，目標とした器官である人間の脳でのそれらの生物的有効性を客観的に評価を可能にできる。特に，薬物の早期開発段階で方向づけられる：
1）薬物が人間において偽薬と比較してはたして中枢神経系効果があるのか；
2）その臨床有用性は結局は何に似ているのか；
3）どのくらいの量でそれは作用するのか；
4）いつそれは作用するのか；
5）異なった剤型での等力価量。

　神経遮断薬，抗うつ薬，精神安定剤，睡眠薬，精神刺激薬と脳血流改善薬/抗抗痴呆薬の薬物脳波プロフィールとマップは述べられた。方法論的な問題は，急性と慢性の薬物脳波効果，正常者と患者での差違，中枢神経系効果と治療有用性そして薬物動態と薬力学データに関して討論された。

（山寺　博史　訳）

文　献

Anderer P, Saletu B, Kinsperger K, Semlitsch H. Topographic brain mapping of EEG in neuropsychopharmacology - part I. Methodological aspects. **Meth Find Exp Clin Pharmacol** 1987;9 (6): 371-384.
Anderer P, Semlitsch H, Saletu B. Ein Korrekturverfahren zur Reduktion okularer Artefakte in der EEG- und ERP-Tomographie. In: Saletu B, ed. Biologische Psychiatrie, Stuttgart - New York: Thieme, 1989a: 82-85.
Anderer P, Semlitsch H, Saletu B, Filz L. Die Strategie der Artefaktbehandlung im „Brain-Electrical-Signal-Topography" - (B.E.S.T.).System. In: Saletu B, ed. Biologische Psychiatrie, Stuttgart - New York: Thieme, 1989b: 86-89.
Anderer P, Semlitsch HV, Saletu B, Barbanoj MJ. Artifact processing in topographic mapping of electroencephalographic activity in neuropsychopharmacology. **Psychiatry Res** 1992; 45: 79-93.
Barbanoj MJ, Anderer P, Antonijoan RM, Torrent J, Saletu B, Jane F. Topographic pharmaco-EEG mapping of increasing doses of buspirone and its comparison with diazepam. **Human Psychopharmacology** 1994; **9**: 101-109.
Bente D. Vigilanz: Psychophysiologische Aspekte. **Verh Dtsch Ges Inn Med** 1977; 83: 945-952.
Bente D, Itil TM. Zur Wirkung des Phenothiazinkörpers Megaphen auf das menschliche Hirnstrombild. **Arzneimittelforschung** 1954; 4: 418-423.
Berger H. Über das Elektroencephalogramm des Menschen. **Arch Psychiatr Nervenkr** 1934; **102**: 538-557.
Buchsbaum MS, Hazlett E, Sicotte , Stein M, Wu J, Zetin M. Topographic EEG changes with benzodiazepine administration in generalized anxiety disorder. **Biological Psychiatry** 1985; 20: 832-842.
Etevenon P, Peron-Magnan JP, Boulenger JP, Tortrat D, Guillou S, Toussaint M, Gueguen B, Deniker P, Zarifan E. EEG cartography profile of caffeine in normals. **Clin Neuropharmacol** 1986; 9: 538-540.
Fink M. EEG and behavioral effects of psychopharmacology agents. In: Bradley PB, Deniker P, Radouco-Thomas C, eds. Neuropsychopharmacology, vol. 1, Amsterdam: Elsevier, 1959: 441-446.
Fink M. Cerebral electrometry - quantitative EEG applied to human psychopharmacology. In: Dolce G, Künkel H, eds. Computerized EEG analysis, Stuttgart: Fischer Verlag, 1975: 271-288.
Fischhof PK, Saletu B, Rüther E, Litschauer G, Möslinger-Gehmayr R, Herrmann WM. Therapeutic efficacy of pyritinol in patients with senile dementia of the Alzheimer type (SDAT) and multi-infarct dementia (MID). **Neuropsychobiology** 1992d; 26: 65-70.
Goldstein L, Murphree HB, Sugermann AA, Pfeiffer CC, Jenney EH. Quantiative electroencephalographic analysis of naturally occuring (schizophrenic) and drug-induced psychotic states in human males. **Clin Pharmacol Ther** 1963; 4: 10-21.
Grünberger J, Saletu B, Linzmayer L, Stöhr H. Objective measures in determining the central effectiveness of a new antihypoxidotic SL-76188: Pharmaco-EEG, psychometric and pharmacokinetic analyses in the elderly. **Arch Gerontol Geriatr** 1982; 1: 261-285.
Grünberger J, Saletu B, Linzmayer L, Stöhr H. Determination of pharmacokinetics and pharmacodynamics of amisulpride by pharmaco-EEG and psychometry. In: Pichot P, Berner P, Wolf R, Thau K, eds. Psychiatry: The State of the Art, New York - London: Plenum Press, 1985: 681-686.
Head H. The conception of nervous and mental energy. II. Vigilance: a physiological state of the nervous system. **Br J Psychol** 1923; 14: 125-147.
Herrmann WM. Development and critical evaluation of an objective procedure for the electroence-phalographic classification of psychotropic drugs. In: Herrmann WM, ed. Electroencephalography in drug research, Stuttgart - New York: Gustav Fischer, 1982: 249-351.
Herrmann WM, Schärer E. Das Pharmako-EEG und seine Bedeutung für die klinische Pharmakologie. In: Kuemmerle HP, Hitzenberger G, Spitzy KH, eds. Klinische Pharmakologie, 4th ed. München: Landsberg, 1986: 1-71.
Herrmann WM, Abt K, Coppola R, Etevenon ET, Gerber G, Fink M, Gevins AS, Hinrichs H, Itil TM, John ER, Kubicki S, Künkel H, Kugler J, Lehmann D, Petsche H, Rappelsberger P, Röhmel J, Saito M, Saletu B, Scheuler W. International Pharmaco-EEG Group (IPEG). Recommendations for EEG and Evoked Potential Mapping. **Neuropsychobiology** 1989; 22: 170-176.
Itil TM. Quantitative pharmaco-electroencephalography. Use of computerized cerebral biopotentials in psychotropic drug research. In: Itil TM, ed. Psychotropic Drugs and the Human EEG: Modern Problems of Pharmacopsychiatry, Basel: Karger, 1974: 43-75.
Itil TM, Shapiro DM, Eralp E, Akmann A, Itil KZ, Garbizu C. A new brain function diagnostic unit, including the dynamic brain mapping of computer analyzed EEG, evoked potentials and sleep (a new hardware/software system and its application in psychiatry and psychopharmacology). **New Trends in Experimental Clinical Psychiatry** 1985; **1**: 107-177.

Matecjek M, Devos JE. Selected methods of quantitative EEG analysis and their application in psychotropic drug research. In: Kellaway P, Peterson I, eds. Quantitative Analytic Studies in Epilepsy, New York: Raven Press, 1976: 183-205.
Maurer K. Topographic brain mapping of EEG and evoked potentials. Berlin-Heidelberg-New York-London-Paris-Tokyo: Springer Verlag, 1989.
Maurer K, Dierks T. Atlas of brain mapping. Topographic mapping of EEG and evoked potentials. Berlin, Heidelberg, New York, London, Paris, Tokyo, Hong Kong, Barcelona, Budapest: Springer-Verlag, 1991.
Saletu B. Psychopharmaka, Gehirntätigkeit und Schlaf. Basel: Karger, 1976.
Saletu B. Application of quantitative EEG in measuring encephalotropic and pharmacodynamic properties of antihypoxidotic/nootropic drugs. In: Scientific International Research, ed. Drugs and Methods in C.V.D. Proc.Int.Cerebrovascular Diseases, France: Pergamon Press, 1981a: 79-115.
Saletu B. Nootropic drugs and human brain function. In: Wheatley D, ed. Stress and the Heart, New York: Raven Press, 1981b: 327-359.
Saletu B. Pharmaco-EEG profiles of typical and atypical antidepressants. In: Costa E, Racagni G, eds. Typical and Atypical Antidepressants: Clinical Practice, New York: Raven Press, 1982: 257-268.
Saletu B. Zur Bestimmung der Pharmakodynamik alter und neuer Benzodiazepine mittels des Pharmako-EEGs. In: Hippius H, Engel RR, Laakmann G, eds. Benzodiazepine: Rückblick und Ausblick, Berlin - Heidelberg - New York - Tokio: Springer, 1986: 45-68.
Saletu B. The use of pharmaco-EEG in drug profiling. In: Hindmarch I, Stonier PD, eds. Human Psychompharmacology, Measures and Methods, Vol 1, Chichester-New York-Brisbane-Toronto-Singapore: John Wiley & Sons, 1987: 173-200.
Saletu B. Neurophysiological aspects of aging and gerontopsychopharmacology. In: Ban TA, Lehmann HE, eds. Diagnosis and Treatment of Old Age Dementias, Basel: Karger, 1989: 43-55.
Saletu B. EEG/EP mapping in neurodegenerative and cognitive disorders. In: Racagni G, Brunello N, Langer SZ, eds. Recent Advances in the Treatment of Neurodegenerative Disorders and Cognitive Dysfunction, Basel, Freiburg, Paris, London, New York, New Delhi, Bangkok, Singapore, Tokyo, Syndney: Karger, 1994: 24-30.
Saletu B, Anderer P. Double-blind placebo-controlled quantitative pharmaco-EEG investigations after tinofedrine i.v. in geriatric patients. **Current Therapeutic Research** 1980; **28**: 1-15.
Saletu B, Grünberger J. Assessment of psychoactivity and pharmacodynamics of a cerebral vasodilating hexobendine-combination by quantitative electroencephalographic and psychometric analyses. **Prog Neuro-Psychopharmac** 1978; **2**: 543-551.
Saletu B, Grünberger J. Antihypoxidotic and nootropic drugs: Proof of their encephalotropic and pharmacodynamic properties by quantitative EEG investigations. **Prog Neuro-Psychopharmac** 1980; **4**: 469-489.
Saletu B, Grünberger J. Zur Pharmakodynamik von Vincamin: Pharmako-EEG und psychometrische Studien bei Alternden. In: Lechner H, ed. Fortschritte in Pathophysiologie, Diagnostik und Therapie cerebraler Gefäßkrankheiten, Amsterdam - Oxford - Princeton: Excerpta Medica, 1982: 154-177.
Saletu B, Grünberger J. Zur Klassifikation und Objektivierung der Pharmakodynamik der Antidepressiva. In: Saletu B, Berner P, eds. Zyklothymie, Amsterdam - Geneva - Hong Kong - Oxford - Princeton -Tokyo: Excerpta Medica, 1983: 103-126.
Saletu B, Grünberger J. Classification and determination of cerebral bioavailability of fluoxetine: Pharmacokinetic, pharmaco-EEG and psychometric analyses. **J Clin Psychiatry** 1985a; **46**: 3 **(Sec.2)**: 45-52.
Saletu B, Grünberger J. On acute and chronic CNS effects of antidepressant in normals: Neurophysiological, behavioral and pharmacokinetic studies with pirlindol. **Meth Find Exp Clin Pharmacol** 1985b; **7**: 137-151.
Saletu B, Saletu M, Brown M, Stern J, Sletten I, Ulett GA. Hypno-Analgesia and acupuncture analgesia: A neurophysiological reality? **Neuropsychobiology** 1975; **1**: 218-242.
Saletu B, Matejcek M, Knor K, Schneewind W, Ferner U. Assessing the psychoactivity of cloxazolam (MT 14-411) by quantitative EEG and psychological studies. **Current Therapeutic Research** 1976; **20**: 510-528.
Saletu B, Grünberger J, Linzmayer L. Classification and determination of cerebral bioavailability of psychotropic drugs by quantitative „pharmaco-EEG" and psychometric investigations (studies with AX-A-411-BS). **Int J Clin Pharmacol** 1977; **15**: 449-459.
Saletu B, Grünberger J, Linzmayer L, Nitsche V. Bestimmung der Psychoaktivität und Langzeitwirkung einer Retardform vom Oxazepam (Anxiolit Retard) mittels Blutspiegel-, quantitativer EEG- und psychometrischer Analysen. **Wien Klin Wochenschr** 1978; **90**: 382-389.
Saletu B, Grünberger J, Volavka J, Berner P. Classification and bioavailability studies with WE 941 by quantitative pharmaco-EEG and clinical analyses. **Arzneim Forsch Drug Res** 1979a; **29**: 700-704.

Saletu B, Grünberger J, Linzmayer L, Anderer P. Proof of CNS efficacy and pharmacodynamics of nicergoline in the elderly by acute and chronic quantitative pharmaco-EEG and psychometric studies. In: Tognoni G, Garattini S, eds. Drug Treatment in Chronic Cerebrovascular Disorders, Amsterdam: Elsevier/North Holland, Biomedical Press, 1979b: 245-272. Grünberger J, Mader R. Drawing inferences about the therapeutic efficacy of drugs in patients from their CNS effect in normals: Comparative quantitative pharmaco-EEG and clinical investigations. In: Saletu B, Berner P, Hollister L, eds. Neuro-Psychopharmacology, Oxford: Pergamon Press, 1979c: 393-407.

Saletu B, Grünberger J, Linzmayer L. Is amezinium metilsulfate - a new antihypotensive drug - psychoactive? Comparative quantitative EEG and psychometric trials with desipramine and meth amphetamine. **Current Therapeutic Research** 1980a; **28**: 800-826.

Saletu B, Grünberger J, Linzmayer L. Quantitative EEG and psychometric analyses in assessing CNS-acti-vity of RO 13-5057 - a cerebral insufficiency improver. **Meth Find Exp Clin Pharmacol** 1980b; **2**: 269-285.

Saletu B, Grünberger J, Linzmayer L, Flener R. Anxiolytics and beta blockers: Evaluation of pharmacodynamics by quantitative EEG, psychometric and physiological variables. **Agressologie** 1981; **22**: 5-16.

Saletu B, Grünberger J, Linzmayer L, Taeuber K. The pharmacokinetics of nominfensine. Comparison of pharmacokinetics and pharmacodynamics using computer pharmaco-EEG. **Int Pharmacopsychiat** 1982a; **17**: 43-72.

Saletu B, Grünberger J, Rajna P, Stöhr H. Vigilanzverbesserung bei alternden Menschen: Doppelblinde, placebokontrollierte neurophysiologische und psychometrische Studien mit Pridoxilat. **Therapiewoche** 1982b; **32**: 5590-5603.

Saletu B, Grünberger J, Saletu M, Mader R, Karobath M. The acute drug effect as predictor of therapeutic outcome: Neurophysiological/Behavioral correlations during anxiolytic therapy of alcoholics. In: Adv. biol. Psychiatry, vol. 9, Basel: Karger, 1982c: 67-80.

Saletu B, Grünberger J, Linzmayer L, Dubini A. Determination of pharmacodynamics of the new neuroleptic zetidoline by neuroendocrinologic, pharmaco-EEG, and psychometric studies - Part I. **Int J Clin Pharmcol Ther Toxicol** 1983a; **21**: 489-495.

Saletu B, Grünberger J, Rajna P. Pharmaco-EEG profiles of antidepressants. Pharmacodynamic studies with fluvoxamine. **Br J clin Pharmac** 1983b; **15**: 369-384.

Saletu B, Grünberger J, Linzmayer L, Wittek R, Stöhr H. Klassifikation und Bestimmung der Pharmakodynamik eines neuen tetrazyklischen Antidepressivums, Pirlindol, mittels Pharmako-EEG und Psychometrie. **Wien Klin Wochenschr** 1983c; **95**: 481-493.

Saletu B, Grünberger J, Anderer P. Abendliches Fernsehen und Schlaf. Polysomnographische, psychometrische und psychopharmakologische Untersuchungen bei Schlafgestörten (I). **Med Welt** 1983d; **34**: 829-832.

Saletu B, Grünberger J, Anderer P. Abendliches Fernsehen und Schlaf. Polysomnographische, psychometrische und psychopharmakologische Untersuchungen bei Schlafgestörten (II). **Med Welt** 1983e; **34**: 866-870.

Saletu B, Saletu M, Grünberger J, Mader R. Spontaneous and drug-induced remission of alcoholic organic brain syndrome. **Psychiatry Res** 1983f; **10**: 59-75.

Saletu B, Grünberger J, Linzmayer L. Bestimmung der encephalotropen und psychotropen Eigenschaften von Diclofensin mittels Pharmako-EEG und Psychometrie. Read at the Symposium on Diclofensine - New Aspects of Antidepressant Therapy, Freiburg im Breisgau, 25-27 October, 1984a.

Saletu B, Grünberger J, Linzmayer L, Sieghart W. Zur zentrale Wirkung hoher Benzodiazepindosen: Quantitative Pharmako-EEG und psychometrische Studien mit Prazepam. In: Hopf A, Beckmann H, eds. Forschungen zur Biologischen Psychiatrie, Berlin, Heidelberg, New York, Tokyo: Springer-Verlag, 1984b: 271-294.

Saletu B, Grünberger J, Linzmayer L, Wittek R. Classification and determination of pharmacodynamics of a new antihypoxidotic drug, vinconate, by pharmaco-EEG and psychometry. **Arch Gerontol Geriatr** 1984c; **3**: 127-146.

Saletu B, Grünberger J, Linzmayer L, Stöhr H. Encephalotropic and psychotropic effects of intravenous buflomedil in the elderly: Double-blind, placebo-controlled pharmaco-EEG and psychometric studies. **Int J Clin Pharmacol Res** 1984d; **IV**: 95-107.

Saletu B, Grünberger J, Linzmayer L, Stöhr H. Zur Funktionsbesserung des alternden Gehirns: Placebo-kontrollierte Pharmako-EEG und psychometrische Studien mit einem stoffwechselaktiven Hämoderivat (Actovegin). **Z Gerontol** 1984e; **17**: 271-279.

Saletu B, Grünberger J, Linzmayer L. Early clinical pharmacological studies with sercloremine - a novel antidepressant - utilizing pharmacokinetic, pharmaco-EEG and psychometric analyses. **Drug Dev Res** 1985a; **6**: 19-38.

Saletu B, Grünberger J, Berner P, Koeppen D. On differences between 1,5- and 1,4-benzodiazepines: Pharmaco-EEG and psychometric studies with clobazam and lorazepam. In: Hindmarch I, Stonier PD, Trimble MR, eds. Clobazam: Human Psychopharmacology and Clinical Applications, London: nternational Congress and Symposium Series, Nr. 74. Royal Society of Medicine, 1985b: 23-46.

Saletu B, Grünberger J, Linzmayer L, Sieghart W. On the value of CNS, ANS and behavioral measures in early clinical psychopharmacology. In: Pichot P, Berner P, Wolf R, Thau K, eds. Psychiatry: The State of the Art, New York - London: Plenum Press, 1985c: 7-12.

Saletu B, Küfferle B, Grünberger J, Anderer P. Quantitative EEG, SPEM, and psychometric studies in schizophrenics before and during differential neuroleptic therapy. **Pharmacopsychiatry** 1986a; **19**: 434-437.

Saletu B, Grünberger J, Linzmayer L. On central effects of serotonin re-uptake inhibitors: Quantitative EEG and psychometric studies with sertraline and zimelidine. **J Neural Transmission** 1986b; **67**: 241-266.

Saletu B, Grünberger J, Linzmayer L, Stöhr H. Pharmaco-EEG, psychometric and plasma level studies with two novel alpha-adrenergic stimulants CRL 40476 and 40028 (Adrafinil) in elderlies. **New Trends in Exp Clin Psychiat** 1986c; **2**: 5-31.

Saletu B, Anderer P, Kinsperger K, Grünberger J. Topographic brain mapping of EEG in neuropsychopharmacology - part II. Clinical applications (Pharmaco EEG imaging). **Meth Find Exp Clin Pharmacol** 1987a; **9** (6): 385-408.

Saletu B, Grünberger J, Linzmayer L, Anderer P. Comparative placebo-controlled pharmacodynamic studies with zotepine and clozapine utilizing pharmaco-EEG and psychometry. **Pharmacopsychiat** 1987b; **20**: 12-27.

Saletu B, Anderer P, Kinsperger K, Grünberger J, Sieghart W. Comparative bioavailability studies with a new mixed-micelles solution of diazepam utilizing radioreceptor assay, psychometry and EEG brain mapping. **Int Clin Psychopharmacol** 1988a; **3**: 287-323.

Saletu B, Grünberger J, Anderer P, Barbanoj MJ. Pharmacodynamic studies of a combination of lorazepam and diphenhydramine and its single components: Electroencephalographic brain mapping and safety evaluation. **Current Therapeutic Research** 1988b; **44** (6): 909-937.

Saletu B, Grünberger J, Linzmayer L, Anderer P. EEG-brain mapping, psychometric and psychophysiological studies on central effects of kavain - a kava plant derivative. **Human Psychopharmacology** 1989a; **4**: 169-190.

Saletu B, Darragh A, Salmon P, Coen R. EEG brain mapping in evaluating the time-course of the central action of DUP 996 - a new acetylcholine releasing drug. **Br J clin Pharmac** 1989b; **28**: 1-16.

Saletu B, Küfferle B, Anderer P, Grünberger J, Steinberger K. EEG-brain mapping in schizophrenics with predominatly positive and negative symptoms. Comparative studies with remoxipride/haloperidol. **European Neuropsychopharmacology** 1990a; **1**: 27-36.

Saletu B, Anderer P, Grünberger J. Topographic brain mapping of EEG after acute application of ergotalkaloids in the elderly. **Arch Gerontol Geriatr** 1990b; **11**: 1-22.

Saletu B, Darragh A, Breuel HP, Herrmann WM, Salmon P, Coen R, Anderer P. EEG mapping central effects of multiple doses of linopirine - a cognitive enhancer - in healthy elderly male subjects. **Human Psychopharmacology Clinical and Experimental** 1991a; **6**: 267-275.

Saletu B, Grünberger J, Linzmayer L, Anderer P, Semlitsch HV. EEG brain mapping and psychometry in age-associated memory impairment after acute and 2-week infusions with the hemoderivative Actovegin R: double-blind, placebo-controlled trials. **Neuropsychobiology** 1991b; **24**: 135-148.

Saletu B, Anderer P, Paulus E, Grünberger J, Wicke L, Neuhold A, Fischhof KP, Litschauer G. EEG brain mapping in diagnostic and therapeutic assessment of dementia. **Alzheimer Dis Assoc Disord** 1991c; **5**, Suppl.1: 57-75.

Saletu B, Grünberger J, Anderer P, Linzmayer L, Semlitsch HV, Magni G. Pharmacodynamics of venlafaxine evaluated by EEG brain mapping, psychometry and psychophysiology. **Br J clin Pharmac** 1992a; **33**: 589-601.

Saletu B, Anderer P, Semlitsch HV, Grünberger J, Linzmayer L, Chaudhry HR. Amantadine infusions in mild dementia: acute double-blind placebo-controlled EEG mapping and psychometric studies. **Arch Gerontol Geriatr** 1992b; **15**: 43-58.

Saletu B, Grünberger J, Linzmayer L, Anderer P. Dose-response studies with co-dergocrine mesylate under hypoxia utilizing EEG mapping and psychometry. **Psychopharmacology** 1992c; **109**: 30-40.

Saletu B, Anderer P, Fischhof PK, Lorenz H, Barousch R, Böhmer F. EEG mapping and psychopharmacological studies with denbufylline in SDAT and MID. **Biol Psychiatry** 1992e; **32**: 668-681.

Saletu B, Barbanoj MJ, Anderer P, Sieghart W, Grünberger J. Clinical-pharmacological study with the two isomers (d-, l-) of fenfluramine and its comparison with chlorpromazine and d- amphetamine: blood levels, EEG mapping and safety evaluation. **Meth Find Exp Clin Pharmacol** 1993; **15(5)**: 291-312.

Saletu B, Küfferle B, Grünberger J, Földes P, Topitz A, Anderer P. Clinical, EEG mapping and psychometric studies in negative schizophrenia: comparative trials with amisulpride and fluphenazine. **Neuropsychobiology** 1994a; **29**: 125-135.

Saletu B, Grünberger J, Linzmayer L, Semlitsch HV, Anderer P, Chwatal K. Pharmacokinetic and -dynamic studies with a new anxiolytic, suriclone, utilizing EEG mapping and psychometry. **Br J clin Pharmac** 1994b; **37**: 145-156.

Saletu B, Grünberger J, Anderer P, Linzmayer L, Pakesch G, Zyhlarz G. Effect-kinetics on brain protection of two codergocrine-mesylate preparations (Aramexe retard and Hydergine) by EEG mapping and psychometry under hypoxia. **Arch Gerontol Geriatr** 1994c; **18(2)**: 81-99.

Saletu B, Schulz H, Herrmann WM, Anderer P, Shrotriya RC, Vanbrabant E. BMS-181168 for protection of the human brain against hypoxia: double-blind, placebo-controlled EEG mapping studies. **Pharmacopsychiatry** 1994d; **27**: 189-197.

Saletu B, Paulus E, Linzmayer L, Anderer P, Semlitsch HV, Grünberger J, Wicke L, Neuhold A, Podreka I. Nicergoline in senile dementia of the Alzheimer type and multi-infarct dementia: a double-blind, placebo-controlled, clinical and EEG/ERP mapping study. **Psychopharmacology** 1995; **117**: 385-395.

Saletu B, Grünberger J, Anderer P, Linzmayer L, Zyhlarz G. Comparative pharmacodynamic studies with the novel serotonin uptake-enhancing tianeptine and -inhibiting fluvoxamine utilizing EEG mapping and psychometry. **J Neural Transm** 1996; **103**: 191-216.

Sannita WG. Dose-related and treatment-dependent quantitative EEG effects of antiepileptic compounds in humans. **Clin Neuropharm** 1992; **15**: 423-424.

Sebban CL, Debouzy CL, Berthaux P. EEG quantifie et cartographie numerise. In: Lassen, Cahn, eds. Maladies et medicaments/drugs and diseases, London/Paris: Libbey/Eurotext, 1984: 176-181.

Semlitsch H, Anderer P, Saletu B, Resch F, Presslich O, Schuster P. Psychophysiological research in psychiatry and neuropharmacology. I. Methodological aspects of the Viennese Psychophysiological Test-System (VPTS). **Meth and Find Exptl Clin Pharmacol** 1989; **11**: 25-41.

Stille H, Herrmann WM. Guidelines for pharmaco-EEG studies in man. **Pharmacopsychiatria** 1982; **15**: 107-108.

Wackermann J, Lehmann D, Dvorak E, Michel CM. Global dimensional complexity of multi-channel EEG indicates change of human brain functional state after a single dose of a nootropic drug. **Electroencephalography & Clinical Neurophysiology** 1993; **86**: 193-198.

著者一覧

Chapter 1　Paul Koopman
　　　　　Department of Biometrics, Solvay-Duphar, PO Box 900, 1380 DA Weesp

Chapter 2　Marc Jobert
　　　　　PAREXEL GmbH, Independent Pharmaceutical Research Organization, Department of Information Systems, Biosignal Processing and Biomedical Engineering, Klinikum Westend (Haus 18), Spandauer Damm 130, 14505 Berlin

Chapter 3　Georg Ferber
　　　　　INNOVEX (Biodesign) GmbH, D-79114 Freiburg

Chapter 4　Roberto D. Pasqual-Marqui
　　　　　The KEY Institute for Brain-Mind Research, University Hospital of Psychiatry, Langgstr. 31, CH-8029 Zurich

Chapter 5　Dietrich Lehmann
　　　　　The KEY Institute for Brain-Mind Research, University Hospital of Psychiatry, Langgstr. 31, CH-8029 Zurich

Chapter 6　Mario Ziller
　　　　　Free University of Berlin, Department of Psychiatry, Laboratory of Clinical Psychophysiology

Chapter 7　Rudolf Baumgart-Schmitt
　　　　　FH Schmalkalden, FB Elektrotechnik

Chapter 8　Werner M. Herrmann
　　　　　Laboratory of Clinical Psychophysiology, Department of Psychiatry, Benjamin Franklin Hospital, Free University of Berlin, Escheallee 3, D-14050 Berlin

Chapter 9　Frans Krijzer
　　　　　Solvay-Duphar B.V., Department of CNS-Pharmacology, Weesp

Chapter 10　Hartmut Schulz
　　　　　Klinikum Erfurt, Erfurt

Chapter 11　Gé S. F. Ruigt
　　　　　Neuropharmacology Department, N.V. Organon, RE 2130, POB 20, 5340 BH Oss

Chapter 12　Helmut Ott
　　　　　Institute for Clinical Pharmacology, Schering AG, Berlin

Chapter 13　Walter Sannita
　　　　　Center for Neuropsychoactive Drugs, DISM-Neeurophysiopathology, University of Genoa, and Center for Cerebral Neurophysiology, National Council of Research, Genoa; Department of Psychiatry, State University of New York, Stony Brook, NY

Chapter 14　Burkhardt Bromm
　　　　　Director Institute of Physiology, University Hospital Hamburg-Eppandorf, FRG 20246 Hamburg

Chapter 15　Bernd Saletu
　　　　　Department of Pharmacopsychiatry and Sleep Research, University of Vienna

翻訳者一覧

山寺 博史	日本医科大学附属多摩永山病院神経科	(序, Chapter 12,15)
千葉 茂	旭川医科大学医学部精神医学講座	(Chapter 1,2,3,6,7,11)
三田村 保	旭川医科大学数理情報科学	(Chapter 1,2,3,6,7)
木下 利彦	関西医科大学精神神経科学	(Chapter 4,5,8)
磯谷 俊明	関西医科大学精神神経科学	(Chapter 4,5,8)
延原 健二	関西医科大学精神神経科学	(Chapter 4,5,8)
柳生 隆視	関西医科大学精神神経科学	(Chapter 4,5,8)
廣田 卓也	関西医科大学精神神経科学	(Chapter 4)
入澤 聡	関西医科大学精神神経科学	(Chapter 5)
杉山 祐夫	関西医科大学精神神経科学	(Chapter 8)
宮里 洋	琉球大学医学部精神神経科	(Chapter 9)
平松 謙一	琉球大学医学部精神神経科	(Chapter 9)
菅野 道	東北予防衛生会青葉病院	(Chapter 10)
武藤 福保	医療法人社団慈藻会平松記念病院	(Chapter 11)
尾森 伸行	旭川医科大学精神医学講座	(Chapter 11)
田村 義之	旭川医科大学精神医学講座	(Chapter 11)
石丸 雄二	旭川医科大学精神医学講座	(Chapter 11)
石本 隆広	旭川医科大学精神医学講座	(Chapter 11)
田端 一基	旭川医科大学精神医学講座	(Chapter 11)
玉越 拓摩	旭川医科大学精神医学講座	(Chapter 11)
太田 秀造	旭川医科大学精神医学講座	(Chapter 11)
上埜 高志	東北大学教育学部人間発達臨床科学講座	(Chapter 12)
古賀 良彦	杏林大学医学部精神神経科学	(Chapter 13,14)
中川 和美	杏林大学医学部精神神経科学	(Chapter 13,14)

監訳者略歴

山寺 博史（やまでら ひろし）
1949 年 東京都生まれ
1976 年 新潟大学医学部卒業
1976 年 東京医科歯科大学医学部附属病院　研修医
1983 年 東京都職員共済組合互助会立三楽病院　医長
1984 年 スイス Sandoz 医学研究所留学
1985 年 Basel 大学医学部てんかん学教室留学
1990 年 国立精神・神経センター武蔵病院精神科　医長
1990 年 日本医科大学精神医学教室　講師
1992 年 同教室　助教授
1998 年 日本医科大学附属永山病院神経科部長
　　　　現在に至る

木下 利彦（きのした としひこ）
1957 年 大阪府生まれ
1981 年 関西医科大学卒業
1985 年 同大学精神神経科　助手
1990 年 博士号取得
1990 年 同大学精神神経科　講師
1991 年 HZI Research Center 留学
1993 年 チューリッヒ大学神経科留学
1994 年 関西医科大学精神神経科　講師
1997 年 同科　教授
　　　　現在に至る

千葉　茂（ちば しげる）
1954 年 北海道生まれ
1979 年 旭川医科大学医学部卒業
1984 年 同大学院医学研究科修了（医学博士）
1984 年 同学部　助手
1987 年 同学部附属病院　講師
1989 年 同学部精神医学講座　講師
1992 年 カナダ，ブリティッシュ・コロンビア大学キンズメン神経研究所留学
1993 年 同講座　助教授
1997 年 同講座　教授
　　　　現在に至る

薬物脳波学の進歩

2001年7月9日　初版第1刷発行

監訳者　山寺博史，木下利彦，千葉　茂
発行者　石　澤　雄　司
発行所　㈱星　和　書　店
　　　　東京都杉並区上高井戸1-2-5　〒168-0074
　　　　電話　03(3329) 0031（営業部）／03(3329) 0033（編集部）
　　　　FAX　03(5374) 7186

Ⓒ2001　星和書店　　　　　　　Printed in Japan　　　　　　ISBN4-7911-0449-8

神経内科 クルズス診療科（1）	作田学 著	四六判 320p	1,900円
心療内科 クルズス診療科（2）	久保木、熊野、 佐々木 編	四六判 360p	1,900円
わが魂にあうまで	C.W.ビーアズ 著 江畑敬介 訳	四六判 288p	2,400円
こころのくすり 最新事情	田島治 著	四六判 160p	1,800円
生まれかわるまで 摂食障害とアルコール依存症からの回復記	尾崎弥生 著	四六判 272p	1,600円
精神科医ふらんす留学あ・ら・かると	三木二郎 著	四六判 268p	1,800円
ミュンヘンのアドレリアン	中河原通夫 著	四六判 180p	1,845円
こころの治療薬ハンドブック	青葉安里 諸川由実代　編	四六判 212p	2,600円
セロトニンと 神経細胞・脳・薬物	鈴木映二 著	A5判 264p	2,200円

発行：星和書店　　　　価格は本体（税別）です

てんかん治療の覚書	久郷敏明著	A5判 264p	3,600円
エピレプシー・ガイド てんかんの本	久郷敏明著	四六判 208p	2,400円
てんかん学の臨床	久郷敏明著	A5判 704p	4,660円
再考・てんかんとくすり 患者、家族、そして治療者のために	武井 満著	四六判 256p	2,200円
てんかん・行動・認知機能	トリンブル、レイノルズ編	A5判 288p	5,680円
てんかんと精神医学	細川 清著	A5判 360p	5,680円
脳波の旅への誘い 楽しく学べるわかりやすい脳波入門	市川忠彦著	四六判 232p	2,670円
〈てんかん〉論文集 精神科治療学選定論文集		B5判 232p	3,800円
てんかんとQOL	トリンブル、ダッドソン編 久郷敏明監訳	A5判 280p	4,600円

発行：星和書店　　価格は本体（税別）です

書名	著者	判型・頁	価格
向精神薬の等価換算	稲垣、稲田 藤井、八木他著	四六判 164p	3,300円
薬原性錐体外路症状の評価と診断 DIEPSSの解説と利用の手引	八木剛平監修 稲田俊也著	B5判 72p	4,252円
抗うつ薬の過去・現在・未来	上島国利編	A5判 120p	2,330円
抗うつ薬の科学 基礎と臨床的検証	中山和彦編	A5判 352p	4,660円
遺伝研究のための精神科診断面接 〔DIGS〕日本語版	稲田俊也、伊豫雅臣 監修	B5判 240p	4,400円
向精神薬：わが国における 20世紀のエビデンス	稲田俊也編	A4横判 152p	4,600円
デポ剤による精神科 治療技法のすべて	藤井康男、 功刀弘編	A5判 352p	5,680円
抗精神病薬の臨床	A.マッソン他著 山内惟光監訳	A5判 392p	6,800円

発行：星和書店　　　価格は本体（税別）です